刘氏骨伤精要

◎王建伟 马 勇／主编

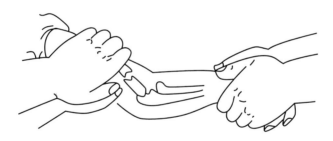

中国中医药出版社
·北京·

图书在版编目（CIP）数据

刘氏骨伤精要 / 王建伟，马勇主编 . — 北京：中
国中医药出版社，2020.12
ISBN 978-7-5132-6514-0

Ⅰ . ①刘…　Ⅱ . ①王…　②马…　Ⅲ . ①中医伤科学
Ⅳ . ① R274

中国版本图书馆 CIP 数据核字（2020）第 220311 号

中国中医药出版社出版

北京经济技术开发区科创十三街 31 号院二区 8 号楼
邮政编码　100176
传真　010-64405721
三河市同力彩印有限公司印刷
各地新华书店经销

开本 710×1000　1/16　印张 16　彩插 0.75　字数 241 千字
2020 年 12 月第 1 版　2020 年 12 月第 1 次印刷
书号　ISBN 978-7-5132-6514-0

定价　108.00 元
网址　www.cptcm.com

社 长 热 线　010-64405720
购 书 热 线　010-89535836
维 权 打 假　010-64405753

微信服务号　zgzyycbs
微商城网址　https://kdt.im/LIdUGr
官 方 微 博　http://e.weibo.com/cptcm
天猫旗舰店网址　https://zgzyycbs.tmall.com

如有印装质量问题请与本社出版部联系（010-64405510）

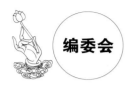

编委会

◇ **主　编**

王建伟（无锡市中医医院）

马　勇（南京中医药大学）

◇ **副主编**

吴　毛（无锡市中医医院）

刘光人（无锡市中医医院）

◇ **编委**（以姓氏笔画为序）

王善付（无锡市中医医院）

尹　恒（无锡市中医医院）

华　臻（无锡市中医医院）

杨俊锋（无锡市中医医院）

沈杰枫（无锡市中医医院）

邵　阳（无锡市中医医院）

前　　言

　　"刘氏骨伤"与"石氏伤科""楚氏伤科"均始于清朝道光年间"张祥丰号"蜜饯行，历经百年沧桑洗礼，砥砺奋进，精研不辍，在一代又一代传承者不断丰富和完善下，使其穿越了岁月阻隔，焕发出勃勃生机。"刘氏骨伤"由无锡人刘济川创立，其子刘秉夫自幼承袭父业，功习中医，治伤接骨，1943年独立悬壶于高济春药号，1954年加盟无锡市第一联合中医医院（现无锡市中医医院前身），任伤科主任至退休。刘老从观摩、模仿、学习、实践到探索、改革、创新、发展，将"刘氏骨伤疗法"不断发扬光大，逐步形成了具有自身特色的骨伤技术，成为了享誉无锡及周边地区的骨伤品牌。2016年，"刘氏骨伤疗法"成功入列江苏省非物质文化遗产。

　　刘老从医六十余年，以深粹功力为根本，以熟练手法为主要，以内服外敷为助治，医理并茂、学验俱丰，勤于思考、善于总结，对骨折、软组织损伤的治疗积累了丰富的临床经验，对中医骨伤科疑难杂症擅长内外兼治，在中医药理论、临床诊疗和科学研究等方面均取得了卓著的成绩。刘老学术上厚今博古，衷中参西，传承中医学之精髓，提出伤科疾病注重气血为先，筋骨并重；临证之时强调辨证论治，审证求因；用药之时倡导整体观念，标本兼顾。每以小方轻剂起沉疴大疾，反对墨守成规和千篇一律，处方用药独树一帜。刘老认为，手法是骨伤科医师必须熟练掌握的基本技能，施法时应做到因人而异，因病而异，刚柔并济，恰到好处。刘老创新地发明了塑形纸质支架夹板，使用时简单方便，更可超关节固定，并主张功能锻炼贯穿于治疗始终，指出锻炼应循序渐进，反对急于求成。

"人生到处知何似，应似飞鸿踏春泥"，笔者有幸拜其为师，侍诊其左右十余年，耳濡目染了刘老在骨折、骨病、筋伤等疾病方面的临证思路及诊疗经验，总觉得该为此宝贵财富做些什么，使刘老的学术思想和临床经验能够更好传承，以便建立更完善的刘氏骨伤理论体系，遂萌发编著此书之念想。于是笔者回顾其历程，收集其笔记，整理其经验，分析其医案，以期能更全面展示刘老在骨伤治疗中的辨证思路和临证技巧，为从事骨伤医者提供一些参考！

本书在整理编辑过程中难免有疏漏及不足之处，诚望各位同道批评指正。

王建伟

2020 年 10 月

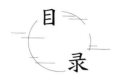

目

录

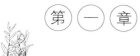

第一章

文化起源

第一节 "刘氏骨伤"的起源

谈到"刘氏骨伤"的起源，不得不提"张祥丰号"蜜饯行创始人张谦三。生于道光初年无锡张巷的张谦三，成年时正值社会动荡、经济萧条的时期，迫于生计，只能背井离乡外出谋生。张谦三起初在上海一家肉铺谋得一个差事，渐渐地有寄人篱下之感，遂在稍蓄资财后，于1839年盘下一间蜜饯小作坊，在王家码头路敬安罩自制自销。那时的中国经历了鸦片战争，上海租界刚刚兴起，十里洋场蕴含无限商机，张谦三居然凭借这小小的蜜饯行而获得了较为丰厚的利润，于是他在道光二十二年（1842年），在上海正式创立了自己的品牌"张祥丰号"蜜饯行。时值鸦片战争刚刚结束，兵荒马乱，"张祥丰号"的产品和原料运输、产地果园等的安全成为重要隐患，因曾为武林中人，故而张谦三与一批武林高手来往甚密，尤把楚廷玉、石兰亭等待为上宾，聘为镖客。

楚廷玉（1823—1889年），字韫山，清末名医、武术家，今无锡市前洲镇西塘人，因满脸络腮胡子，世人俗称"楚二胡子"。楚廷玉以骨伤科医术闻名，自幼习武，捶杠棒，揉铁板，打沙袋，练就一身内功，其轻身之功，技绝一时，年轻时在山东道上当保镖，镖号"锡山楚"，晚年在苏州"张祥丰号"蜜饯行当保镖，后返乡行医，不用膏药，全凭双手搓挪，以祛病治伤。楚廷玉终身未娶，养子养女各一，子名荣官，亦无子，楚廷玉遂以养女之子为嗣，将全部医术与武术传给嗣孙楚秀峰。楚秀峰于1872年出生在无锡李祥巷，自幼得外祖父楚廷玉武功及医术传授，挂牌前也曾在苏州"张祥丰号"蜜饯行做账，定期回无锡行医治病，对病家贫病不计，远近施诊，之后楚秀峰便成为"楚氏骨伤"的领袖，收徐士鹤、"张祥丰号"蜜饯行老板之子张同生为徒，后在苏州大木梳巷挂牌，同时在苏州、上海、无锡行医，"楚氏骨伤"一时间名声大噪。抗日战争前夕，楚秀峰迁居上海挂牌，成为一代大家。

石兰亭，字蓝田，无锡前洲永谊村石家宕人，武术家，"石氏骨伤"创始人。其子石荣宗生于1859年，字晓山，寓居上海，得其父石蓝田真传，主攻针、伤两科，以伤科专治问世。1880年，石晓山举家东迁上海悬壶济世，"石氏骨伤"逐步形成。石晓山有扶世济民之风，为人治病，不论远近，免费为贫者施诊给药，对中医学术团体，乐于赞助，为原中华医学研究所成员，并被公推为中华医学研究所评议员，在原中华医学研究所附属医院任伤科主任，对伤科疾病尤为专长，对针灸也颇擅长。1912年，石晓山被推举为救护总队长，后任中国红十字会特别会员。石晓山先生育有二子，长筱山、次幼山，均从父业。

由于张谦三用人得当，经营有道，先后于同治十二年（1873年）在苏州山塘通贵桥西分设"张祥丰号"，1900年在苏州胥门设分号"张长丰"，1914年在浙江嘉兴设分号"张萃丰"。至此，"张祥丰号"在苏浙沪长江三角洲地区形成了连锁经营的集团优势，独揽了该地区的蜜饯销售。由于武林人士常舞刀弄枪，又常因抢地盘、抢生意而大打出手，手下伙计经常发生跌打损伤，所以楚廷玉、石兰亭等在研习武术的同时常探讨骨伤及针灸技术，在帮助镖局内受伤人士疗伤的同时也乐于为他人治病，逐步积累了治疗跌打损伤的治疗技术。而"刘氏骨伤"的创始人刘济川先生此期间正好也在苏州"张祥丰号"内当学徒，向楚秀峰学习骨伤治疗技术，后创立了"刘氏骨伤"。所以说，"刘氏骨伤疗法"与第一批国家级非物质文化遗产拓展项目"石氏骨伤疗法"，以及上海市黄浦区第一批非物质文化遗产项目"楚氏骨伤疗法"均源于"张祥丰号"蜜饯行。

第二节 "刘氏骨伤"的诞生

光绪九年（1883年）三月初三，无锡玉祁刘庄人刘庆富之妻产下第四子刘济川。刘济川天资聪颖且勤奋好学，由于从小目睹了诸多乡下邻居遭受疾病困扰，自幼就萌发了当医生的念头，但终因家庭条件所限，在私塾只念了3个月的书就被迫辍学。1897年，14岁的刘济川到苏州山塘通贵桥西"张祥丰号"蜜饯行当学徒，但他却不甘心做一名蜜饯作坊的学徒，反而对他宿舍隔壁的"张祥丰蜜饯诊所"产生了浓厚的兴趣，工作之余就跑去观察诊所内的内科、伤科医生为行内员工及周边民众治病，仔细观察医生的望闻问切、治伤接骨，每每看到患者痛苦而来，微笑而归，刘济川就十分羡慕，对医生这个职业崇拜不已，更坚定了自己当医生的决心。时值楚秀峰负责伤科患者的救治，看到他仅凭手法及几根银针就能帮受伤的患者解决疼痛，刘济川更是感觉无比神奇。于是，他在细致学习楚秀峰治疗患者的同时，自己也开始借阅医籍，只要一有钱，他就买医书，除了骨伤、针灸二科，还广泛涉猎中医各科经典，常常为此流连忘返、废寝忘食。楚秀峰所教书籍，如《针灸大成》《医宗金鉴》《正骨心法》等，刘济川省吃俭用，全部购回家自己学习，专心致志，勤奋异常。刘济川先生收藏的《本草从新》《本草备要》《针灸大成》等中医经典著作，至今仍存留家中。因无锡前州、玉祁毗邻，使楚、刘二人拉近了关系，彼此也颇为投缘，故刘济川常去楚秀峰处走动并甘当其助手，观其治伤接骨，助其拔拉挤捺。楚秀峰见他勤奋好学，对骨伤兴趣浓厚，也愿意授其技艺，刘济川在帮助楚秀峰看病的过程中，遇到不懂的问题，也经常求教于楚秀峰，或者回家从经典医书中寻找答案，一来一往，刘济川的骨伤技术也日臻熟练，同时也随楚秀峰等高手习武练功，尤其是苦学精练指功，不仅能强身健体，更为后来

"刘氏骨伤"的绝技之一"三指按摩"法的形成奠定了基础。

转眼间春去秋来十八载，刘济川对骨伤学孜孜不倦，坚持不懈，不论严寒酷暑，练武不辍，不分昼夜，手不释卷。他结合隔壁医生诊疗时的所见所闻，以及作为楚秀峰助手的治伤接骨实践，不断体会，不断实践，不断提高，先是观摩、抄方，后是在他人指导下施针、处方，再到后来自己单独行医，从观摩、模仿、学习、实践，到探讨、改革、创新、发展，逐步形成了具有自身特色的骨伤技术。1915年，刘济川在苏州独立行医，"刘氏骨伤"由此诞生。刘济川先生以内外并重为基础，研制了"活血消肿方""理伤片（丸、汤）""复元散""舒筋片（丸）""正骨汤（丹、片）"等内服药物以及"消肿膏""熏洗药（祛风通络散）""舒筋活络膏""和伤散"等外用药物。刘济川博采众长，兼容并蓄，逐渐创立了"刘氏骨伤"手法，外治筋骨之伤，内祛瘀血之患，凭借深厚的武术功底，深粹的手指功力，完善了三指按摩法，同时在总结前人夹板固定的技术与器材的同时，创新发明了通透性好、可塑性强、超关节、操作简便的外固定特色器材"纸质夹板"。

第三节 "刘氏骨伤"的发展

1922年，刘济川先生回到无锡，租用无锡西直街高家房产，以"高济春药号"的大厅为诊所，挂牌行医。刘济川先生看病不论富贵贫贱、亲善怨恶均一视同仁，尽力医之。有位乡下患者求诊，人到城里钱已花完，刘济川先生不仅免费替患者看病，还请患者吃饭，最后还送了盘缠让患者回家，患者千恩万谢，一路上见人就夸奖刘先生的医德医术，如此等等，不一而足，刘济川先生的口碑也逐渐树立起来。刘先生不仅医德高尚，医术也非常高超，1929年新任无锡县长孙祖基，坠马伤腰，卧床不起，闻刘氏骨伤名声，请刘济川先生出诊。刘济川先生既不开方，也未开药，伸出右手指在患处施以按摩，不到十天就治好了孙的腰伤。孙祖基十分感激，定制了一块宽二尺、高八尺的黑漆金字匾牌，送到诊所，右上有大字："刘济川先生专治跌打损伤"，中间有一排小字"余巡视富安乡坠马伤腰，不能行动，幸蒙刘济川先生施以按摩，旬日之间竟得复原。县长：孙祖基，民国十八年"。该金匾后悬挂在刘家大堂，可惜毁于"文革"初期。自此，刘济川先生声名大振，其在无锡医界的地位得以奠定。虽然刘济川先生名声远扬，但他仍不忘乡里，领头集资办了刘庄小学，参与建造了张（张巷）曹（后曹）桥，还出资铺了从刘庄到礼舍的石板路，出资参与建造了惠山石门下的龙海禅寺。

刘济川先生虚心学习，勤做笔记，在其应诊台上有一块 L 形白搪瓷板，上有"勤笔勉思"四字。刘先生勤抄方、做笔记的良好习惯也影响了他的两个儿子：大儿子刘炳泉、小儿子刘秉夫。刘济川先生抄录的药方集成《伤科集锦》手抄本、刘炳泉先生的《丸散膏丹》《正骨心法》（上）（下）、刘秉夫先生的《伤科捷径》等留存至今。据《中医人物词典》记载："刘济川（1883—1947 年），江苏无锡人。少从苏州伤科医生楚秀峰学指功，兼习《针灸大成》《医宗金鉴·正骨心法要旨》，以明经络走向、腧穴定位、骨骼分布、续骨要领等。治病主张以手法为主，兼以内服外敷。传授门人皆从严练功，要求熟谙手法，刚柔并济，诊治周详。"据《吴中名医录》记载："刘济川，清末民国无锡人，生于光绪九年（1883 年），卒于 1947 年。祖居锡北之礼社，童年入塾读书，因家境清寒，十四岁去苏州张祥丰蜜饯作坊为学徒，该店有名师数人，皆膂力过人，舞石担，精拳棒，善治跌打损伤。济川心喜爱之，故旦夕依样练习，请并教诸师。彼时苏城名伤科楚秀峰亦寓其处，悬壶问世，医声四传，业务甚佳，并广收门徒。见其所教书籍，为《针灸大成》《医宗金鉴》《正骨心法》等，济川即购而自习之，专心一志，勤奋异常。旋而拜从秀峰为师，既列门墙，与其徒不避寒暑，互相切磋，以明经络之走向、腧穴之定位、骨骼之分布、续骨之要领等，无不精究。楚氏善用指功，济川均得其神传，经十八载，即返锡应诊，寓西城高济春药号，功力深粹，手法熟练，并以内服外敷药助治。年六十五，患中风症殁。长子早卒，次子秉夫，继承其业。"

第四节 "刘氏骨伤"的壮大

1906 年刘济川先生娶妻成家，1910 年二月初八，长子刘炳泉生于苏州。1916 年十二月廿一，次子刘秉夫（曾用名丙夫、宝龙、葆龙），出生于无锡刘庄。

刘家二子，均承父业，功习中医，治伤接骨。长子刘炳泉悟性较好，且研读众多西医书籍，常探索中西医结合之法并运用于日常的诊疗实践之中。次子刘秉夫自知禀赋不如其兄，不愿与哥哥争名夺利，遂于 1929 年离开家乡，到扬州电厂工作了三年，期间因工作出色，1932 年被破格选送南京资源委员会举办的电业人员训练班学习财会业务，并与孙运璇（后任台湾电力公司总经理、台湾当局"行政院"院长等职）一起在湘潭湘江电厂工作。抗日战争前期，刘秉夫先生还参加其组织的电厂设备西迁四川的工作。1937 年，家中发生重大变故，刘秉夫哥哥刘炳泉不幸病故，年仅 27 岁，刘济川老先生悲痛之余非常希望二儿子回来继承其衣钵，继续把治伤接骨技术发扬光大。刘秉夫先生在父亲的再三催促下，1939 年返回无锡，重操旧业，协助父亲接诊。虽然十年未从事骨伤诊疗技术，但刘秉夫很快就进入了角色，跟随父亲共同处理患者，仔细观察父亲的手法及要点，刻苦练功，平时认真做笔记，记录下接诊治疗每位患者的心得体会，并查阅经典医籍，仔细揣摩，融会贯通，诊疗技术及手法各方面均取得突飞猛进的进步，刘济川老先生也是对其严格要求，督促其养成抄方的习惯，倾囊相授其技艺。刘秉夫技术日臻成熟，1943 年 60 岁的刘济川先生认为儿子火候已到，遂把高济春药号内的诊所交给了刘秉夫先生，自己回到刘庄老家养老。1947 年末，刘济川先生因中风离世。

父亲过世后，刘秉夫忍住悲痛，更加努力地研究骨伤技术，决心把父亲的治伤经验发扬光大。于是，他系统收集了刘济川先生留下的手抄笔记，并根据实践中对病患治疗的经验，反复揣摩研究，总结出一套内外兼治的"刘氏骨伤"理论。刘秉夫先生在临证时注重辨证论治，审证求因，强调整体观念，标本兼顾，每以小方轻剂起沉疴大疾，反对墨守成规和千篇一律，处方用药独树一帜，多取得令人满意的效果。他创造性地提出了伤科疾患的内治要点，主张局部与整体兼顾，尤重肝、脾、肾；筋与骨并重，尤重治筋；气与血同举，尤重理气；汤剂与成药同施，尤崇成药。刘秉夫先生认为，人体是一个整体，牵一发而动全身，即所谓"肢体损于外，气血伤于内，气血有所不贯，脏腑由之不合"，故在临床上，对于肌腱韧带疾病着重治肝，骨折病着重治肾，肌肉病着重治脾，但又不局限于某一脏；对于疑难杂症，根据"怪病多由痰作祟""顽疾多兼痰和瘀""脾为生痰之源""肝主疏泄、藏血""肾主骨生髓"等理论，进行辨证论治，同时注重肝、脾、肾三脏同调，疗效颇佳。根据筋骨关联理论，刘秉夫先生认为凡是骨折，伤筋在先，诸筋皆附于骨，骨伤则筋必伤，因而对于骨折等以骨为主的病证，将筋的治疗也放到同等地位，筋骨并治的治疗原则贯穿骨折治疗的起始到骨折愈合功能恢复的全过程，并总结出"筋强则骨坚，筋顺则骨正"的观点。同时刘秉夫先生认为，一旦损伤，不论伤筋骨、伤脏腑，都能导致筋脉中断或阻塞，以致气血不能正常运行，故理伤的基本原则就是气血兼顾而不能偏废，气伤痛，血伤肿，先痛而肿者为气伤及血，先肿而后痛者为血伤及气；治疗上宜区分先后轻重，若为先肿者以治血为主，先痛者以理气为主。刘秉夫先生根据中医学气血理论，并结合家传伤科治疗经验，悟出"气病多虚多滞，血病多寒多瘀"的见解，提出治气应以补气行滞为要旨，治血以温活为贵的认识，总结出"气易补行，血难滋活"的观点，指出临证用药时应根据"气能生血行血"理论，以补血活血为原则，且以气药为主，先后拟定相应处方如益气活血方、行气活血方等。在临证处方时，刘秉夫先生考虑部分患者病情较重，汤药煎煮时间太长可能会贻误病情，危及生命，所以研制丸、散、丹、片剂以治疗伤科急症，临床使用时多将汤剂与成药合用。刘秉夫先生不仅重视骨伤内治疗法，对骨伤外治也是极为重视，认为外治不应拘泥于时限，一般对于新伤肿胀明显者可以"消肿膏"外敷为主，对于后期或陈伤可以"和伤散"外洗，但对于后期仍肿痛较甚亦可使用"消肿膏"外敷。刘秉夫先生在父亲"消肿膏""和伤散"的方药基础上进一步加减精炼，经过反复改进剂型后形成目前的膏药和药粉剂型，使用非常方便，他还研制出一系列外用熏蒸药物，如"祛风通络散"等，使药物直接接触受伤部位，让药性从外而入，或提而外泄之，或消而内散之，避免了口服药物的煎煮麻烦、味苦难服等缺点，患者更易接受，更能奏效。除了外治药物，刘秉夫先生对手法也非常重视，平时就注重练功，锻炼力量及手法，对祖传的手法和自身实践常用的手法进行糅合，以痛苦少、效果好、易于学习和掌握为准则，将手法予以简化和延伸，归纳为四个基本手法，即拔伸、挤捺、旋屈、按摩。其中，前三种手法适用于骨折、脱臼及筋腱扭转的治疗，第四种手法适用于软组织损伤的治疗，并对其父"三指按摩"手法进行了归纳总结，提出了"三指按摩"的"按擦、揉摩、点压"三种基本手法及"度伤理筋"的手法理念，并提出治疗各种不同筋伤疾病时的注意事项。对于骨折、脱臼、筋腱扭转的整复，刘秉夫先生提出应根据造成错位的机制，以相反的方向或还原的动作，使之复位，并结合多年临床经验总结出三个还原法则、三个基本手法和四个要点的复位理论，包括合则开之、开则合之、开合兼之三个还原原则，对应于拔伸、挤捺、旋屈三个手法，同时注意方向准、着手轻、固定稳、牵引长四个要点。如能掌握这些方法，大都复位能够奏效，但在手法复位骨折、脱位时，常需很多助手帮忙，且由于助手的配合及力量使用方面存在差异，常常导致复位效果不甚满意，刘秉夫先生通过不断实践研究，研制出脱臼、骨折两用简易整复床、多用伤科病床、骨与关节整复固定器等一系列整复器械，大大简化了临床整复的繁琐，提高了整复的成功率，复位成功后使用消肿膏外敷、小夹板固定，使得临床治疗效果更显著。刘秉夫先生发现祖传小夹板存在塑形不容易、固定欠牢靠等问题，容易出现骨折的二次移位，故对父辈使用的纸质塑形夹板进行了改造，在其中增加了铅丝，使得塑形更简便，固定更牢靠，且不易变形，固定效果更满意。后来刘秉夫先生在高济春药号斜对面，租用了全昌酱造坊周老板家的一开间三层楼房，专门用于研药粉、搓药丸、摊膏药、制夹板。

在刘秉夫先生的苦心经营下，刘氏骨伤诊所的生意蒸蒸日上，名气越来越大。1946年，刘秉夫先生收了第一个学生周时良。建国初期，无锡许多大企业，如申新三厂、丽新纺织印染厂等纷纷与刘氏骨伤诊所建立了特约门诊关系，诊所患者络绎不绝，求医者排长队等候。此时，学生周时良已能应诊，学生苏中和（妹夫）、刘如生（姨甥）也先后来到刘氏骨伤诊所工作，帮助其接诊患者。为了更好地为患者服务，刘秉夫先生把诊所迁到西里城脚下（今无锡市解放西路373号）的一幢三开间二进的房中，并计划将左右的房子都买下，建立一家有病房、药房，有自己的药剂制作场所，还有X光机，更有一批接受过专业医学教育的医生、护士的骨伤专科医院，刘秉夫先生计划把医院定名为"宝龙医院"。

1954年初，在无锡中医师协会主任赵柏生的积极倡导下，刘秉夫先生与内科赵柏生、许伯安师兄弟，"丁氏痔科"传人丁福华、丁义德和丁义成父子，"黄氏喉科"传人黄冕群、黄莘农父子，"邓氏内外科"传人邓寅清、邓志恭父子，"杜氏金针"创始人杜晓山等一起，筹建了无锡市第一联合中医医院。10月20日，无锡市第一联合中医医院在中山路368号租用金门饭店和永安糖栈开张，刘秉夫先生任伤科主任兼总务主任，这也是无锡市中医医院的前身。同时进入伤科工作的还有刘秉夫先生的学生周时良、苏中和、刘如生等，后来上海"石氏骨伤"传人石筱山之徒管云祥也加入"刘氏骨伤"专科工作。

1956年3月，无锡市委批准无锡市第一联合中医医院转为国有，并更名为"无锡市中医医院"，4月又更名为"无锡市第四人民医院"，此后医院业绩蒸蒸日上。鉴于中山路368号的规模已无法适应医院发展，1958年6月医院迁址到原无锡市商业局，即无锡北门外后竹场巷39号、50号，并设立了伤科病房，业绩与日俱增。1962年11月，医院恢复名称"无锡市中医医院"，期间刘秉夫先生一直任伤科主任，他根据诊疗实践经验，对"刘氏骨伤"的器材、药物、手法等进行改进。1958年，刘秉夫先生与学生周时良、苏中和联合开展的"骨与关节整复固定器"项目获无锡市政府奖状。刘秉夫先生在以马粪纸为材制作的"纸质夹板"基础上，在夹层中加入铅丝，改良成为"纸质支架夹板"，既保留"刘氏骨伤"传统的纸质夹板的原有特色，又增强了可塑性与强度，大大提升了固定效果。刘氏师徒撰写的《我对伤科手法的体会》（刘秉夫）、《小儿肘脱位的复治法》（刘秉夫）、《安全省力的肘关节复治法》（苏中和）、《胸部肋骨治疗经验》（苏中和）等论文，分别发表在《江苏中医》《中医杂志》上。1959年和1961年，刘秉夫先生执教于第一、二期"无锡市中医学徒班"，并收学生邹文浩为徒。

1969年，受"文革"冲击，无锡市中医医院伤科与针灸科合并，成为"针伤科"，周时良任副主任，刘秉夫先生全家被下放盐城市滨海县坎南公社，刘秉夫先生任坎南卫生所伤科医生。1970年，插队到盐城市响水县的刘秉夫先生的次子刘光人调到父亲身边，开始学习"刘氏骨伤"技术。1970年6月，无锡市中医医院迁址至新生路102号。

1975年，刘秉夫先生回到无锡市中医医院继续担任伤科主任。1975年底，无锡市中医医院迁址至后西溪33号。1977年，刘秉夫先生撰写《实用伤科手册》，刘氏师徒继续改良伤科整复器材，"脱臼、骨折两用简易整复床""多用伤科病床"等先后研制成功并投入临床，收到良好效果。1979年，无锡市中医医院伤科改名为"骨伤科"，刘秉夫先生任主任，其子刘光人（"刘氏骨伤疗法"第三代传人）进入骨伤科工作，周时良、苏中和分别收朱德康、陆宪法为徒。1980年5月，刘秉夫先生参加江苏省名老中医经验继承讲习会，其论文《铅丝纸夹板在四肢骨折的应用》《髁上骨折的固定与复位法》《整骨科的按摩手法等》参加交流。1984年，周时良、刘光人任骨伤科副主任。1987年5月，刘秉夫先生光荣退休。

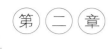

第 二 章

基础理论

第一节　重视气血辨证

一、骨伤疾病的病因病机

（一）病因

骨伤疾病的病因一般有内外两大因素，外因指外界因素作用于人体而引起的损伤，最重要的是外力伤害、刀刃所伤，一般可分为直接暴力，如跌仆、坠堕、撞击，或闪挫、压轧、负重等；间接暴力，如传达暴力、扭转暴力等，损伤虽然发生在远离外力作用的部位，但可引起相应肌肉附着部位的骨折、脱位等损伤。此外，持续性的劳损也会引起损伤的发生，如《素问·宣明五气》记载的"久视伤血，久卧伤气，久坐伤肉，久立伤骨，久行伤筋"。久行久立，以及长期的姿势不正确，会导致肢体某部位之筋骨受到持久的或反复的牵拉、摩擦等，均可使筋骨持续受外力积累所伤，如长时间的步行可引起距骨疲劳性骨折等。邪毒感染及外感六淫与损伤的发生也有一定的联系，损伤之后，风、寒、湿等外邪可乘虚侵袭，阻塞经络，导致气机不得宣通，引起骨节疼痛、活动不利；外伤后邪毒乘虚而入，郁而化热，热盛肉腐，附骨成脓，脓毒不泄，蚀筋破骨，则可引起局部和全身感染，出现各种变证。

内因指内部因素作用于人体而引起的损伤。年龄不同，损伤的好发部位及发生率也不同，青壮年筋骨坚强，损伤多发生在剧烈的对抗运动中；儿童因骨骺尚未闭合，多发生骨骺损伤；幼儿因骨骼柔嫩，骨膜较厚而富有韧性，易发生青枝骨折。体质的强弱与损伤的发生有密切的关系，青壮年气血旺盛，肾精充实，筋骨坚强，不易发生损伤；老年人气血衰弱，肝肾不足，多伴有骨质疏松，易发生损伤。局部解剖结构与损伤也有一定的关系，间接暴力常作用于密质骨与松质骨交界处，其交界处从力学上来看是一个薄弱点，如肱骨头下骨折、桡骨远端骨折等。损伤的发生与禀赋不足也密切相关，因椎弓根相对薄弱，先天禀赋不足，易致崩裂，如先天性脆骨病易造成骨折等。七情内伤是影响损伤的另一大重要因素，性格开朗、意志坚强者，损伤容易好转；意志薄弱、过度忧虑者，会加重气血内耗，不利于损伤的康复，甚至加重病情。

刘老认为，大多数情况下是内外因素的共同作用导致了损伤的发生，相同的外因作用于不同的患者，可能会因为内在因素的不同，导致损伤的类型、性质也不同。正确掌握病因是后期治疗的基础，只有明确损伤的原因，对损伤的性质和程度做出正确的评价，才能进行准确地辨证论治。

（二）病机

损伤对人体各部分均可产生不同程度的影响，正如《正体类要》所言："肢体损于外，则气血伤于内，营卫有所不贯，脏腑由之不和。"明确指出了外伤与内损、局部与整体之间的密切的关系。外部因素首先侵袭机体皮肉，皮肉为人之外壁，内充卫气，人之卫外者全赖卫气。肺主气，达于三焦，外循肌肉，充于皮毛，如室之有壁，屋之有墙，故《灵枢·经脉》言"肉为墙"。风邪入内可引起肝风内动，而出现张口困难、牙关紧闭、角弓反张、抽搐等症状；寒邪入内可引起气血闭阻，气滞血瘀，营气不从，营卫运行功能受阻，日久郁而化热，以致瘀热为毒，郁热化火，酿而成脓，出现局部红、肿、热、痛等症状；若外部损伤引起血脉受压，营卫运行滞涩，则筋肉得不到气血的濡养，导致肢体麻木不仁、挛缩畸形等。

筋附于骨外，连属关节，络缀形体，筋若坚劲刚强，则能约束骨骼，正如《灵枢·经脉》所言"筋为刚"，筋急则拘挛，筋弛则痿弱不用。筋与骨的关系如同心包络与心一样，损伤时往往筋首先受伤，出现局部的肿痛、青紫，最终影响肢体功能，引起关节屈伸不利、僵硬疼痛。另外，筋骨紧密相连，伤骨不会是单纯性的孤立的损伤，损骨能伤筋，伤筋亦能损骨，诊断时切不可遗漏疏忽。骨乃奇恒之腑，《灵枢·经脉》曰"骨为干"，《素问·脉要精微论》又曰"骨者，髓之府，不能久立，行则振掉，骨将惫矣"。骨不但为立身之干，还内藏精髓，肾藏精、精生髓、髓养骨，骨受损伤，可累及肾，两者互为影响。《备急千金要方》曰"肾应骨，骨与肾合""肝应筋，筋与肝合"，因此治疗时需顾及肝、肾之补养，以使肢体筋骨恢复。

损伤还可引起津液异常，产生一系列病理变化。津和液都是体内的正常水液，两者之间可互相转化，有充盈空窍，滑利关节，润泽皮肤、肌肉、筋膜、软骨，濡养脑髓和骨髓，即所谓填精补髓等生理功能。因损伤导致瘀血停滞，日久化热，灼伤津液，可出现津液亏损，重则耗伤阴液，甚者气随津脱。若伤及三焦，致其气化不利，妨碍津液的正常运行，影响正常水液代谢，会引起水液潴聚。

脏腑是化生气血、通调经络、营养皮肉筋骨、主持人体生命活动的主要器官。外伤后势必造成脏腑功能的紊乱和脏腑阴阳、气血的失调。刘老认为，伤科疾病可关乎五脏，其中以肝、肾两脏尤为重要，《素问·五脏生成》曰："肝之合筋也，其荣爪也。"《素问·上古天真论》言："丈夫……七八，肝气衰，筋不能动，天癸竭，精少，肾脏衰，形体皆极。"《素问·五脏生成》曰："故人卧血归于肝……足受血而能步，掌受血而能握。"这些条文说明肝主筋，主关节运动，肝血充盈才能养筋，筋得其所养，才能运动有力而灵活。人到中年后，肝肾功能开始衰败，肝血不足，血不养筋，则出现手足拘挛、肢体麻木、屈伸不利等症。《灵枢·本神》曰："肝藏血。"刘老认为，凡跌打损伤，而有恶血留内时，则不分何经，皆以治肝为主，因肝主藏血，故败血凝滞体内，从其所属，必归于肝。

《灵枢·本神》言："肾藏精。"《素问·宣明五气》曰："肾主骨。"《素问·六节藏象论》曰："肾者……其充在骨。"《素问·阴阳应象大论》言："肾生骨髓……在体为骨。"这些条文都阐明了肾藏精，精生髓，髓养骨，所以骨的生长、发育、修复，均需依赖肾脏精气所提供的营养和推动。临床上，肾的精气不足会导致小儿骨软无力、囟门迟闭及某些骨骼的发育畸形；肾精不足，骨髓空虚，可致腿足痿弱而行动不便，或骨质脆弱，易于骨折。《诸病源候论·腰痛不得挽仰候》曰："肾主腰脚……劳损于肾，动伤经络，又为风冷所侵，血气搏击，故腰痛也。"《医宗必读》提到腰痛的病因言："有寒有湿，有风热，有挫闪，有瘀血，有滞气，有积痰，皆标也，肾虚其本也。"所以，肾虚者易患腰部扭闪、劳损等，而出现腰背酸痛、腰脊活动受限等症状。又如，骨折损伤必内动于肾，因肾生精髓，故骨折后如肾生养精髓不足，则无以养骨，难以愈合，故在治疗时，必须用补肾续骨之法，常配合入肾经的药物。

二、骨伤疾病中的气与血

（一）气血辨证在骨伤中的地位

骨伤疾病，不论在脏腑、经络，或在皮肉筋骨，都离不开气血。气血与人体的一切生理活动和各种病理变化密切相关，故《本草衍义》曰："夫人之生以气血为本，人之病未有不先伤其气血者。""气"的来源有两方面，一是父母的先天之精气，二是从肺吸入的清气与脾胃所化生之水谷精气的后天之气，这两种气相互结合而形成"真气"，成为人体生命活动的动力源泉和最基本的力量。《灵枢·刺节真邪》曰："真气者，所受于天，与谷气并而充身者也。"真气沿着经脉分布到全身各处，形成心气、肺气、胃气、肾气、营气、卫气等。气的主要功能包括，对一切生理活动的推动作用，温养形体的温煦作用，防御外邪侵入的防御作用，对血和津液的化生、输布、转化的气化和固摄作用。气在全身流通，无处不到，上升下降，维持着人体的动态平衡。

"血"由脾胃运化而来的水谷精气转化而成，《灵枢·决气》曰："中焦受气取汁，变化而赤，是谓血。"血形成之后，循行于脉中，依靠气的推动而周流全身，有营养各个脏腑、器官、组织的作用。《素问·五脏生成》曰："肝受血而能视，足受血而能步，掌受血而能握，指受血而能摄。"说明全身的脏腑、皮肉、筋骨都需要得到血液的充足营养，才能进行各种生理活动。

气血是维持人体正常生命活动的物质基础，是人体生命活动的动力源泉，《素问·调经论》曰"人之所有者，血与气耳""气为血之帅，血为气之母"。《不居集》又曰："气即无形之血，血即有形之气。"气血循经运行全身，周流不息，外而充养皮肉筋骨，内而灌溉五脏六腑，故气血调和则筋骨强劲，关节滑利。气血学说源于《黄帝内经》，对骨伤科的临床治疗也产生了不可估量的影响，是其病机的核心内容。《杂病源流犀烛·跌仆闪挫源流》中言："跌仆闪挫，卒然身受，由外及内，气血俱伤病也。"当人体受到外力损伤后，常可导致气血的运行紊乱，而产生一系列的病理变化。人体是一个有机的整体，经络外连于肢节，内属于脏腑，必然由外及内使气血伤于内，引起脏腑功能不和，出现不同的内证。刘老对跌打损伤或骨折后瘀痛的辨证治疗，基本上以气血学说作为理论依据，分别以补气养血活血等方法治疗。在《医林改错》中，王清任从气血立论，曰"治病之要诀，在明白气血，无论外感、内伤，要知初病伤人何物，不能伤脏腑，不能伤筋骨，不能伤皮肉，所伤者无非气血。气有虚实，实者邪气实，虚者正气虚""血有亏瘀，血亏必有亏血之因"，把骨伤科的病理变化归因于气之虚实，血之亏瘀。又有清代沈金鳌的《杂病源流犀烛·跌仆闪挫源流》曰："跌仆闪挫，卒然身受，由外及内，气血俱伤病也""气运乎血，血本随气以同流，气凝则血亦凝矣。气凝在何处，则血亦凝在何处矣"，说明人体偶发损伤后，必引起气血之伤。现如今，气血理论在骨伤科三期辨证施治中仍然发挥着重要作用。

（二）气血辨证贯穿骨伤诊治

伤气多因用力过度、呼吸失调、跌仆闪挫或撞击胸部等因素，导致人体气机运行失常，脏腑、器官、组织发生病变，出现"气"的功能失常及相应的病理表现。损伤轻者可导致气的流通发生障碍，出现气滞；某些慢性损伤、严重损伤后期、体质虚弱和老年患者会出现气虚；严重者可导致气血错乱，气为血壅，气闭不宣，或本元不固而出现气脱，内伤肝胃还可见气逆等症。

伤血多由于跌打坠堕、挤压挫撞以及各种机械冲击等伤及血脉，以致损伤出血，或瘀血停滞，而出现伤血的各种病理表现。如因局部损伤出血，离经之血停滞，或血液循行迟缓不畅，出现血瘀；或因失血过多，新血一时未及补充，或瘀血不去，新血不生，或筋骨严重损伤，累及肝肾，肝血肾精不充而致血虚；或创伤严重失血过多导致血脱，表现为四肢厥冷、大汗淋漓、烦躁不安，甚至晕厥等虚脱症状；或损伤后瘀血停积，日久化热，邪毒感染，致局部血肉腐败，酝酿液化成脓。

气血之间又联系紧密，血虽以气为帅，但气的宁谧温煦需要血的濡养。临床上，常见患者由于瘀血不去，最终导致血不循经，反复出血不止；血虚患者，往往由于全身功能衰退，同时可出现气虚证候，气血俱虚则损伤局部愈合缓慢，功能长期不能恢复；失血过多时，气浮越于外而耗散，出现气随血脱、血脱气散的虚脱证候等。关于气与血的关系，刘老以十句歌诀概括："气顺则血和，气滞则血瘀，气充则血旺，气虚则血衰，气脱则血止；血和则气顺，血瘀则气滞，血旺则气充，血衰则气虚，血止则气脱。"

气血理论是骨伤科基础理论的核心，也是指导治疗的关键。气血受损，一般为血伤肿，气伤痛，先痛而后肿者，气伤及血；先肿而后痛者，血伤及气。故治疗上需区别先后轻重，先肿者，治血为主；先痛者，理气为主。实则伤气伤血，两者是相辅相成、互为影响的。例如，患者头皮血肿合并四肢骨折，患者初期先感痛，随即出现肿胀，并逐渐扩大，按程序是先痛而后肿者，即先伤气，气伤及血，实则这种肿和痛是气血同时受伤，仅是先感觉痛，随着血肿形成后见到肿胀，故无须分先后。从临床的实际运用而言，从伤损的发生、发展到终结的整个过程中，虽然会出现一个或多个不同的证候，但治疗时，由于局部伤损的各个组织，均需依赖气血来修复和塑造，故应当重视气血，并贯穿于治疗的全过程。

第二节　局部整体互参

一、局部损伤的辨证

刘秉夫先生认为，局部损伤初起时，会形成气滞血瘀，这一局限性病灶在脉象、体温、舌苔等方面的变化均少，即使出现一些轻微的脏腑功能紊乱，也会因主要矛盾在局部，随着局部伤损的顺利修复，脏腑紊乱的功能就会趋于正常。所以，一个单纯的局部外伤，如果患者体质壮实，正气充沛，因突然的刺激可能出现心跳、呼吸加快，眩晕无力，甚至昏倒等症状，只是一时性的应激反应，如果及时处理好局部损伤，凭借自身旺盛的抗病和修复功能，就能将损伤控制在局部，并很快得以康复，此所谓局部的损伤治从局部。

治从局部当从局部辨证开始，局部辨证遵循中医辨证论治的基本思想，但并不等同于传统内科的辨证，而是符合中医骨伤科基本理论和诊疗体系一种独特的辨证体系，着重辨析局部症状、体征的诊断意义，力求病位精确、病因明确、病性突出，使辨证结果能具体准确地反映疾病当前的局部病理本质。现如今，因中医骨伤科普遍采用西医病名，如桡骨远端骨折、肘关节脱位、踝关节扭伤、股四头肌撕裂、股动脉损伤等，病位在诊断中已非常具体、准确。局部辨证时，辨病位以重点辨别病变所在部位的解剖结构为主，由于中医骨伤科的研究对象主要是运动系统的损伤和疾病，其病位在中医"脏腑体"病位系统中多属"体"，即骨、关节、筋、肉、脉等，此为局部辨证所需探求的病位。同时，辨证时应围绕疾病的中医病机，结合疾病当前的病因和病性，依据不同疾病、不同体质、不同时期，力求明确局部结构和功能的病理变化，并用具体的、不易产生歧义的病理名词来表述，如骨折、脱臼、筋断、血脉破损、血瘀、气滞、湿阻、寒凝、积液、血肿、骨疏、骨赘、骨瘤等。然后依据各种不同证型做出相应病机处理，如骨折筋断者接骨续筋、气滞血瘀者行气化瘀、寒凝痛剧者散寒止痛，方法包括内服外用药物、手法治疗、牵引固定或手术治疗。

二、筋骨并重尤推筋

《灵枢·经脉》曰："骨为干，脉为营，筋为刚，肉为强，皮为坚而毛发长。"刘老结合楚氏骨伤的经验及自身临床实践，认为骨骼是人体的支架，筋提供附着点和支干，筋依靠骨的支撑便能收缩，从而产生力，方能运动；骨依靠筋的附着和收缩，才能显示出其骨架的作用。骨居其里，筋附其外，外力侵及人体，轻则伤筋，亦名软伤，重则伤筋动骨，又名硬伤。不论是单一受伤，或者两者皆伤，都会出现两者协同功能方面的障碍。根据筋骨关联理论，刘老认为凡是骨折，则伤筋在先，诸筋均附着于骨，骨伤则筋必伤，外力作用于肢体时，肌肉、韧带、血管、关节囊等组织首当其冲，外力进一步作用才造成骨的损伤。刘老十分强调筋的重要性，总结出"筋强则骨坚，筋顺则骨正"的观点，因而对于骨折等以骨为主的疾病，必须将筋与骨的治疗放到同等地位，让筋骨并治贯穿骨折治疗从起始到骨折愈合、功能恢复的全过程。刘老主张，不仅在骨折复位的手法上需要"筋骨并重"，更要在药物治疗、辨证论治上做到"筋骨并重"。

《正骨心法要诀》中对于骨折不仅有"骨断、骨碎、截断、斜断"之分，伤筋有"筋之弛、纵、挛、翻、转、离、合"等区分，"虽在肉里，以手扪之，自悉其情，法之所施，使患者不知其苦，方称为手法也”，并且提出手法治疗筋骨伤的八法和对于无痛的要求，其中摸法即通过触摸的形式把治法灵活地应用于损伤局部，摸、接、端、提法为骨折所设；按、摩、推、拿则重在治伤筋，或骨未折断者，或骨节间微有错落不合者，但并不局限于此，宜“视其虚实酌而用之”。刘老提出，治骨伤的同时要顾及理筋，将八法有机结合起来，用药方面，对于骨折，多处以接骨药同时配以舒筋强筋药；对于筋伤，在舒筋通络的同时予以强筋健骨。

三、骨伤的整体观念

中医学认为，人体是一个统一的整体，由脏腑、经络、皮肉、筋骨、气血与津液等共同组成，各个组成部分在结构上不可分割，在功能上相互协调、互为补充，在病理上则相互影响。人体正常的生命活动有赖于各部分的功能正常及相互协调统一，脏腑健旺，经络通畅，津液代谢正常，则气血旺盛，阴阳调和，皮肉筋骨强健；脏腑亏损，经络不畅，津液代谢紊乱，则气血不周，阴阳失调，皮肉失荣，筋骨萎弱。刘老十分赞同上述观点，并认为骨伤科疾患的发生和发展与经络、脏腑有密切的联系。损伤之证，虽有外伤与内损之分，表面看来外伤如骨折、扭伤等，似乎主要是局部皮肉筋骨的损伤，但人体受外力影响而遭受的局部损伤，常会导致脏腑、气血、筋骨、经络的功能发生紊乱或异常，进而引起一系列的病变。正如《杂病源流犀烛》云：“损伤之患，必由外侵内，而经络脏腑并与俱伤。”又如《正体类要》有云：“肢体损于外，则气血伤于内，荣卫有所不贯，脏腑由之不和，岂可纯任手法，而不求之脉理，审其虚实，以施补泻哉。”这些古籍经典充分说明了局部的、外在的损伤可以导致整体的、内在的功能失调。临床工作中，骨折脱位所引起的剧烈疼痛、大量失血、脏器震荡等一系列损伤都能引起脏腑功能的紊乱，而骨伤科医生诊治时若急于处理局部损伤，仅使用手法来整复骨折脱位，不参脉理，未审虚实，特别是遇到多发伤、复合伤时，更易误诊，延误治疗，甚至危及生命。所以，对于损伤疾病的诊治必须宏观地看待，从机体的整体观念出发，对损伤后机体各部的生理病理变化加以深入探讨，才能认识损伤的本质和病理改变的因果关系，从而获得满意的疗效。

刘老认为，体质的强弱是决定疾病转归的一个至关重要的内在因素，如果患者年老体弱，一旦伤筋动骨，损血耗髓，机体便不能发挥正常的生理功能；倘若复受外邪，或伤后迁延日久，病情会转为复杂，变化多端，虚象迭出，对局部伤损的修复带来较多的困难。刘老十分推崇《证治准绳·疡医》所述之治则，言："察其所伤，有上下轻重浅深之异，经络气血多少之殊，惟宜先逐瘀血，通经络和血止痛，然后调气养血，补益胃气，无不效也。"针对此类患者，刘老主张必须兼顾局部和整体，掌握损伤恢复的快慢和并发症的防治。从整体而言，重视增强体质，提高祛瘀生新的功能，按"损者益之、劳者温之"的准则"补而行之"，其间有并发症，绝大部分也是从补益肝肾、调养脾胃入手。因为肾为先天之本，主骨藏精，肾藏之精是五脏六腑化生的精气，其精气又来源于食物的精华部分，靠脾胃运化的水谷精微来充荣脏腑、肌肉、四肢百骸。脾脏是人体气血生化之源，也称"后天之本"，脾主肌肉、运化，容纳五谷，化为精液，清者入营，浊者入卫，使得脏腑和肌体得脾胃营养物质的生化，充盈气血而条达。因此，脾胃不仅是人体生命机能活动的重要器官，更是抗邪的主力。概言之，脾胃功能失调，病邪则乘虚而入。《黄帝内经》谓"脾胃者，仓廪之官"，又谓"人以水谷为本，人绝水谷则死"，由此可见人的生命机能活动皆来源于脾胃，大凡劳倦虚损之证，必先察其胃气，治疗需顾胃气，胃气无损，则可无虑，所谓"有胃气则生"，故治疗骨伤科诸症着重在于调理脾胃，能使食进胃强，则脏腑安和，外邪何由而入。营血化生由脾胃，真精密藏由肾命，故培补先天之本，乃不离于充养后天之本，肾纳气，脾统血，机体的生命活动，全赖气血的充盈调和，才能得到强健的体质。临床常见患者在受伤两三天后，才出现面色无华，胃纳减退，精神萎顿，一派虚象，均乃体弱所致，故补益肝肾、调养脾胃对虚弱之体和重危患者尤为重要。

此外，人与外界有着紧密的联系，刘老认为在辨证用药的同时，还应注意有些证候是由外界因素引起的，比如思想顾虑、环境改变、缺少运动、主观能动性未能很好发挥、护理不当等，都能造成诸多不同程度的胃纳减退、大便燥结、失眠、关节强硬等情况。这些异常情况不是"伤于外，病必及内"，也不是单从药物求之，而要因人因事、因时因地地从中善为诱导，从鼓励、安慰等方面去解决。

第三节　中医西医诊法

一、骨伤中的四诊

中医学常用的诊断方法是"望、问、闻、切"四诊，从四诊可以概知机体的正常与反常、旺盛与衰亏，以及局部与整体、现象与本质等的关系，能为临床诊断提供一定的依据。如遇到的病种是比较单一和典型的，所谓司空见惯、熟能生巧，通过一看一问一听一摸，十之八九可以确诊；但也有错综复杂的，不能大意，对复杂病例的正邪双方，往往虚虚实实，各执一词，而病情资料又是对诊断或治疗的重要参考资料，故必须如实详尽记录。刘老认为，骨伤是一门专科，诊察不能凭主观想象草率了事，而应有条有理，循序渐进，合理运用四诊进行辨证。诊断过程中应注意以下原则：①尽可能在光线充足的地方进行。②受检部位应充分暴露，但必须注意，脱衣解裤时应尽量避免增加患者的痛苦。③男女患者需区别对待。④既要查局部又要注意全身情况。⑤急诊伤势重者，首先注意面部神色和表情，如患者已处于昏迷状态，应向其陪同人员了解有关情况。

（一）望诊

望诊是用肉眼从外表观察患者全身和局部的神色和形态。神色是患者的精神气色，精神是人体正气的反映，气色是脏腑气血的外荣，面色苍白或潮红是疾病变化的表现。形态是指患者的体形、动态，即患者体形和举止行动的改变，如将肿胀畸形的肢体与健侧对比，可以判断机体功能的正常和反常。初诊者，见面色苍白、额头出汗、精神萎靡、坐立不安等，提示是急症危重证候。舌诊在中医内科应用颇多，舌通过经络与脏腑密切联系。《灵枢·经脉》曰："手少阴之脉连舌本，足厥阴之脉络舌本，足太阴之脉连舌本，散舌下，足少阴之脉挟舌本。"《灵枢·卫气》曰："足少阴之本在内踝上下三寸中，标在背腧与舌下两脉也。"故舌为心之苗，为脾之外候，舌苔为胃气之反映。《辨舌指南》亦言："辨舌质可决脏腑的虚实，视舌苔可定六淫之浅深。"新伤患者舌苔的变化往往不大，重伤与宿伤者，舌诊亦则是诊治的重要参考素材，诊察时应重点观察舌质与舌苔。舌质可了解正气的虚实，舌苔是胃气在舌面上形成的苔垢，正常人的舌中常有浮白或浮黄一层。看舌苔最好在饮食之前，光线充足之处，因晚上灯光下对苔的黄白难分，饮食可以染苔，例如食用橄榄、海带之类苔就黑，食用枇杷、核黄素之类苔就黄。正常者舌柔软，活动自如，舌苔微白红润，干湿适中，不滑不燥。病趋好转苔的变化是白－黄－薄白，属顺象；而白－黄－灰－黑，属逆象。反常者舌肥胖，不能自由活动，心火炽盛，体质虚寒。舌体伸缩无力，如气虚；苔薄白而滑，属外感风邪；苔厚而腻，属内有痰湿，消化不良，肠胃功能紊乱；舌色紫暗，属气滞血瘀；苔白底绛，属湿遏热伏；舌鲜红，苔黄，无津而燥，为实热；舌面剥落光滑，属津液亏耗，为阴虚；苔见干枯，为精伤液耗；舌苔灰黑糙裂，光滑如镜，舌体强硬，萎缩无力，属阴虚重危之症。

（二）问诊

问诊是通过询问患者了解疾病发生和发展的情况，以客观真实地掌握病情资料。《景岳全书》称其"乃诊治之要领，临证之首务"。刘老认为，问诊可以在疾病体征缺乏或不明显时，发现可供诊断的病情资料，或可供进一步检查的线索，同时全面掌握与疾病有关的其他情况，如通过其他诊法发现的异常体征，可以通过问诊有目的地加以证实，了解疾病的整体动态变化情况，完善病情资料，为医生正确分析病情，推断疾病的部位、性质和正邪盛衰，合理施治提供可靠的依据。

问诊首先要抓住患者的主症，然后围绕主症进行有目的、有步骤地询问，既要重点突出，又要了解全面。同时，问诊时要有认真负责的态度，询问要详尽，要对患者寄予同情，语气和蔼可亲，语言通俗易懂，记录耐心细致，以便取得患者的信任，从而获得详尽可靠的病情资料。刘老曾打趣道，"有些老患者久病成良医，他们治疗过程中的经验体会，有些甚至可以供我们借鉴"。刘老主张，骨伤科的问诊除结合《十问歌》外，还应着重询问以下关键点：①询问从发病到就诊的间隔时间，如急性外伤，就诊时有些症状尚未完全暴露，有的正值清醒期，有的重危症状已很明显，对于急危重症的病情记录要以小时计算，急性变化期已过的记录以天数计，发病一周以后的患者，一般情况已趋稳定，或临近痊愈阶段，或未见好转，进入慢性期，病程要以周记或月记。②询问受伤原因，不同的受伤原因，会带来不同的损伤表现，而且常有一定的规律，如直接撞击，大都损伤局限，但也能将暴力传到别处引发损伤；有些外伤，其实另有其他疾患，例如病理性骨折，外伤仅是诱因。③询问受伤当时情况，如头部伤，询问有无昏迷史，昏迷时间的长短，有无呕吐和呕吐次数；腰部或下肢伤，询问跌倒时的姿势，是自己起立的还是经人扶起的，能否行走，走多远，在工作时或搬重时的发病姿势，综合后考虑几种好发骨折或肌腱挟扭伤。④询问治疗经过和目前症状，如用过哪些药，做过哪些手法，或多次和多种的治疗方法，当时的和之后的症状变化，从而了解患者对疾病是否重视和医患合作得如何，掌握以往的治疗是否恰当，可概知现在病情的轻重，易治还是难治，做到心中有数，少走弯路。⑤询问伤痛的部位、范围、深浅、关节活动时的痛觉，有无麻木区，如用针尖轻刺皮肤，在无感觉区和正常区做记号，以定范围。⑥询问肿痛、麻木的变化和功能恢复的程度，如较前减轻还是未见好转，或转重，要分析是治疗或护理方面的不当还是疾病本身的顽固或恶化。⑦询问职业和平时生活环境，从职业工种来判断发病与工种的关系，如长期保持一种姿势下工作、家务繁重的劳损性可能导致特定部位的损伤；经常处在寒冷潮湿的环境中可能导致寒湿滞留。⑧询问既往病史，如既往有无外伤史及复发诊治情况，目前有无疼痛及功能障碍，这都有助于判断新伤与之的关系。

（三）闻诊

骨伤科闻诊应着重注意辨别以下几种声音：①听患者的言语，如果语言清楚，响亮有力，则伤势较轻；如果说话断断续续，语无伦次，发音低微无力，呼吸急促浅短，多属虚证、重危证。②听骨和关节的异常声音，凡骨折常能听到尖锐的骨擦音，要注意不宜强求而反复寻找骨擦音，以免增加患者痛苦和局部的损伤，此外关节复位时能听到滑润的复位音，关节、筋脉、肌腱的轧轹音或弹响。③听心肺、腹腔的声响变化，如心律是否正常，剧烈的疼痛可导致期前收缩；听肺部呼吸时有无杂音；叩诊血胸为实音，气胸为鼓音；腹腔听肠鸣音有无异常。

（四）摸诊

摸诊是骨伤科最重要的检查方法，一般分为切脉与摸检两大方面。切脉可以了解患者机体的内在变化，在中医诊断疾病的过程中是一个重要内容，切脉的方法和意义同中医诊断学相关内容。刘老认为，骨伤科较为常见的脉象包括：①浮弦脉，主表证，一般为体表轻伤；②沉弦脉，主里证，一般为出血，邪气内伏；③沉细脉，主虚证，一般为出血较重，元气虚弱，如脉微弱摸不清，则为阳气衰退，阴伤血脱，气不相接之象；④洪速脉，主实证，乃瘀血蓄积或夹邪毒；⑤歇止脉，主里证，一般为剧痛之际，气不相接，或气血虚弱。

《洗冤集录》曰"诊其脉数大者生，细小浮者死""沉小者生，实牢大者死"，可见脉象对诊断极为重要。一般的损伤，局部的肿胀疼痛，对整体的气血、脏腑功能影响较小，在脉象上的表现亦微；而对于重危患者，由于过多的蓄血、失血、剧痛、病情变化多端或伤后复感外邪，或伴有其他内科疾患，或受伤前有某种疾病存在，则脉象的变化比较复杂，不能麻痹大意，还有少数人脉证不符，故必须结合心电图、血象等相关检查，必要时请专科医师会诊。

摸检是指在患者体表进行诊察的一种方法，为正骨八法之首，是骨伤体检中的一个重要组成部分。摸检时手法宜轻，从主诉痛处的边缘摸起，然后渐渐移向中心。对可疑骨折的检查，不宜硬找骨擦音、活动感，更不应在患者面前或当众进行畸形示范，这些不当操作会增加患者的痛苦。同时，由于痛苦骤增，引起反射性肌肉紧张，导致伤情的真实性被掩盖，有些患者甚至会因疼痛拒绝检查，所以应该用轻巧利落的手法进行，刘老常用的摸检手法包括以下三种。

1. 摸压法

摸压法是指用手指或掌心触摸浅表的皮肤或按压深部的肌肉、血管和骨骼，从而明确下列各种情况。

（1）皮肤的温度和张力　是低温还是灼热，有弹性还是可陷性，如一般的血肿有弹性，微热；毛细血管渗透性增大、淋巴管阻塞等所形成的水肿为可陷性，无灼热。

（2）压痛的程度和部位、范围　是轻压即痛还是重压始痛，是浅表痛还是深部痛，是感觉迟钝还是敏感。

（3）肿胀的大小和软硬　一般的血肿硬而有弹性，皮下气肿软而有捻发音，如用手掌贴在肿胀处按压，能感到皮下有捻发音。

（4）畸形的性质　是凹陷还是隆起，在隆起处又可以分辨其是尖锐还是圆钝，是固定还是有活动性，以鉴别是骨折还是脱臼。关节脱臼后常呈绞锁样，骨折则有活动感，骨折的断端常属尖锐，脱臼的关节头是圆钝，还可确定骨折的部位和骨折的类型，以及脱臼的深浅和方向。骨折或脱臼经整复手法后，通过摸诊，可以了解脱臼是否复位、骨折的对位是否满意等。

（5）血管的情况　在颈部胸锁乳突肌内侧缘，相当于甲状软骨水平的颈动脉，小腿内踝后侧胫后动脉，其他如腋下、腹部、腘窝等动脉处检查血运情况，有无动脉损伤和压迫等。

2. 挺挤叩打法

挺挤包括用手握持患肢的远端向近端挺挤，以及用两手的手掌对患处肋骨的前后端、骨盆的两翼、两粗隆部挤压。叩打包括用手指叩打局部的浅表的骨骼，空心拳叩击头部；一手将患肢伸直，另一手在患肢的远端的掌心或脚跟处叩击。在运用以上两种方法时，通过询问患者在挺挤叩打时患处是否疼痛，可以测知骨骼、脏器的情况。一般骨折后直至愈合前，叩击时均有酸痛感。一般从脊椎第12胸椎的水平位向两侧叩击，根据其疼痛表现和小便检查，可概知肾脏是否损伤；以左手指掌侧贴在腹部，用另一手的手指叩打左手指的背侧，可以测知腹肌张力和腹腔内有无积液和积气。

3. 旋转屈伸法

旋转屈伸法是指用手握持患肢远端做旋转屈伸，以测知关节活动的程度，在进行这项检查时，能听到或感到骨擦音，触及摩擦感，以此判断是否有骨折或病损，常见的引起关节活动受限的原因有五种。

（1）情绪紧张 在检查时，因为怕痛的情绪而产生肌肉紧张，怕痛不敢动，不合作。稍待片刻，等情绪缓和，再轻柔地缓慢地检查，便会有所改善。

（2）保护性强直 即损伤的局部尚未修复，机体本能地发出保护性制动。

（3）瘢痕粘连 损伤的局部形成瘢痕粘连，关节周围的肌肉板滞，缺少弹性，尽管患者很好配合，关节的活动仍受限制。

（4）存在异物 关节间有碎骨片或其他游离体嵌入。

（5）个体因素 先天性原因、长期劳动形成的姿势性变化，以及随着年龄上升，特别是进入老年期所出现的各种不同程度的退变性限制，如韧带硬化，骨质增生，在检查时应于区别。

二、西医检查

刘老特别强调，将中医四诊与西医检查相结合进行疾病诊断的重要性，由于历史条件所限，刘老重点对骨伤科对于 X 线摄片的相关见解进行了阐述。刘老认为，无论是损伤还是骨病，按照常规是摄正位和侧位两片，必要时取特定的位置，如蝶状位、踝穴位等，并且在拍片前必须进行体检，以排除某些紧急情况（如内出血、休克等），避免患者在放射科突然发生险情，甚至因抢救不及时而死亡。同时，需要防止漏诊，在查到一处骨折时，还要注意他处伴发的骨折或合并损伤，如胫骨下 1/3 骨折有明显移位者，往往还有腓骨近端骨折，因腓骨近端的肿痛不明显，或被胫骨断端处的肿痛所掩盖，相当容易漏诊；又如耻、坐骨骨折合并骶髂关节脱位、股骨远端骨折合并腘动脉损伤、肱骨干骨折合并桡神经损伤等都是如此。因此，填写 X 线摄片的申请单要准确全面，各种阳性体征需详细叙述，例如胫骨骨折有上、中、下之分，哪段压痛、有骨擦音等都需记录，检查欠详，或未写明拍摄部位，常易造成漏诊。

作为骨伤科医生，刘老特别强调必须仔细阅读 X 线片，因为报告不可能描写得十分详尽，且放射科医生仅仅站在影像学角度记录自己所发现的病变，并不能结合体格检查综合分析病情，读片要了解以下情况：①明确是否骨折、脱臼及其对位情况。②骨折线的形状是否侵及关节面，两断端的移位和成角方向、程度等情况。③碎骨片移动的位置和关节的关系。④关节间隙的变化。⑤整复后的对位情况，2～3周后复查骨痂形成的情况。⑥关节边缘是否有唇样或刺状物形成，退变与关节活动的关系。⑦注意骨病，由轻微的外力引发一般不该发生的骨折，要注意有无异常的骨折线和广泛的骨破坏，应考虑骨肿瘤、结核等。

在阅读完 X 线片后，要将临床检查与摄片结果互为参考，并不是 X 线片显示阴性就没有问题，如肋软骨骨折、骨骺软骨骨折等，X 线片上并不能显示；肋骨骨折因胸部呈桶形肋骨影重叠和心肺阴影，X线片上可能显示不出；腕舟状骨骨折，早期往往看不出骨折线。对于X线片疑似阳性的患者，如未成年人应充分考虑是否有骨骺损伤，由于个体的情况不同，骨骺的出现与消失，略有差异，极易造成误诊和对预后的估计不足；成年患者应考虑是否为籽骨骨折，特别是在距骨、跗骨等处，因籽骨光滑圆钝，又有骨皮质包绕，易误诊为撕脱骨折。

此外，X线片上两骨边缘互相重叠的阴影和肌肉、脂肪等软组织，或肠道内的气体与骨骼重叠的阴影容易误认为是骨折。鉴别的要点是，骨重叠阴影往往会超越骨自身的边缘，而骨折线局限在骨内，体外阴影可超越骨骼，延伸到骨外或肢体之外，正侧位两张X线片的阴影，一张在某一方位存在，而另一张消失，为此必须正确区分。X线片上的污染、划痕等亦有可能被误认为是骨折。对于无明显外伤史或极轻微外力损伤的患者，主诉腰痛、关节痛，经按摩无效，而症状逐渐加重者，要考虑骨病。常见的有：①骨髓炎，初期在X线片上的骨反应不明显，但病区的皮下组织与肌肉的分界线变得模糊，肌肉厚度增加，涉及关节时，脂肪阴影模糊或消失。②骨结核或骨肿瘤，X线片显示有局限性的骨皮质变薄或广泛性的骨破坏，边界模糊不清，无骨膜反应；发生在脊椎则椎间隙变窄，椎体呈楔形。

第四节 辨证用药法则

一、肝脾肾同治

理法方药是中医治疗的精华，也是骨伤科治疗遵循的准则。药物疗法是中医骨伤科重要治法之一，它是在辨证施治的基础上具体贯彻内外兼治，即局部与整体兼顾的主要手段。一般认为，疼痛的病因多是跌打损伤，病理是气滞血瘀，治疗是行气活血，这是骨伤科同仁一致认可的实践经验。刘老在临证治疗时亦注重脏腑辨证，认为损伤局部的脏腑辨证应尤重肝、肾、脾，肝、脾、肾同治又有强壮筋骨之意。肝主筋，肾主骨，筋骨损伤必内动于肝肾，故欲筋骨强劲必求之于肝肾；脾乃后天之本，气血生化之源。肝血充足便能濡养筋，则诸关节活动灵活，利于损伤的修复；脾气充盛便能运化气血，气血充盛损伤便易于恢复，脾亦主肌肉，肌肉壮实，四肢关节活动有力，故损伤易愈；肾精充足则骨坚，肾主骨生髓，能促进骨折愈合。骨折、脱位、筋伤的损伤后期，对于年老体弱，筋骨萎软，骨折迟缓愈合，骨质疏松而肝肾虚弱者，常采用补益肝肾法，在应用时要注意肝肾之间的相互关系及肾的阴阳偏衰。肝为肾之子，《难经》曰"虚则补其母"，故肝虚者应注意补肾，滋水生肝，常用方剂有壮筋养血汤、生血补髓汤、养筋健骨汤；肾阴虚用四物汤加左归丸，肾阳虚用四物汤加右归丸。刘老对临床上的肌腱、韧带等损伤性疾病，如冈上肌腱炎、侧副韧带损伤首重治肝，药用芍药、枸杞子、何首乌等；对于骨折首重治肾，药用杜仲、牛膝、地黄等；对于肌肉疾病如肩关节周围炎、落枕等首重治脾，药用白术、茯苓、黄芪、党参等，但并不局限某一脏，常两脏、三脏同治，收效颇佳。针对部分疑难病症，刘老依据"怪病多由痰作祟，顽疾必兼痰和瘀""脾为生痰之源""肝主疏泄，藏血""肾主骨生髓"等理论，辨证论治时提倡肝、脾、肾三脏同调，往往收效甚好。

骨伤科疾病有"察其所伤，有上下轻重浅深之异，经络气血多少之殊，唯宜先逐瘀血，通经络和血止痛，然后调气养血，补益胃气，无不效也"的治疗法则，刘老特别强调胃气无损，诸可无虑。骨伤科有些患者病程缠绵，长期卧床；有些患者年老体弱，气血运行缓滞，脾胃运化减弱，加之用药时间又较长，有些活血化瘀、接骨续筋等药物多为"攻伐"之品，苦寒伤胃，胃气易受克伐损伤。脾胃为后天之本，气血生化之源，脾胃一败，不但运化乏力，增加内湿，影响气血生化，而且影响药物的吸收。此时若单用这些中药，则接骨续筋无以为基础。因此只有脾胃功能旺盛，纳食并吸收正常，才能保证化源充足，血盈经脉，四肢百骸得养，肌肉壮实，伤易康复，故临证之时刘老好用黄芪、白术、党参、茯苓等补脾益气，麦芽、谷芽、薏苡仁等消食和胃。

二、气血共调

《素问·阴阳应象大论》曰:"血实宜决之,气虚宜掣引之。"《伤科补要·跌打损伤内治证》曰:"跌打损伤之证,恶血留内,则不分何经,皆以肝为主。盖肝主血也,败血必归于肝。"刘老十分赞同以上观点,并结合家传经验总结出"气病多虚多滞,血病多寒多瘀"的见解,认为气是人体生命活动的原动力,应该以旺盛并能周流全身为佳,由于气的推动、温煦、防御、固摄、气化等生理功能耗损较大,病理上易出现不足状态;损伤后局部血液流失,气随血失故气更虚,同时损伤时突受惊吓,导致气机阻滞,所以治疗上主张以"补其不足,通行其滞"为要旨。此外,刘老强调血液宜循经运行不息,环流全身,周而复始,为全身各脏腑组织器官提供营养,以维持人体的生理功能,并根据"血病多寒多瘀"的理论,提出"血以温、活为贵"的认识。刘老临证治疗的过程中,总结出"气易补、行,血难滋、活"的观点,指出用药应根据"气能生血、行血"理论,以补血活血为治疗原则且以气药为主,多用党参、黄芪、白术、茯苓等。

骨伤科疑难杂病多病程缠绵,经久难愈,临床表现多隐晦复杂,创伤后多有风寒湿邪痹阻,或痰瘀互阻,或瘀久痹阻、气血亏损等诸多因素导致的多脏腑发病所致,常为"久病""怪病"。刘老认为多与瘀有关,《素问·缪刺论》谓"邪……入舍于孙络,留而不去,闭塞不通……流溢于大络,而生奇病也",叶天士《临证指南医案·胁痛》云"大凡经主气,络主血,久病必瘀"。刘老主张以调理气血为大法,认为血瘀与气虚、气滞存在一定的联系,故其在处方中常适当加入补气、行气药物,并根据其病邪性质或益气活血化瘀,或行气活血化瘀,先后拟定相应处方如益气活血方由黄芪、当归、红花、乳香、没药、白芍等组成,行气活血方由柴胡、延胡索、桔梗、红花、枳壳、当归等组成,用于治疗临床某些疑难杂病,如股骨头缺血性坏死、肩关节周围炎、颈椎病,以及各种原因引起的腰痛等,疗效显著。

三、辨证用药专精

骨科疾病在药物治疗方面，不仅有众多的丸、散、膏、丹等良方妙药，而且有丰富的外用药物，以及数量难记的单方验方汤剂。刘老临床用药时，无论按损伤三期辨证论治，或按损伤部位辨证施治，均能合理选方，审证配伍，方药专精。刘老在选方用药过程中，不墨守成规，多以基础方为本，临证因人、因伤进行加减变通。

刘老认为损伤初期，青紫瘀肿，疼痛较剧，多气血逆乱，瘀滞不行，治宜活血化瘀、行气止痛，以行气活血汤（由柴胡、延胡索、桔梗、红花、枳壳、当归等组成）为主，此方止痛效果颇著，消除瘀肿快捷。损伤中期肿胀瘀滞渐消，而筋骨疲软，虚象已显，且久卧病榻，肝气多郁，对促进骨折愈合不利，故治宜补养气血、续筋接骨，常用理伤片（由炙黄芪、当归、赤芍、白芍、生地黄、红花、土鳖虫、续断、骨碎补、煅自然铜、郁金等组成）。后期瘀血已除，筋骨续连，尚未坚强，且肝肾气血匮乏，故应固本培元、强筋壮骨，常用正骨丹（由三七、当归、川芎、煅自然铜、续断、党参、茯苓、白芍、熟地黄、白术、陈皮、木香、杜仲、紫苏木、牛膝等组成）。这种三期分治，从症状的肿胀、疼痛或伤后时间的长短，在临床上很难划分明确的界线。一般骨折，从开始肿痛到功能恢复的全过程中，肿和痛是有先有后、逐渐消退的，功能是逐渐增进的。很多患者，骨折已愈合，功能已基本恢复，而轻微的肿痛，即气血仍未畅通的现象仍然存在。若全身气血旺盛，局部血运较好，即使伤重，也能很快自行修复；反之，体质虚弱，或局部血运较差，即使轻伤，疼痛的时间也会较长，故对于局部则血瘀气滞需通，对于整体则耗血损髓要补，因此固本培元与活血化瘀之法，即"补而行之"从骨折开始就可使用。组织细胞学研究发现，骨折后 24 小时之内在骨折断端的外骨膜，成骨细胞已开始增生，说明人体组织对损伤后的修复已经开始，并可利用血中的有效成分进行修复，因此活血祛瘀和补益筋骨之法在整个治疗疗程中可以同时使用，并无矛盾。刘老认为，损伤的病机虽同属瘀血，但由于损伤的部位不同，治疗的方药也有所不同，损伤部位引经药的运用特别重要，如上肢常用桑枝、桂枝、姜黄等，下肢常用牛膝、独活、木瓜等，颈项常用葛根、羌活等，胸胁常用柴胡，腰背部常用狗脊、杜仲等。

此外，尽管骨伤科的常用方药很多，但因许多药源比较紧张，且内服汤药煎煮麻烦，口感欠佳。故刘老在遵循用药坚持道地药材的原则上，以安全、方便、有效为准绳，以药源多、价格低、饮服易为主导，将祖传的方药做了一些改进，如把纤维多、不易磨粉的紫苏木、牛膝等熬成汁，拌和其他药粉做成丸子；阿魏味臭，麝香稀贵，不予采用。如此，将原有方剂予以增删后，经临床应用，疗效未见逊色。

四、损伤后兼症的处理

内治法是在辨证论治的基础上，根据患者的体质、损伤部位、严重程度等进行遣方用药。辨证过程当遵循审证求因，因人、因地、因时制宜，灵活运用各种治疗法则，不可死搬硬套。刘老对损伤后出现发热、纳减、便秘等兼症的遣方用药经验颇丰，方药加减多依症状及辨证，增强治疗的针对性，从而提高疗效。

（一）发热

损伤后发热的原因众多，主要是感染所致，骨伤之病亦不例外，故临证每遇发热，虽体温不高，众医多投以抗菌之品，但无效者不乏其例。《灵枢·痈疽》中也有关于内伤发热的论述，曰："营卫稽留于经脉中，则血泣而不行，不行则卫气从之而不通，壅遏而不得行，故热。"刘老认为损伤后发热的病机多为瘀血郁而化热，蕴而成毒，阴血受损所致，其证虚实互见，实为瘀血阻滞、热毒内蕴，虚为阴血受损不足。故临床见低热不退，损伤部位刺痛，拒按，皮下瘀斑，舌质紫暗或有瘀斑，脉涩或沉弦，治疗时首先当活血逐瘀，使瘀血及瘀热下行而出，可用血府逐瘀汤、复元活血汤；其次需滋阴养血，既补不足，又除活血伤血之弊，予四物汤加减；再者凉血解毒直清血分之热，可予牡丹皮、焦山栀、板蓝根等；最后透热发散，使热从外解，用知母、青蒿、鳖甲等；另有部分患者损伤后气血亏虚，腠理不固，风邪乘虚而入，症见头昏体痛，发热，体温在38℃左右，舌苔薄白而滑，脉浮弦，鼻塞流涕，此时应轻宣透表，清热解毒，投以金银花、连翘、荆芥、防风、白芷、紫苏等温和之品，切勿使用辛温发汗之峻剂，以防伤阴。

（二）纳减

胃纳失常的病因病机比较复杂，外伤后所致的胃肠功能紊乱十分常见，多归于虚实二类。实者多因焦虑、忧思过度，致肝气郁结，肝失疏泄，脾胃升清降浊功能紊乱，受纳运化失常，加之伤痛绵绵，运动减少，饮食不化而生痰湿。正如《吴医汇通》曰"俾升降失宜，则脾胃伤，脾胃伤则出纳之机失其常度"，叶天士言"初病气结在经，久病血伤入络"，《血证论》曰"血积既久，亦能化为痰水"。这些病理变化都能使脾胃的运化功能减弱，以舌苔厚腻为典型表现，治当以化湿和胃，理气健脾为法，可投厚朴、苍术、陈皮、制香附等品。虚者乃损伤后脾胃虚损，日益耗伤脾胃气阴，导致气血生化乏源，外不能充养筋骨肌肉，内不能资助五脏六腑，多见形体消瘦、神疲乏力、面色萎黄、遇寒脘部不适尤甚、大便不实、舌质淡暗、脉弦细等中焦不运之症，治当补气养血，健脾和胃，方用归脾汤加减，药用白术、当归、党参、黄芪、酸枣仁、木香、茯苓、制香附、升麻、柴胡等。

（三）口渴

肺主气、朝百脉、外合皮毛，损伤后由于脉络受损，卫外失固，大量失血耗气伤阴，郁久化热，灼伤肺津，故见口渴。《内外伤辨惑论》曰："伤之重者，必有渴，以其心火炽上，克于肺金，故渴也。"刘老认为，肺卫所伤，口微渴，为热轻微；热邪入阳明，则大渴引饮，为热邪重。临床最常见的为口虽干燥而不渴饮，为阴虚夹瘀之象，无实火可据，治疗上当以增液汤为本，兼补肺气、养肺阴，见瘀血内停久而化热者，需祛瘀清热，药用麦门冬、玄参、生地黄、玉竹、天花粉、当归、黄芩等。

（四）呕吐

损伤后盛怒、忧虑之不良情愫使肝失条达，横道犯胃，胃气上而不下。如《灵枢·经脉》曰"肝足厥阴之脉……是肝所生病者，胸满，呕逆"，《灵枢·四时气》曰"邪在胆，逆在胃，胆液泄，胆液泄则口苦，胃气逆则呕苦"。刘老提出，呕吐可由肝胆之气犯胃而引起，或腹部受伤，瘀阻中焦，气机升降不利，如《圣济总录》曰："人之阴阳升降，三焦调顺，脾胃和匀，乃能腐熟水谷，变化糟粕，传泻行导，下走肠间。若脾胃虚冷，水谷不化，则阴阳痞隔，三焦不调，浊阴之气，不能下行，奔冲于上，故发为呕吐。"宋代医家严用和的《重订严氏济生方·呕吐反胃噎膈门》曰："夫人受天地之中以生，莫不以胃气为主……又如忧思伤感，宿寒在胃，中脘伏痰，胃受邪热，瘀血停蓄，亦能令人呕吐，临证宜审之。"刘老认为，损伤后的呕吐治当疏肝理气，降逆止呕，酌情予以活血化瘀，方用柴胡疏肝散合生姜半夏汤加减，药用柴胡、细辛、当归尾、䗪虫、制半夏、川芎、赤芍、黄芩、生姜等。

（五）便秘

损伤后便秘者，是指饮食正常而大便不通，有粪便蓄积，但无便意，或欲解不出。便秘主要责之于大肠，大肠的主要生理功能是传化，而大肠的传导，有赖于气机的升降，清气升，浊气降，气机升降有序，大肠方能通降有常。损伤后便秘的原因有多种，或思虑过多，影响肝之疏泄，调节失司；老年伤后便秘，多因脏腑功能衰退，加之伤后气血两亏，阳气阴津不足而致运化无力，传化减弱，本虚标实者为多，病机属气血虚而滞，如《金匮翼·便秘》曰："气滞者，气内滞，而物不行也。"

稍有腹胀者，刘老好用缓泻润下法，予番泻叶开水泡服，或用麻子仁丸等通便药物。此外，由于患者大便长期未解，致瘀血内留，积久化热，火热内炽而成燥屎积结，可见腹痛拒按，手足濈然汗出，舌苔黄燥起刺，或焦黑燥裂，脉沉实，此乃腑气不通导致的阳明腑实证，如《太平圣惠方》曰"治肝实热，头疼目眩，心膈虚烦，大肠不利"，治当选用三承气汤加减，但切记中病即止，特别是对于老年患者，以防正气亏耗。

（六）失眠

损伤后失眠也有虚实之分，实者多因思虑过多，情志失调，五志过极，易从火化，导致心火内炽，心神扰动而不寐。如《景岳全书·不寐》曰："劳倦思虑太过者，必致血液耗亡，神魂无主，所以不眠"，梁廉夫《不知医必要》"故或为惊惕，或为恐畏，或有所系悬，或多所妄思，以致神魂不安，终夜不寐，此虚证也"，《张氏医通》"平人不得卧，多起于劳心思虑，喜怒惊恐"。这些经典古籍皆说明情志变化对睡眠的影响，大病之后，脏腑虚弱，荣卫未和，机体阴液亏虚，阴虚阳亢而致失眠。《普济方》曰："夫血为荣，气为卫，昼行于阳，夜行于阴……今虚劳之人，气血俱弱，邪气稽留于内，卫气独行于外，灌注于阳，不入于阴。阳脉满溢，阴气既虚，则阳气大盛，遂生烦热。营卫不和，故不得眠也。"王肯堂《伤寒证治准绳》曰："活人云汗为火之液，汗多则神昏故不眠，大热则神不清故不眠，大下则动血，心主血故不眠，瘥后热气未散阴气未复故不眠。"余师愚《疫疹一得》云："瘥后气血两虚，神不守舍，故烦而不寐。"这些条文皆指出疾病后人体气血两虚，心失所养，心神不安而不寐，故治疗应以此为辨证要点，当以补气养血、养心安神为大法，方用归脾汤合酸枣仁汤加减，药用当归、白芍、熟地黄、酸枣仁、茯神、五味子、延胡索、远志、柏子仁等。

（七）多汗

损伤后汗出是由于体内外多种致病因素导致人体阴阳失调，营卫失和，腠理不固而引起汗液外泄的一种病症，其中又以寐中汗出醒来自止的盗汗和醒时汗出动则益甚的自汗最为常见。白昼阳走于表，损伤后患者气血虚弱，肺气不足，卫表不固，表不实则肌腠疏松，阴液自泄而为气虚自汗；夜间阳入于阴，损伤后患者阴血虚损，虚火蒸津，阴液被迫外出而为阴虚盗汗。《证治要诀》曰："病后多汗，皆属表虚，卫气不固，荣血漏泄。"叶天士《临证指南医案》又言："阳虚自汗，治宜补气以卫外；阴虚盗汗，治当补阴以营内。"治当以益气养阴为本，固表敛汗为标，可用生黄芪、浮小麦、五味子、牡蛎等，如无效则加八珍汤以气血双补。

第五节　倡导内外同治

一、内外同治的重要性

刘老认为，骨伤科疾病的治疗，应在辨证论治的基础上，贯彻筋骨并重、内外兼治的治疗原则，损伤之处用外治，整体辨证用内治，内外并调，方得良效。正如前文所述，局部的损伤必然会影响全身功能的紊乱，早在《普济方·折伤门》中就有"凡从高处坠下，伤损肿痛，轻者在外，涂敷可已；重者在内，当导瘀血，养肌肉。宜察浅深以治之"的记载。刘老认为，一切外伤，包括骨折、脱臼及软组织损伤，除了患处有不同程度的肿胀、疼痛外，还常因出血过多，或体质禀弱，或客观环境的影响，出现或多或少的昏厥、发热、纳减、便秘、失眠、痰多、出汗、口渴、呕吐等症状，有时出现一种，有时则几种症状先后或同时出现。这些症状产生的直接原因，是局部伤痛所导致的功能紊乱，故必须有局部与整体的观念，分清主次，一并治理。因此，对于骨伤科疾病在解决局部问题的同时，仍需重视脏腑气血的辨证，并正确处理各种并发症，这样气血生化才有源，肝肾滋养才有本，四肢肌肉筋骨皆得濡养，则疾病向愈。如对于开放性骨折的患者，首先应当及时闭合伤口，复位骨折，进行有效的固定，然后依据骨伤科的三期辨证，结合其自身的状况合理用药；又如项痹病，

刘氏骨伤精要

见颈项部僵硬刺痛，辨证为气滞血瘀，除内服活血化瘀的汤剂外，仍需运用局部手法松解，双管齐下，两者缺一不可。

二、中医外治法的优势

中医外治法自有记载以来持续沿用了数千年，《周礼·天官》中就有"疡医掌肿痛、溃疡、折疡、金疡、祝药刮杀之齐（剂）"的记载，其中祝药就是外敷药，齐（剂）就是药剂。春秋时期的墓穴中，发现殉葬的牲畜及奴隶使用外固定疗法治疗骨折，当时只是以竹篾包扎患肢，起简单的外固定作用。后来，在此基础上又加入外敷药以加强疗效，《素问·调经论》曰："病在骨，调之骨……焠针药熨。"蔺道人的《仙授理伤续断秘方》中记载了使用黄龙膏、黑龙膏治疗开放性骨折等，手法包括熨、敷、熏、浴等，这些都为后世的中医外治理论提供了重要依据。中医外治法主要运用中药、传统手法，并辅以外固定的措施来治疗各类损伤，如骨折及其后遗症、脱位、筋伤等疾病，这三者相辅相成，互为补充。手法及外固定器材将在后面章节中详细论述，本部分重点讨论中药外治法的优势。

中药外治法是采用中药非口服的方法，通过刺激经络、穴位、皮肤、黏膜、肌肉、筋骨等，以达到防病治病目的的一种传统疗法。在我国，中药外治有着悠久的历史，《圣济总录》曰"治外者，由外以通内，膏熨蒸浴粉之类，藉以气达者是也"。《理瀹骈文》中描述了外治法的理论基础及作用原理"外治之理即内治之理，外治之药即内治之药"，《医宗金鉴·正骨心法要旨》曰"夫皮不破，而内有损伤者，多瘀血。察其所伤，上下轻重浅深之异，经络气血多少之殊，必先逐祛瘀血，和营止痛，自无不效"。刘老认为，骨伤外治药物通过透皮吸收的方式作用于创伤局部，从而维持局部相对稳定的血药浓度，其效果直接，奏效迅捷，且可多途径给药，弥补内治之不足，使用安全，毒副作用少。中药外治理法方药与内治的理法方药无异，均以中医基础理论为指导，结合四诊八纲辨证应用之，方法包括敷贴法、搽擦法、熏洗湿敷法、热熨法等。西医研究认为，中医外治具有改善局部血液循环、促进血肿的吸收、增加胶原合成、促进钙盐沉积、促进骨痂生成等作用。

三、"刘氏骨伤疗法"的特色外治法

"刘氏骨伤疗法"的特色外治方法，根据皮肤有无破损分为皮肤无破损和皮肉破裂两类。皮肤无破损者可以分急性期和修复期两个阶段来用药，伤后 3～7 天内为急性期，此时局部的组织有不同程度破坏和炎性变化，故治疗宜用散热消炎、行气止痛的方药，如"消肿膏"。7 天后为修复期，此时出血已止，离经之血留滞在组织间，肿胀减退，转为板硬胀滞，皮下青紫，治疗宜用温通法，即行气活血法，使血运改善，以利修补，温通法又分为贴膏和热敷两法，贴膏用"伤膏散"，热敷用"和伤散"。皮肉破裂者，表皮擦伤未见血或少见血者，清洁皮肤，予以消毒纱布遮盖；如创口裂缝较大者应缝合，并用"金枪油膏"封面；创口有脓性分泌物者，加"丸一丹"。

（一）消肿膏

消肿膏为"刘氏骨伤疗法"的祖传秘方，刘老又在剂型上加以改进，经数十年的临床使用，疗效满意，使用方便，可长期储存。消肿膏由芙蓉叶、天花粉、生栀子、紫荆皮、苍术、生大黄、黄柏、生川乌、生草乌、生半夏、生天南星、姜黄、白芷等药物组成，具有散热消炎，行气止痛之用，适用于软组织损伤和骨折、脱臼经整复后的肿痛。使用时，应根据患处的大小，把药膏涂在棉料上，厚度约 6mm，用棉纸遮盖，再用绷带绑扎或胶布固定，隔 1～2 天换药 1 次。用于骨折时，可在调整固定夹板的时候换药，一般用药 3～7 天见效，至肿胀消退为止。如患处有轻度表皮擦伤，需在创伤处先用 4 层红汞纱布遮盖，然后敷药膏；对于较深和较大的皮肤创伤禁用。

（二）伤膏散

伤膏散为散剂，由当归、川芎、雄黄、升麻、防风、儿茶、甘松、

细辛、白芷、丁香、木香、大黄、肉桂、三棱、紫苏木、冰片、乳香、没药等组成，具有活血行气、祛瘀通络之功，可用于跌打损伤后期及各类慢性劳损。使用时，将伤膏散粉末 1 ～ 2g 用醋或黄酒少许调成稠糯糊状，涂在氧化锌膏布的中央贴患处，或撒在解痛膏之类胶布的中央亦可。

（三）和伤散

和伤散也是"刘氏骨伤疗法"经典名方，由生川乌、生草乌、铁苋、鸡血藤、威灵仙、五加皮、海桐皮、地骨皮、石菖蒲、甘松、山奈、路路通、野桑枝、桂枝、积雪草等组成，具有祛瘀散寒、温经通络之功。主治急性外伤肿胀消退后的肌肉酸痛、板滞及关节强直，该散剂依赖水的温热、药性的刺激和适当力度的按摩，能够促使局部的血液循环加快，使筋腱松软，缓解痉挛。使用时用沸水冲和拌搅，当药水烫手时，可远离水面进行熏蒸，待水温下降到不烫手时，去除沉淀的药渣，将患肢浸泡在药水中洗焐，或用毛巾在药水中浸湿后放在患处，对痛处进行按摩。使用时，需掌握药水和毛巾的温度，毛巾温度下降，可再放入药水中加温，继续洗焐；待药水温度下降，可再加热水，或进行加温。治疗结束时，注意患处的保暖，并做 3 ～ 5 分钟的锻炼活动。每次洗焐15 ～ 30 分钟，每天 1 ～ 3 次。如果洗后局部有胀滞感，宜暂停热敷或减少洗焐时间。

（四）金创油膏

金创油膏由大黄、紫草、金银花、紫花地丁、川黄柏、当归身、木鳖子、甘草、黄连、血竭、乳香、没药、儿茶、龙骨等组成，具有消炎生肌之功，可用于一切创伤。使用时将油膏涂在创面，用 4 层消毒纱布遮盖，再用胶布或绷带绑扎。视创面脓性分泌物的多少，换药可每天 1次或隔日 1 次。换药时，先将创口及其周围的渗出液轻轻揩干，再换新的油膏。

（五）辨证熏洗

辨证熏洗多用于膝痹病、腰痛病、项痹病、伤筋病等，将药物装入自制药袋，放入专用蒸锅中熏蒸1小时。治疗时，患者侧卧，取药包放置患侧，外部裹以防潮垫，借助药物热力进行熏蒸。待温度降至患者能承受时（注意避免烫伤），直接将药包贴于患部热敷，每次以30分钟为宜，每日2次，2周为一个疗程。

1.气滞血瘀型

通常有闪挫外伤史，局部刺痛，固定不移，入夜加重，卧床不能减轻；舌质紫暗或见瘀斑，脉弦涩。

治则： 行气活血，化瘀止痛。

中药熏洗处方： 当归30g，川芎20g，赤芍20g，炒桃仁20g，红花10g，丝瓜络20g，制乳香20g，没药20g，延胡索10g，三七粉10g，木香10g。

2.寒湿阻络型

局部冷痛重着，转侧不利，下肢冷痛，如浸水中，静卧不减，遇寒湿天气加重，遇热则减轻；舌苔白腻，脉沉迟。

治则： 散寒除湿，通络止痛。

中药熏洗处方： 制川乌15g，制草乌15g，防风15g，海风藤30g，薏苡仁20g，秦艽20g，桑寄生20g，桂枝20g，乌梢蛇10g，木瓜10g，防己10g，干姜10g，甘草10g。

3.湿热痹阻型

局部酸胀疼痛、拘急，痛处按有热感，夏季加重，得热后痛剧，遇冷则缓，口干不欲饮；舌红苔黄，脉濡数。

治则： 清热利湿，舒经止痛。

备注： 湿热证不适宜熏洗疗法。

4.肝肾亏虚型

腰部疼痛酸困，喜揉喜按，头晕耳鸣，遇劳加重，得卧则缓，腰膝

　　　　　　　　　　　　　　　刘氏骨伤精要

酸软无力，疼痛缠绵不愈，肢体萎缩；舌红少苔，脉沉细。

治则：滋补肝肾，强筋健骨。

中药熏洗处方：桑寄生30g，杜仲30g，续断20g，牛膝20g，狗脊20g，枸杞子30g，茯苓20g，当归20g，鸡血藤30g，白芍20g，附子15g，肉桂20g。

中药应根据具体病情进行加减：①热甚加防己、丝瓜络；②寒甚加黑附片及制川乌；③温甚加薏苡仁及豨莶草；④风盛加防风及羌活；⑤便秘加大黄；⑥痛剧加延胡索及没药；⑦气血两虚加黄芪、党参、熟地黄及黄精。

四、理伤手法

《医宗金鉴·正骨心法要旨》曰："手法者，诚正骨之首务哉。"理伤手法在临床上应用范围很广，常用于骨折、脱位及筋伤的治疗，尤其对骨折、脱位的整复起着极为重要的作用，若不用手法去正骨复位，则无法纠正错位、畸形，损伤难以愈合。有些损伤虽以药物治疗为主，但有时仍需辅以手法，以提高疗效。早在秦汉以前，就有运用手法治疗损伤的记载，唐代蔺道人总结前人的理伤手法经验并加以发展，总结出"相度""揣摸""拔伸""捺正""搏平""躐入""屈伸"等手法，后经过历代医家的不断发展，积累了丰富的内容。尽管各家流派不同，手法各有差异，但其原理和目的是一致的。《医宗金鉴·正骨心法要旨》吸取了前人经验，将各类理伤手法归纳为"摸、接、端、提、推、拿、按、摩"八法，并阐述了手法的适应证、作用及操作要领，后世称之为"正骨八法"。之后，又经过数十年的归纳整理，形成了一套比较完整、规范的手法，即正骨手法使骨折离而复合，叠而就正；复位手法使关节的脱臼复位；理筋手法可以松解强硬的关节，化解局部的气血瘀滞。因此，理伤手法治疗是医治伤损肿痛的一个重要手段，而手法的运用是否恰当，又是成败的关键。刘老深谙骨伤手法之道，在正骨八法的基础上，将古有的手法予以简化和改进，以痛苦少、效果好、易于学习和掌握为准则，归纳为四个基本手法，即拔伸、挤捺、旋屈、按摩。其中前三种方法适用于骨折、脱臼及筋腱扭转的治疗，三指按摩法适用于软组织损伤的治疗。

（一）手法的运用原则

刘老认为，手法的运用讲究"柔和、均匀、持久、有力、深透"。柔和，是指手法动作的轻柔、灵活及力量的缓和而不强烈，柔和并不等同于"轻"，柔和的手法有轻也有重，轻者如抚法、摩法，徐缓而不带动皮下组织，即使最轻柔的手法，也要求"轻而不浮"；重者如揉法，着力深沉而缓和，通过带动皮下组织将力量渗透进深部组织。均匀，是指手法操作时的节律、速率和压力等能够保持一致的稳定性，动作要具有节奏性，手法的频率、幅度不能时快时慢、时大时小，不可轻重不一、忽轻忽重，应当把能使用的力量均匀不断地分配到每次手法动作中，控制好每次手法的频率与幅度，力求保持一致。持久，是指采用单一手法持续运用一定的时间而不间断、不乏力，始终保持动作和力量的连贯性。持久性是手法深透与疗效的基础，手法的持久来源于力量，只有源源不断的力量才能保持动作和力量的连贯性；但再强壮的人其力量也是有限的，而通过一定的技巧则可指导、使用和分配力量，使其运用更加合理，用最小、最少的力量产生出最长的持久力。有力，是指手法必须具有一定的力量和力度，做到"轻而不浮，重而不滞"。缺乏力量的手法是无用的，而没有控制的一味强调力量就是暴力和蛮力，因此手法中强调力量越重，对组织的松解越有利的理解是错误的。要在一定的控制下，使用一定的技巧娴熟地黄运用力量，使得"力由心生，劲随手至"，做到"蓄劲缓发"。深透，是指"力"应达到所要治疗的部位，也就是古人所谓"适达病所"，手法治疗的力量要透过浅层组织到达深层组织的病变，过之与不及均不可取。深透，既为手法"持久、均匀、有力、柔和"的最终目的，也是手法治疗的最高境界。

（二）手法的辨证论治

辨证论治是中医诊疗疾病的一大特色，在骨伤科手法治疗当中亦强调这一点。针对病人我们要辨其年龄、体质、性别与刚柔手法运用，一般年老的、体质瘦弱者或女性等，宜多用柔性手法，适当运用刚性手法。即所谓柔中带刚，刚柔相济，强调"以柔为贵"。一般年轻的、体质强壮的男性，宜多用刚性手法，但也应与柔性手法交替运用，即所谓刚中带柔，强调手法深透到体内。另外对体胖者需分清是实胖还是虚胖——实胖，即体质强壮者，宜多用刚性手法，使手法的力度深透到体内，达到调节脏腑、经络、气血的作用；虚胖者，皮下脂肪较多，肌肉并不结实，宜多用柔性手法，适当运用刚性手法。刘老认为手法治疗过程中要重视疾病的虚实，并强调了柔和手法在治疗疾病十分重要。在施术过程中要辨病变部位及病程，不论是肌肉或韧带的损伤、粘连、肿胀，均应根据肌肉韧带的走行及深浅采用不同强度的手法。由于肌肉比韧带表浅，相对来说施用的手法应轻。病变位置较为深在的应强调深透性，将力量直达病所。新近的损伤患者由于损伤初期局部出血，有的甚至筋膜撕裂，故手法宜轻，以免加重局部症状；陈旧性损伤及麻痹废萎者，其病程长，局部肌肉韧带粘连，经脉壅滞，气血流通不畅，故手法宜重，否则难以获得满意效果。

五、骨伤器材的应用

为了维持损伤整复后的良好位置，防止再移位，保证损伤在正确位置上愈合，必须予以固定。《医宗金鉴·正骨心法要旨》曰："爰因身体上下、正侧之象，制器以正之，用辅手法之所不逮，以冀分者复合，欹者复正，高者就其平，陷者升其位，则危症可转于安。"说明损伤经处理后，必须依形制器，辅以器械固定。刘老善用各种骨伤科器械，如牵引架、整复床、固定台等，对夹板的使用更是得心应手，经验颇丰。为提高夹板固定的疗效，刘老在祖传纸质夹板的基础上研制了可塑形的纸质支架夹板，不但具有一定的刚性、弹性、韧性及可塑性，还能超关节固定，便于临床使用。

（一）夹板固定的原理与优势

夹板固定是治疗骨伤疾病的重要手段，适用于骨折、脱位、急性筋伤等。骨折经手法复位后应固定在良好位置，为骨折愈合创造有利的条件；关节脱位经复位后，运用夹板固定有利于促进肌肉、韧带、关节囊等的修复，防止习惯性脱位的发生。可通过扎带或绷带约束夹板，并在压垫部位增强挤压作用，以达到固定骨折断端的目的。骨折复位后容易发生再移位，因骨骼在折断并移位时，骨骼折断的形状已有向移位方向移动的倾向，同时移位侧骨膜撕裂，移位路径上的软组织遭受损伤，以及伤侧远段肢体的重量和肌肉牵拉，形成了一系列导致复位后的骨骼存在着循原有移位路径再移位的倾向。夹板固定后，夹板本身的重量很轻，固定不包括关节，关节面以下远段肢体的重量被外物支持，因此伤侧远段肢体重量对骨折再移位的影响大为减少。肌肉牵拉是由肌肉收缩产生的，既能引起骨折再移位的不利一面，也可以是纵向挤压，促使断端紧密接触，有利于维持复位后的位置并促进愈合。夹板固定后，通过扎带、夹板、压垫的综合作用，既能控制造成骨折端成角、旋转、分离等再移位的活动，又能保留对向挤压等利于骨折愈合的活动。前者如在原成角侧及对侧的上下两点共三点运用加压垫以防止再成角移位，以及与原移位方向一致的活动等；后者如前臂骨折后，通过握拳、伸指等活动，使与骨干长轴一致的肌肉收缩和舒张，以对骨折端纵向施压，在肌肉收缩时，由于肌肉的体积膨大，对压垫、夹板有挤压作用，被扎带捆缚的夹板和压垫又反过来以同样大小的力作用于肢体，挤压局部，从而增加骨折端的稳定，甚至可矫正残余移位。

夹板固定能较好地维持理想的骨折对位，适应不同愈合阶段骨折端的应力状态，基本不干扰骨折处的血运，有利于骨折达到二期愈合。相关实验证明，通过夹板固定形成的骨痂比西医典型的内固定方法所形成的骨痂具有更高的机械强度。其次，小夹板可由彬树皮、竹板、木板、塑料板及刘氏骨伤疗法的特色纸板等制作，无论哪种材料价格都相对低廉且易于获得。此外，小夹板还具有使用灵活方便、操作简单易学、患者容易接受等优点。

（二）夹板固定的注意事项

夹板固定时应适当抬高患肢，以利于肢体肿胀的消退，同时密切观察患肢的血运情况。特别是在患肢固定后的三天内，注意观察肢端皮肤的颜色、温度、感觉、动脉搏动及被动活动等情况，如发现肢端肿胀、疼痛、冰凉、麻痹、脉搏减弱或消失等情况，应及时处理，切勿误认为是骨折疼痛，否则肢体有发生骨筋膜室综合征、缺血性肌挛缩等严重并发症。固定后需密切观察，及时调整扎带的松紧度，一般在固定后3～4天因复位的继发性损伤，导致部分浅静脉回流受阻，以及局部损伤性反应等因素影响，夹板内压力会有上升趋势，应将布带及时放松一些；之后，随着肿胀消退，夹板内压力日渐下降，扎带会变松，应每日扎紧一些，保持1厘米左右的正常移动度，一般两周后夹板内压力趋向平稳。定期做X线平片检查，了解骨折是否再移位，特别是在固定后二周内要勤复查，如再发生移位，应及时予以重新复位和固定。若在夹板内压垫处、夹板两端或骨突部出现固定的疼痛点时，应及时拆开夹板进行检查，以防止发生压迫性溃疡。

第六节　妙释动静结合

在骨科疾病的治疗中，整复、固定、功能锻炼是基本法则，"动静结合"这个理念，也被骨伤科医师公认并采用。"动静结合"是中国接骨术学派所推崇的骨折治疗理念，也是刘老治疗骨折疾病一直坚持的准绳。中医学早有关于"动静结合"的论述，如"以竹片裹之，勿另转动"，这是指静，即合理稳定的固定；"凡曲转入手腕、脚凹、手指之类要转动……恐伸不得"，此是指动，即固定后肢体的功能锻炼及一些骨折断端的微动。刘老认为，临床治疗中需将"动"与"静"这对矛盾有机地结合起来，如有失偏颇，可致一方太过或不及。"动过则损，静过则废"，这是刘老对"动静结合"的深入分析与理解。刘老特别重视骨折固定过程中出现"动""静"的太过与不及，认为治疗过程中的一些细节可引起动静的失调，从而影响疗效。

（1）动之太过，则静不及　①绑扎过松，或绑扎手法不熟练以致夹板固定过松，或未考虑到肿胀消退，长期未调整绷带松紧度均可能导致固定松动；②夹板固定范围过小，夹板过短或不稳定骨折夹板未超过至少一个关节；③调整夹板时未能保持骨折断端的稳定，解除夹板后反复探查骨折连接牢固度。这些因素均可能导致肢体相对活动较多，影响骨折愈合。

（2）动之不及，则静太过　①绷扎过紧，新鲜骨折肿胀未形成时即已固定，对肿胀发展的估计不足；②不适宜的压垫，压垫太厚、压力过大、压迫时间太长等；③长期不调整绷扎的松紧度，因满足对位、顾虑移位、贪图省力等，未能及时调整绷带、压垫及夹板的位置；④忽视必要的功能活动，未指导患者做固定范围以外其他关节的合理活动。这些因素均可能导致肢体活动相对较少，导致关节僵硬、粘连，不利于整个肢体的血液供应和静脉回流，延误肢体功能康复。

此外，刘老认为"动与静"的有机结合还需要良好的医患沟通，以争取患者的配合。临床中也存在不同类型的患者，如心思细腻、顾虑较多的患者，通常长期静止不动，要求保持骨折端固定的绝对牢靠，宁愿关节僵直也害怕骨折移位，对此类患者应消除其顾虑，树立正确的理念，鼓励患者进行邻近关节的功能锻炼；胆大粗鲁的患者，常擅自妄动，甚至自行解除夹板进行负重活动，对此类患者应讲明利弊，告知其牢靠固定的重要性，争取最好的治疗效果。

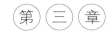

第（三）章

手法固定

骨伤科的手法治疗，是医者运用双手，通过各种手法，使患者伤损的筋骨、关节、气血等恢复正常，达到痊愈的一种治疗方法。药物虽然有壮筋续骨，祛瘀生新的作用，但无法使骨折离而复合，叠而就正，也无法使关节的脱臼复位。想要使骨折复合就正，关节脱臼复位，理顺扭转的肌腱，松解强硬的关节，必须依赖手法。局部的气血瘀滞，需要化解，达到通则不痛，手法也有较好的效果。因此，骨伤科的手法治疗是医治伤损肿痛的一个重要手段，而手法的运用是否正确，又是成败的关键。

骨伤科手法的应用，已有数千年的历史。从古至今，不断地巩固、发展和提高。由于时间久，地区广，目前见诸书籍的，流传在民间的，确乎名目繁多，有术式同而名称异，有名称同而术式异，而论其效用则相同，所谓各行其是，殊途同归。《医宗金鉴·正骨心法要旨》中介绍的正骨八法，有"摸、接、端、提、推、拿、按、摩"。其中，"摸"法是用于检查骨折、脱臼的诊断手法；"摸、接、端、提"，是针对骨折断端有移位或关节脱臼的复位手法；"推、拿、按、摩"是用于疏通气血，整复筋腱的手法。按摩和推拿在操作方法和主治功效方面是有区别的，《医宗金鉴·正骨心法要旨》论按时，言"按其经络，以通郁闭之气，摩其雍聚，以散瘀结之肿"，取行气活血之意；而"推拿是推之还原，拿之复位"，是通过对关节筋腔进行屈伸旋转，使其还原的手法。刘老认为，骨折、脱臼、筋腱扭转的整复手法是根据造成错位的机制，以相反的作用力或使之还原的动作，使之复位，即"顺伤姿牵引，扩大畸形，反向捺正"，并在传统"摸、接、端、提、推、拿、按、摩"正骨八法的基础上，创新性地提出了"三指按摩"手法，总结出整复全过程的"三个还原法则""三个基本手法"和"四个要点"，丰富了中医正骨手法理论。

第一节　正骨准备

在整复前要做好准备工作，以保证治疗工作从开始到结束能够一气呵成，避免在治疗过程中临时变动患者体位或者操作流程；所用器材需准备齐全，避免因整复时间过长，给患者带来痛苦，产生不信任感。

一、选择体位

根据治疗的需要，合理安排患者的体位，要求能够便于有效地牵引和随即顺利绑扎。如肱骨干骨折急性期，断端活动性大，要纠正其重叠、成角，可以赖患肢自身的下垂重力，保持轴线，医生只要稍加拔伸即可得到复位，故除了少数患者只能平卧外，一般取端坐位；又如下肢骨折，首先将患肢抬高架空两端垫实，以便于操作，经手法整复对位成功后，保持原位，便于随即进行绑扎，可以减少再移动。

二、准备器材

根据骨折类型和患者体型制备合适的夹板，并选择宽窄适度的绷带3～6卷，准备好压垫、胶布、剪刀、钢丝钳（修改塑形纸质支架夹板用）等。

三、挑选助手

（一）临时助手

整复时需要1～2名助手，如果身旁无熟练的助手时，要在患者的陪同人员中，挑选体力较强，比较灵巧者做助手，并向他讲明操作方法，以及整个操作过程中需要听令合作的要点。整复需要一定的时间和一定的臂力，当医生用力牵引时，助手也要相应地用力，要求达到又不超过医生的牵引力度，医生用力转向时，助手亦得相应转变。例如儿童肱骨髁上骨折，伸肘位拔伸时，是双方对抗拉紧，转为屈肘位时，助手的握力放松，并随之由拔伸改为顶住。

（二）机械助手

整复手法中的拔伸法运用最多，使用的力较大而且多变，熟练的助手能配合默契，而临时助手的用力，难免忽大忽小，忽早忽迟，这样不但会增加患者痛苦，更影响整复的效果。刘老在骨折脱位的手法整复过程中，尤其注重近端的持续固定。为此，刘老及其传人设计了骨折脱位整复床，经过不断地完善和改进，使其固定牢固，可以得心应手，更好地发挥拔伸的效果。

整复床的头端两侧（相当于腋窝位置）设计两个固定孔，床中央（相当于胯下）设计一个固定孔，固定孔为六角形，主要是用于放置固定立柱。立柱是由直径2cm，长50cm的铁柱制成，上端20cm处弯成90°直角，下端10cm处加工成六角形，露出床面的铁柄用泡沫塑料包裹，固定孔下方设计有旋钮可旋紧固定立柱（图3-1）。设计成一个灵活的万向可调立柱，也是可以装卸的，包括水平的不同方向，以及高低均可调，根据患者伤肢的具体情况做相应调整，达到最佳位置。操作过程中，原则上是以支架来配合支撑伤肢，以减少患者在移动患肢时因骨折带来的损伤，减少患者的痛苦和再损伤，体现人性化的服务。

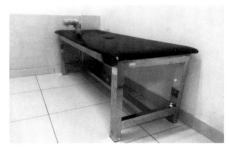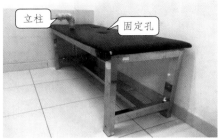

图 3-1　骨折脱位整复床

　　骨折脱位整复床主要用于对四肢的骨折和脱位进行手法整复。如对于肩关节脱位、肱骨近端骨折、肱骨中段骨折及肱骨远段骨折等，患者仰卧位，将固定立柱置于腋下（相当于一助手），另外一助手握住患肢前臂，进行纵向拔伸，使伤处分离，配合术者做手法整复。

　　对于肘关节脱位、前臂骨折、腕部骨折、脱位等，患者仰卧位，将固定立柱置于肘内（相当于一助手），取屈肘位，另外一助手握住患肢腕部或大小鱼际，做纵向拔伸，使伤处分离，配合术者做手法整复。

　　复位下肢骨折脱位时，将固定立柱固定于中央固定孔中，胯下应叠好棉垫，注意保护好生殖器免受压迫后再做牵引。

第二节　正骨原则

　　骨折治疗的总原则是整复、固定、锻炼。因骨折类型有所不同，具体处理时还得随机应变，如骨折若有弯曲、成角、移位、重叠、背向反转等情况时，必须进行手法整复以纠正这些畸形，可采用外科开放手术、闭合手法复位等方法，本节只谈闭合手法复位。

一、正骨时机把握

　　骨折后要争取早期整复，愈早愈好。因为骨折后短时间内出血量相对较少，肿胀不显著，周围肌肉比较松弛，骨折断端对其周围软组织的再损伤也少，选择在这一时期进行整复，既能减少痛苦，又能提高复位

　　　　　　　　　　　　　　　刘氏骨伤精要

的成功率。对于关节部位高度肿胀者，要待肿胀稍退，或抽出血肿后进行。

二、远端凑近原则

骨折复位中必须掌握"充分固定近端，远端凑近端"的原则。通过充分的拔伸使重叠的断端分开，当两个断面达到同一水平位或少许过牵时，往往赖肌肉自身的力量就能复位。如果两断面不平整，或受到骨峰或筋膜的阻力，必须加以挤捺才能复位；有时拔伸挤捺仍无效，就需先使断端屈曲成角，再行反折、挤捺而复位，做这些动作都须保持一定的拔伸力，所以实际上三个手法常是结合运用，并且与近端固定的充分、用力的大小、方向的把握、拔伸时间的长短等密切相关，所谓心领神会，随机应变，妙在其中。

三、熟悉解剖结构

骨折复位过程中，医者应当非常熟悉骨折周围的解剖知识，掌握骨折移位的特点及原因，结合解剖学特点进行复位会达到事半功倍的效果。如有的部位因骨干骨折而失去其支架作用，当肌肉因为疼痛刺激而产生剧烈的收缩，会造成移位、缩短、重叠、成角、旋转等变化。这时，如果单纯用力拔伸，往往越用力，越成角，移位更大。所以在整复手法中，要求先使肌肉放松，这就得先做患者的思想工作，使其转移注意力，放松自己。医生握持患肢的力度和方向要恰当，而后进行整复。例如伸直位使得股四头肌放松时，才能用挤捺的方法使股骨的分离得到吻合；屈髋屈膝45°时，大腿前后的肌群处于比较放松的状态，是处理股骨干骨折的最佳体位。对于一个短斜形肱骨中段骨折的患者，取端坐位，令患肢下垂，医者一面按摩，一面做轻微缓慢的拔伸，以使畸形消失，断端平正。

整复时用力的方向准，主要在于避开阻力，在骨折伴脱臼的整复步骤上，需视两者的发病机制而定。例如肩关节脱位伴大结节撕脱骨折，只要脱臼复位，撕脱骨片的移位也就解决了；又如桡骨远端骨折伴尺桡关节脱位，这是由于桡骨断端的嵌插、缩短，以致尺桡关节位置的失常，故只要将桡骨的嵌插拉出，对位正确，桡尺关节的位置也就正常了。至于桡尺骨间膜的破坏，以致影响对位时，有待在固定方法上加以解决。

四、复位方式选择

不同类型的骨折应采用不同的复位方式。从整复的效果来说，可分为一次整复、逐渐纠正、不需整复三种情况。

（一）一次整复

有些骨折，断面如齿形，不易对位，但复位后也不易再移位，应该争取一次成功。如肱骨髁上骨折，桡骨远端骨折等。

（二）逐渐纠正

骨折虽经手法复位，但由于骨折时周围肌肉遭受破坏，失去了原来的支撑能力，或断折部位恰巧是肌肉附着处，受到肌肉强力收缩的影响，使得断端很不稳定，容易发生再移位。若出现以下情况，必须逐渐纠正：一是局部肿胀显著，一次复位困难，或肿胀消退，绷带松弛，容易再移位；二是断端的活动性大，断面光滑，在整复后的绑扎和固定中又能移位；三是骨干骨折的短缩需持续牵引，才能解决长度问题，同时断端仍会向前后或左右移位，故这类骨折应该在复诊时重新纠正，并视其凹凸情况，调整压垫，改善对位，复诊时间不能相隔太长。

（三）不需整复

有些骨折，断端相互嵌入而又稳定，虽有错位，用闭合手法也不易拔出，但即使骨折畸形愈合后，功能仍较好者，不需整复。例如肱骨外科颈嵌入性骨折、肋骨骨折等。

五、骨折对位标准

就患者的要求和医生的预期而言，有移位的骨折，都希望达到百分之百的正确对位。但事实上由于多种原因，除了手法不能尽善外，还受到骨性或软组织的嵌卡、筋肉的牵拉，导致复位不能尽如人意。如果强求解剖对位，超越客观条件进行反复强劲地扭挤，往往复位未成，反而造成新的、更严重的损伤，甚至产生不良后果。所以，需事先进行估计，若通过慎重细致的努力，对位不准者，应以功能恢复的好坏，考虑是否进行手术。手术复位，基本上可以达到解剖对位，所以会比闭合手法复位的对位效果好。但对位效果与功能好坏不是绝对一致的，有些骨折手术后的对位虽好，但功能并不理想者常有之；而闭合手法复位，虽对位稍差，功能却常常能恢复到正常，当然稍差的也有。手法复位虽然会出现某些偏差，但可以在新骨的形成过程中，借助生物力学的作用，即成骨细胞按应力的需要，在塑造新的骨结构过程中，自然达到适应承重的需要；再加上，治疗过程中适当地功能锻炼，以及日后在日常使用中，由于关节肌肉的代偿和适应，能使患肢的功能获得进一步的改善。例如新生儿的产伤骨折，对位虽差，但只要轴线正确，固定确当，赖其自身的塑造功能，会很快修复，一般没有后遗症；部分粉碎性骨折，骨折块靠拢在一起，排列比较整齐，一般不影响关节活动；碎骨片与整体骨分开或游离在肌肉间，而不妨碍关节活动，当时又不适宜手术者，可任其存在，待患肢的功能恢复后予以手术取出；骨折线通过关节面或碎骨片靠近关节面，但较平整，对关节活动无明显影响。以上这几种情况，均可在非手术治疗后的早期，通过适当的活动得到较好的功能愈合。当手法不能达到解剖对位的骨折而要求得到最佳的功能对位时，要掌握以下几点：一是骨干骨折的轴线要通过手法和衬垫等方法达到正直；二是骨折断面的对位要在 1/2 以上；三是关节部位的固定取半屈伸位（功能位）。而对于以下情况建议手术治疗：一是骨折移位无法固定而影响关节功能；二是开放性骨折污染较严重者；三是骨折的延迟愈合和不愈合。

所以面对复杂的骨折情况，应该客观地从不同部位、不同类型、不同年龄和患者的不同要求，加以具体考虑。

六、脱臼复位方法

关节脱臼是指组成关节的骨端因受外力的牵扯、冲击、扭转，导致其正常连接受到损害，而离开原有的解剖位置，滑出的骨端，由于受到骨骼肌肉的阻碍，或因关节周围软组织的嵌套，不能回到原来的位置，从而引起疼痛和功能障碍。因此，需要及早复位。脱臼整复前，首先要了解受伤时的姿势、脱出的方向等，然后取减少或避免筋骨阻力的方向，消除肌肉的牵拉，也就是与受伤机制的相反方向，或称"还原途径"，稳妥地采用拔伸、挤捺或旋屈等手法。一旦阻力解脱，远侧的骨端常会随着肌肉的还原本能，自动复位。为了减少肌肉紧张的影响，需要争取患者的合作，所以应先向患者说明情况，使其放轻松，有充分的思想准备，能够默契配合。然后，先在局部进行按摩，再掌握好"着手轻、固定稳、牵引长"的原则，就能顺利复位。但也有个别的新鲜脱臼，手法复位失败，原因大多是，关节头被韧带或关节囊套住，或卷入关节臼内。陈旧性脱臼的复位比较困难，主要是由于关节周围软组织的挛缩和粘连，或血肿的机化，充满臼内，以致不得入臼。因此，脱臼的时间不宜长久，体质较好的情况下，用揉、摩、屈、伸等手法，对关节周围的粘连进行松解，仍有复位成功的可能。

第三节　筋伤治则

人体周围的组织，主要包括皮肤、肌肉、肌腱、韧带、软骨、血管、神经等统称软组织。这些组织因受外来暴力的挤压、撞击、扭挫，使局部的部分组织撕裂或出血；以及体弱、劳损、退变等因素，或受风寒湿的侵袭而产生的各种症状，统称软组织损伤，属于中医学筋伤的范畴。《黄帝内经》曰"大筋软短，连于骨内，小筋舒长，络于骨外，随神而运"肝主筋，其华在爪，肝气衰，筋失濡养，屈伸不利""五谷之精膏沾于诸骨节中，其汁淖泽，称之为液，液者所以灌筋濡空窍者也。液脱则筋无以濡养，屈伸不利，怒而过用气或迫筋，筋络内伤，机关松缓，形容痿疲，苦不维持"。以上这些论述，与西医学中肌肉、韧带、关节、滑液等的功能基本相同。

一、症状及体征

软组织损伤后，在局部会出现一些病理变化，有的会影响脏腑功能，出现一些全身反应，比较常见的有以下几种。

1. 肿胀

肿胀的原因在于，受伤的局部，因血管破裂，形成血肿，或局部组织液的渗透，积聚于组织间，或两者相继发生，以致肿胀。

2. 疼痛

疼痛的原因在于，局部的感觉神经本身损伤，出现麻木感或电灼样痛，或受周围的肿胀和骨折端的压迫，或后期的瘢痕，或受寒冷刺激产生的痉挛，以致血运不畅，不通则痛。

3. 麻木

麻木的原因在于，受伤的组织、血肿、骨端压迫神经的时间过长，绑扎过紧过久，或神经纤维的撕裂或横断，发生感觉上的或运动上的，或两者共有的迟钝或麻痹。

4. 功能障碍

功能障碍的原因：一是怕痛怕动，或因痛引起的护痛性反射功能亢进；二是肌肉筋腱的撕裂或扭伤后的功能减退；三是损伤后期的瘢痕挛缩或粘连。

5. 肌肉萎缩

肌肉萎缩的原因在于，软组织损伤后，因疼痛或功能障碍，导致运动减少或长期不用，局部的血运减弱，营养降低，以致肌肉的容积缩小，软弱无力，称废用性萎缩。

6. 挛缩和粘连

挛缩和粘连的原因在于，软组织损伤后，血肿和渗出液没有很好地吸收，逐步沉淀并发生纤维性变，或关节部位长期少动，形成局部的瘢痕挛缩或粘连，或因血循环障碍，致血不养筋，出现缺血性挛缩。

7. 失眠

失眠是因意外受伤、精神恍惚、心神不宁或剧烈疼痛、牵挂家务等，以致夜不能眠。

二、分期治疗

软组织损伤较轻，或忍受性较强的患者，可以照常工作，重则必须休息。因为损伤的修复有一个过程，需要时间。不过处理得恰当，可以减少痛苦，缩短疗程，避免或减少后遗症。治疗方法一般采用分期而治。由于各人的体质不同，受伤的性质不同，出现的症状亦是多种多样的，很难绝对划分，但大体上可以分为三期：

1. 急性期

急性期即受伤后1周内，局部灼热肿胀，局部可用消肿止痛油膏，不做热敷，并估计胀势，在四肢进行适度的绑扎，有助于限制肿胀的发展，又能促进肿胀的消退。对于韧带、软骨的严重撕裂伤，需进行夹板固定，内服理伤丸。

2. 中期

中期即好转期，一般为伤后2～3周，出血止，灼热感消失，肿胀趋向减退，皮肤松软，肤色由青紫转为淡黄。治疗方面，手法按摩和药物可选其一或兼而用之，药物外用消肿膏贴痛处，和伤散局部热敷，内服理伤丸。

3. 后期（慢性期）

后期（慢性期）为受伤4周后，由于治疗或护理不恰当，或损伤本身比较复杂，特别是在关节部位，在修复期复受风寒，以致疼痛麻木感持续不退，功能仍有一定程度的障碍，包括无明显的外伤史，只因长期劳累形成的劳损，一时不能取得疗效者统称慢性劳损。治疗包括：加重按摩手法；加强功能锻炼；关节深部进行针刺；继续贴膏、热敷、内服舒筋丸，并予以补益肝肾，调理脾胃，祛风化湿药调治，如果以上方法长期使用无效就成为外伤后遗症。

第四节　三指按摩

按摩是术者以各种手法和特定的肢体活动作用于人体，来治疗疾病的一种方法。按摩通过直接给损伤组织以适当的刺激，产生不同程度的反应，促使损伤组织康复。按摩可以理气活血，疏通局部经络，活跃新陈代谢，促进瘀血水肿的吸收，改善血运，从而增加局部组织的营养，起到增强肌力，消除疲劳，松解粘连，活络关节的作用。按摩的手法很多，现就刘老创新的三指按摩法概述如下。

三指按摩法，是指将通过练功得到的功力，经食指、中指和无名指三个手指发出，运用自如，稳健均称，柔中有刚，强劲持久，能恰到好处地作用于患处，使浅表的皮肤不受损伤，而患处的血运得到改善，从而达到治愈伤损，消除疼痛目的的一种按摩手法。

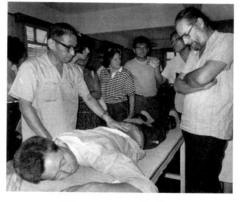

图 3-2　三指按摩法

三指按摩法运用的是食指、中指、无名指 3 个手指的指腹（也可根据患处的大小改用二指或一指），在患处进行操作（图 3-2）。运用此法有三个优点：一是使用灵便，运用手指可以进行上下左右的按摩，随时改变按摩方向，也可直达深凹间隙的病痛所在；二是力量集中，从手臂手腕发出的功力，通过指端的传达，可使力量集中；三是手感确切，手指端的感觉神经敏感度高，对患处局部的筋、骨、软、硬、凹、凸、钝、锐、冷、热等现象和本质能够一"摸"了然。

一、基本手法

三指按摩手法基本可分按擦法、揉摩法和点压法三种。

（一）按擦法

本法在按摩过程中，多是配合其他手法，在开始和结束时采用。施行时要注意，开始时轻，中间重，结束时轻，使患者始终有舒适感。

1.操作方法

操作时，在患处及其邻近周围按摩，手的用力既要扣紧，又不滞涩，既要顺势，又不虚浮，遇凹凸不平处，要像滑雪那样，随着高低起伏，顺势而过。

2.操作速度和时间

每分钟 30 ～ 40 次，每一患处 1 ～ 3 分钟。

3.操作方向

直线来回，用于高度肿胀部位；旋转，用于胸腹部。

（二）揉摩法

揉摩法以手指的指腹着力于痛点，做顶压旋转样揉摩，每点约 1/4 转，然后沿着皮肤，在不使皮肤擦伤的条件下，压力似断似续而有连续性的，转移一个指面继续揉摩。这一方法的功力，轻则作用于浅表，能起到疏导理顺作用；重则可达到深部，犹如推土挖沟，能起到清除积疲的作用，故对深浅的损伤均可使用。对肌腱或肌肉丰厚结实的部位，或有粘连的部位，以及陈旧性的伤痛，此法能使局部高度充血，甚至轻微损坏，再待逐步吸收和重新修复。对于关节部位的凹陷处，要注意防止指甲挤伤皮肤，可用棉球或指甲的背面着力。

1.操作方向

从一点的旋转，再旋转延伸成一线。

2.操作速度和时间

每一点 6 ～ 15 转，5 ～ 10 秒钟，每一患处 3 ～ 8 分钟。

（三）点压法

选定患处的中心点，或穴位，用 1 ～ 2 个手指的指头点压。用力由轻到重，直至患者的最大忍受度，紧压不放。同时命患者做 2 ～ 3 个深呼吸，然后缓慢地减轻压力，隔 1 ～ 2 个呼吸后，在原处重复点压。如此反复进行 2 ～ 4 次，再在原处轻轻揉摩和按擦。

二、适应证

按摩对于治疗骨折、脱臼、软组织急性外伤、慢性伤痛等有良好疗效。

1.骨折

不论何种类型的骨折，都伴有不同程度的软组织损伤，局部气血瘀滞。

2.整复前

进行适当按摩能减少疼痛，缓解肌肉紧张，有利于整复。

3.固定期间

由于固定后患肢长期不动，会影响血液、淋巴液等的运行，降低局部的新陈代谢及活动能力，常能见到局部及其周围和两端，或关节间出现肿胀、板滞、压疮、硬块、酸痛、麻、粘连等情况。通过按摩，能使局部组织的修复功能恢复，使相关症状大大改善或消除。在固定期间，可利用调整夹板绷带的时候，在助手的协助下保持断端稳定的条件下进行按摩，从而改善血液、淋巴液的运行。这样做，既不会影响断端的连接，也不会造成再移位，是一种静中有动、动静结合的手法。

4.固定解除后

局部及其邻近关节，往往仍有酸胀、板滞、粘连、强直等情况。这时更需要继续进行按摩，以促进功能的完全恢复。

5. 脱臼

关节脱臼后，局部的肌肉紧张，可以用按擦法缓解。复位成功后，由于关节脱位时周围的韧带、肌腱、关节囊等均遭受到不同程度的损伤，会出现关节酸痛强直，就更需要使用按摩，以改善和消除这些症状。

6. 软组织急性外伤

人体的任何部位，当受到直接或间接的暴力，均可引起浅表或深部的软组织损伤，只要皮肤无破损，均可施以按摩疗法。

7. 慢性伤痛

由于长期过度紧张地工作，或者受到不明显的撞击、扭转，或者劳累后复感风寒，以致局部或关节间出现酸痛、功能障碍或有明显压痛点者，用按摩的生热作用，达到热至则寒消痛止之效。

三、按摩要领

三指按摩法发挥更好的疗效必须认真掌握以下要领，它是手法成败的关键。

1. 用力轻重

按摩用力的轻重，是根据患者的感受、耐受性的大小、病情的轻重、时间的长短、伤痛部位、体质强弱等情况而确定的。一般外伤急性期，即受伤后 1～5 天内，局部有肿胀者，只可用较短时间的轻按摩；伤后 5～15 天，肿胀消退，可增加按摩的时间和力度，进行轻到中等强度的按摩；伤后 15 天以上，局部板硬、呆滞、关节强硬者，可用中等到较重强度的按摩。对慢性、顽固性、深在性的宿伤，可再加重手法，使局部高度充血，并激发人体自身的修补功能，达到组织的重新修复。这一手法在操作后往往会出现轻度肿痛，故采用此法时，首先要了解患者的全身健康情况，同时征得患者的同意，说明可能发生的局部反应。手法操作后最好适当休息，第一次运用此法后，隔 2～3 天待肿痛缓解，再酌情继续间隔做 1～2 次。一般第二次只有轻微反应甚至无反应。

2. 测定痛点

按摩有"循经取穴"者，有"以痛为俞"者。刘老常用"以痛为俞"，即以痛定穴，称阿是穴或天应穴，也叫压痛点。通过手指在某一局部施加压力，能引起疼痛的地方，称压痛点。一切外伤所引起的疼痛，一般是气血不通的表现，所以按摩必须针对真实痛点着手，进行有的放矢，以达到通则不痛之效。有意识地在主诉痛区的上下左右进行时轻时重扣压，视其反应，将痛点牢记心中或以笔做记号，并进行记录"＋"为阳性痛点，"－"为阴性痛点，然后反复在阳性和阴性区扣压，进行前后对照，看是否符合，以判断真假痛点。

3. 更换体位

有些伤痛在深部，在关节间，或被紧张的肌肉所遮盖，故必须在特定的体位才能表现出来。因此，需要通过几次不同体位的变换，才能查知。比如膝关节伸直位，股四头肌放松，这是最佳状态，能摸知股骨深部的痛感；又如肩关节痛，将上臂外展90°时，令患臂不用力，三角肌松弛，此时才能扪及肩峰下的压痛。

4. 局部症状

局部的肿胀、板滞、隆起，除与健侧进行对比外，还要弄清硬度、压痛等要点，有些扩散性肿胀或广泛性皮下青紫，不一定就是伤痛点。有些患者怕痛、怕痒，对通常不足以引起疼痛的压力，也会过敏反应地诉说疼痛，对正常组织的压痛与伤损性压痛不能区别，这时必须与健侧的压痛感进行对比，以做鉴别。如扣压时，通过局部反应及面部表情压判断是否为痛点，常能在局部见到突发性肌肉紧张，不由自主地抽搐、躲闪；患者的面部表情上可以看到，似吃酸梅样的嘴斜、眼闭、张口、呼气、双眉紧锁等表现。这些现象随着摸测时用力的轻重不同，局部的反应亦会有变化。

5. 功能试验

通过嘱患者做起立、转身、蹲下、行走、提握重物、关节屈伸等动作时，找出痛点。

6.医患姿势

手术床的高低要适中，必须使患者的全身和局部都处在平稳舒适的位置，特别是对驼背患者的头颈或腰部要用小棉枕垫实，如此才能使患者肌肉放松，接受持久的手法。术者的坐、立位置更要注意姿势，要坐如钟，立如松，便于操作，便于发功，以利于达到按摩的目的。兹详述如下。

（1）头颈部　取坐位，分两种姿势进行。一是挺胸，头颈直立，端坐，两手扶桌或按膝部；二是两手交叉按桌，弯腰含胸，头额俯靠前臂。术者立于患者身后一侧，按摩过程中，分阶段改变头颈位置，即向左右旋转，左右倾斜，前俯后仰，在此变换体位按摩时能找到比较更明显的几个痛点，再反复按摩。

（2）胸部　分两种体位，一是仰卧式，取仰卧位，术者立于患侧床边，患者手臂分两种式位：第一种，两臂平伸靠在股部；第二种，患侧手臂高举，靠在耳部屈肘靠头顶。二是胸部椅式，取端坐位，背部靠在木椅上，也可取两种式位进行：第一种，患侧手臂外展90°，放在台上。第二种，患侧一臂高举屈肘，将手掌按放在头顶上。

（3）腹部　排空膀胱，取仰卧位，两腿微屈，两手平伸。术者立于床边，用手指或手掌进行圈形按擦，运用按擦法之旋转法。

（4）背腰部　背部按摩取俯卧或挺胸端坐位，首先要使背腰肌肉放松，其次按要求改变手臂的各种姿势，使肩胛骨位置变换，以暴露背肌的不同部位。腰部按摩取俯卧位，两臂平放于两侧，掌心向上，头偏向一侧，或两臂外展屈肘平放，驼背、瘦弱或腰痛不能俯卧者，取侧卧位，在胸部或小腹部垫小棉枕，术者站立或坐在患侧。

（5）上肢　肩部按摩，取端坐位，患臂分别按外展、后伸、前屈、下垂四个方向进行。外展时，患者坐在矮凳子上，将患臂外展，平靠台上，腋下用小棉枕垫实。后伸时，患臂后伸，将手背靠在臀部，然后将肘屈曲。前屈时，患臂经胸，将手掌按搭在健侧肩部。下垂时，患臂下垂，微屈肘，手掌按在大腿上。肘部按摩，取端坐位。患肢微屈放在台

刘氏骨伤精要

上，垫以棉枕，或放在医者腿上，在按摩过程中，可将前臂伸直做内旋或外旋的动作。腕部按摩，取端坐位，患腕放在台上，腕部垫小棉枕，术者将腿架起，踏在患者所坐凳档上，将患手和术者的手对掌握持；按摩过程中，将腕关节进行伸直、掌屈、背伸、桡侧屈及尺侧屈几个方向的活动。

（6）下肢　髋部按摩，根据痛点部位，分3种式位：①痛在外侧，取侧卧位，膝微屈，两膝间垫棉枕；②痛在髋前，取仰卧位，膝后垫棉枕；③痛在髋后方，取俯卧或侧卧位，足踝部垫棉枕。膝部按摩：①痛在膝前，取仰卧位，腿直伸或半屈，微屈时膝后垫棉枕；②痛在膝后，取俯卧或侧卧位，髌骨部或内踝部垫棉枕，膝微屈。踝部按摩，坐卧均可，卧式以一手握住踝部，可使踝内、外翻；坐式可使脚底、脚跟踏平。

四、注意事项

做好术区清洁工作，可用松节油或酒精清除油垢。术区湿润者，撒滑石粉，可使爽滑。根据伤痛的部位，按上述体位，指导患者端坐或卧倒，术区放稳垫实，使患者感到舒适，情绪稳定，肌肉放松。术区以外的部位应尽可能遮盖，避免着凉。术者神态从容，思想集中，坐立位置适当，使患者感到有一种成竹在胸的医者风度。

在手法进行过程中，随时观察患者的面部表情与局部反应，经常询问患者的感受。如发现患者面色苍白、出汗、胸闷、心烦、头眩等症状，应停止按摩，并使患者平卧。患者闭目不语者，往往是因为剧痛或情绪紧张出现的一过性昏厥，可点压合谷穴以开窍，经开窍都能迅速苏醒。

以下几种情况，不宜进行按摩：一是局部创伤未愈合或初期愈合，疤痕柔嫩者；二是皮肤上有水泡者；三是局部有湿疹者；四是经敷药后或贴膏处的皮肤过分湿润、发白，虽上滑石粉仍有擦伤可能者。

第五节　夹板固定

骨折经过整复后，必须保持断端的稳定，以防止再移位并为新骨的生长提供良好的条件，这就有赖于固定。如果这一点做不好，将会影响整复手法的效果，延迟骨折愈合的时间，或造成畸形愈合或不连接。所以，骨折固定是被骨伤科医生所公认的一个必要措施。固定的方法包括内固定与外固定，本节主要讨论外固定的方法，一般包括石膏和小夹板固定。石膏固定相对牢靠，但有质量重、透气性差、不易调节、伤处不易观察等缺点；而小夹板固定因其"轻、便、易、廉"的特点，越来越被广大患者所接受和认可。但由于历史条件、使用习惯、就地取材等原因，目前各处中医院使用的夹板材料不一，一般小夹板采用木板、树皮等材料制作而成，不足之处是不能超关节固定，同时由于木板是扁平的，不能做到与患肢生理弧度的紧密贴合，接触面小，固定作用的力点往往不是确切和适合的。因此，外固定夹板的材料制作、使用范围、固定方法、固定时间，以及压垫、绑扎的技巧，在固定期的定期调整等，这些内容都至关重要，同时还要在舒适、美观等方面给予一定的重视，使患者更易接受。

一、夹板的改进

"刘氏骨伤疗法"特色小夹板在经过几代人的设计改良后，在骨折外固定的治疗中发挥了越来越重要的角色。

（一）纸质铅丝支架夹板

纸质铅丝支架夹板的原型要追溯到"刘氏骨伤疗法"的创始人——刘济川，他自创"活血消肿方""消肿膏""和伤散"等内服、外用系列药物，善用三指按摩及特色正骨手法，并使用马粪纸夹板固定骨折。刘济川先生的次子刘秉夫，自幼耳濡目染父亲接骨治伤之经验，相继研读了《医宗金鉴·正骨心法要旨》《正体类要》等中医骨伤科经典著作，及《伤科集锦》《丸散膏丹》《正骨心法》等家传骨伤科验籍，后随父亲行医接诊，深谙骨伤之道。在长期的临床实践中，刘秉夫先生悉心观察，善于总结，他认识到马粪纸夹板虽然具有轻便、廉价、易用等优势，但可塑性仍有所欠缺，限制了临床应用范围。二十世纪60年代，刘秉夫先生在总结前人经验的基础上，在以马粪纸为材料制作的"纸质夹板"基础上，对马粪纸夹板进行改良，创新性地在两层纸板中央黏合铅丝，外周以订书钉加固，并塑形成类似木桶壁内凹的弧形直夹板，其在保留马粪纸夹板强度的基础上又具有良好的弹性、韧性及可塑性，能依据肢体外形及骨折固定的需要随意塑形，称为"纸质铅丝支架夹板"，即现今使用的塑形纸质支架夹板之雏形。既保留夹板的原来特色，又增强了可塑性与强度，大大提升了固定效果。其不但对于固定四肢长骨干骨折的疗效优良，对于关节周围的固定尤有特色，采用超关节固定技术，能有效固定肩、肘、腕等关节部位的骨折。采用纸质铅丝支架夹板，能较好解决普通木质夹板对于关节周围骨折不易固定牢靠、固定角度不易调节等问题，大大提高了夹板固定在临床的应用范围。

（二）塑形纸质支架夹板

二十世纪60年代末至70年代中期，在刘秉夫先生的带领与指导下，"刘氏骨伤疗法"的第三代传人周时良、邹文浩等人多次对纸质铅丝支架夹板进行改良。他们根据肢体不同部位的特点，相继设计制作出了不同型号的纸质支架夹板，如根据上下肢体外形及肌肉力量的差异，使用不同比例的马粪纸与铅丝结合，上肢由8号铅丝和两层马粪纸黏合，下肢由10号铅丝和4层马粪纸黏合；根据关节外形及固定位置的不同，设计制作了肩、肘、踝等超关节异形夹板，以供需要超关节固定的关节囊内及关节周围骨折使用；针对马粪纸直接接触皮肤，存在佩戴不舒适，甚至出现压疮的问题，在夹板外层包裹丝绵纸，因丝绵纸表面光滑、质地细腻，不但能减少软组织卡压，而且外观更美观，对透视、平片等的影响也很小。其后，"刘氏骨伤疗法"的第四代传人，王建伟、徐兵等人以纸质铅丝支架夹板为蓝本，继续对夹板进行改良衍生，相继设计制作了"抗旋转丁字夹板""弹力加压夹板""弹力牵引架"等，进一步丰富了纸质铅丝支架夹板的治疗作用，扩大了纸质铅丝支架夹板的临床使用范围，并获得了良好的临床疗效。根据改良后良好的可塑性，"纸质铅丝支架夹板"改称为"塑形纸质支架夹板"（图3-3、图3-4）。

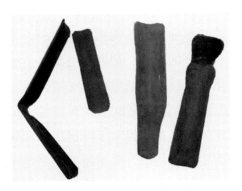 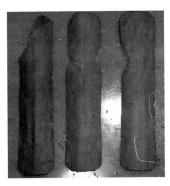

图3-3　上肢用塑形纸质支架夹板　　图3-4　桡骨远端塑形纸质支架夹板

（三）解剖型塑形纸质支架夹板

临床上，部分医生对夹板的选用不当，以及再塑形后夹板的强度、抗弯性等生物力学指标受到了削弱，影响了夹板固定的强度和效果，且塑形不好的夹板，治疗过程中易出现对骨突部位的卡压，轻者会导致患者局部的疼痛不适，严重者会出现压疮，而需要更换夹板或进行再次包扎，使得部分患者出现了骨折的二次移位。因此，"刘氏骨伤疗法"的第四代传人王建伟教授从解剖钢板理念中得到启发，创新性地提出了"解剖型塑形纸质支架夹板"设计的理念，通过使用石膏取模，测量肢体表面解剖特征，制作一种与肢体及固定位置外形相匹配的支架夹板（图3-5），它具有符合局部解剖、无需过多塑形、临床使用方便、并发症少等特点，能更好地维持骨折的稳定性，使小夹板固定的流程更加规范，易于重复，充分发挥了"塑形纸质支架夹板"的优点，提高了手法治疗骨伤疾病的疗效。

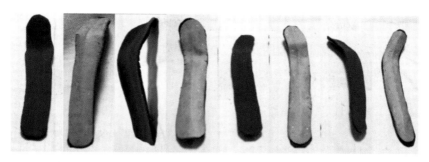

图 3-5　解剖型塑形纸质支架夹板

（四）个体化塑形纸质支架夹板

随着骨科数字化及 3D 打印技术的飞速发展，个体化固定器具的打印已成为可能，但因费用较高、制作时间较长、不能即时进行固定等缺点，临床使用仍然受到很大限制。我们将进一步设计个体化夹板，旨在使夹板与个体外形更匹配、更贴合，以达到力学强度更大、固定效果更佳、并发症更少的目的。未来，个体化塑形纸质支架夹板的制作，只需将患者 CT 资料输入数据库，电脑将会根据 CT 图像资料自动匹配符合患者的数据，制作出最适合的夹板供其使用，从而达到个体化治疗的目的。

二、塑形纸质支架夹板的特色与优势

塑形纸质支架夹板由刘秉夫先生在"动静结合"理念的指导下，经历数十载探索改良设计而成，在苏南地区应用较为广泛，疗效肯定。塑形纸质支架夹板在多年的临床实践中，体现出了以下优势。

（一）超关节固定

普通的木质小夹板固定关节周围骨折较为困难，疗效也有限。大多因为关节周围外形轮廓不规则，夹板固定后易松动、滑落引起骨折的二次移位，而超关节塑形夹板能依据肢体外形横跨关节固定，贴合良好。

（二）可塑性好

通过塑形能将夹板的内侧面与患肢的粗细、体表的外形弧度，紧密贴合，从而使夹板固定的压力匀称地控制其对位，并可以塑形的方式替代压垫，起到局部加压作用。

（三）透气性好

通过多年的临床实践证明，即使在炎热的夏天夹板内也较少出现汗渍。

（四）便于调整

塑形纸质支架夹板能随着肢体外形的肿胀—消退—萎缩的变化，以及根据新骨的形成，骨折端由活动到稳定的变化，随时将夹板稍浸水待软，就可以相应地做改短、改狭、改曲、改直等的调整，使夹板与肢体始终保持贴合，起到骨折外固定的支架作用。由于能够随时调整，有利于血运的改善，循序渐进，可以减少或避免急性期的高度肿胀，以及日久造成的关节活动受限，肌肉僵硬，从而加快功能的恢复，不会出现如管型石膏长期固定后，突然拆除而出现的水肿表现。

（五）制作简单

塑形纸质支架夹板的操作易于掌握，费用较石膏少，质量比石膏轻，患者多反映固定后感到轻便、舒适。当然，要使塑形纸质支架夹板发挥良好的作用，与绑扎的方法、松紧，夹板安放的部位，压垫的大小、厚薄，以及骨折时间的长短等都有关系。操作过程中，一定要掌握恰当，并向患者及其家属说明，以取得配合，及时调整，才能取得预期的效果。

三、塑形纸质支架夹板的制作与临床使用方法

"刘氏骨伤疗法"所采用的塑形纸质支架夹板固定，已有数十年的

历史，其间经过了多次的改革，现在采用纸夹板中间加用铅丝（铅丝纸夹板）。

（一）塑形纸质支架夹板的制法

1. 材料

纸板材料采用黄纸板（俗称马粪纸）。铅丝的粗细，根数的多少，视固定需要的硬度来决定。一般用 1 ～ 2 根 8 号、10 号铅丝。

2. 制作过程

将两块纸板全面、均匀地涂上糨糊，然后把铅丝放在两纸板的中央，用钉书钉在靠近铅丝处钉牢，防止铅丝其向左右移动。如要增加纸板的硬度，可再在两面各放第二层纸板。纸板的长短、宽窄，或弯曲的角度，可根据需要随时裁剪。临时黏合的纸板，糨糊未干，但急于使用时，可在火炉上略加热烘干，即可使用。如已干的夹板需要重新塑形时，只要用水将夹板稍润湿，就能任意弯曲。在夹板的内侧面垫 4 ～ 6 层丝绵纸，可以避免纸板对皮肤的磨损。

（二）夹板的应用

根据患肢的长短、粗细而制备。凡关节部位的骨折和关节的活动对断端大有影响者，应包括邻近关节的固定；骨干中段骨折，应包括两个关节固定；断端已趋稳定时，应将固定的范围逐步缩小。裂隙、嵌入骨折，断端稳定，对固定的要求不高；而断端活动性大，必须用前后左右各一块夹板，并加上包括关节的长夹板。

（三）压垫

将纱布或纸张折叠成各种不同规格的条状或块状物，与夹板配合使用于骨折整复后的辅助固定材料，称压垫。骨折端的隆起、成角经手法整复后，轻压 0.5 ～ 1kg 的指力能压平复位，但一松手又能移位者，压垫有矫正和稳定对位的作用，但使用不当，如强压或压垫过厚，会造成压疮。凡隆起的断端，经指压不能使其平整者，不用压垫为好。

1. 压垫的厚薄

压垫的厚薄选择上，如防止成角的压垫要略厚；骨折端的隆起，一经加压后即见平整者，参照指压时的力度而定厚薄，力重者垫层厚，力轻者垫层薄；根据压垫处的软组织厚薄而定，肌肉丰厚者压垫厚，肌肉浅薄者压垫要薄。

2. 压垫的大小

压垫的大小取决于骨折部位骨骼的粗细，一般与骨骼的直径相等，分骨垫略小于两骨的间隙。

3. 压垫的位置

压垫的位置不能紧靠骨折端，应略离骨折端。纠正成角用三点压，若骨折端不适宜用衬垫者，将铅丝纸夹板塑形，以矫正成角。前臂双骨折的分骨垫放在骨间隙内。

4. 防止压垫移动

压垫放准后，用胶带粘牢。绑扎时以一手指按住压垫，防止移动。

5. 防止压疮

需用特别重的指力才能压平者，有压疮之虞，应慎用；几块夹板之间的软组织向外过分膨出，容易形成夹板边缘的条形压疮。防止压疮的方法，一是用绷带先绑 2 层，然后再上夹板，绑扎适度；二是将夹板的边缘略加反翘成唇样。对于关节部位骨骼隆起处的压疮：一是将夹板随骨隆起处进行适当减压的塑形，二是在凹陷或隆起处加棉垫。

（四）绑扎

在骨折固定中，绑扎与夹板是相辅相成的。绑扎要掌握匀称松紧适度，才能达到牢固、舒适、美观、省料的目的。

1. 绷带的选择

根据肢体大小选择绷带，一般成人的肩、上臂、髋、大腿、膝关节等采用 8cm 宽的绷带；前臂、手腕、小腿等采用 5cm 宽的绷带；锁骨、肋骨等处采用弹力绷带；手指、脚趾等用窄胶布条。

2. 掌握绑扎的松紧

夹板绑扎是一项细致的工作，松则夹板移动或脱落，起不到固定的作用，过紧则加剧血循环障碍，甚至发生缺血性挛缩或远端坏死。一般急性外伤，特别是有移位的骨折，在12小时内就诊，往往肿胀未达高峰，应预计继续肿胀的可能性，绑扎不宜过紧，并向患者说明情况。绑扎后的胀痛，一般要持续12～24小时，但总的趋势是逐渐减轻；如果相反，疼痛加剧，患肢的远端出现麻木、肤色紫暗、冰冷等情况，应立即复诊，进行适当放松，重新绑扎，否则有发生肢体缺血性坏死的危险。3～5天后，肿胀消退，绷带随之松弛，必须进行适当地调整。

3. 绑扎方法

先行绑扎2层绷带再上夹板，然后再绕2～3层绷带。每绕1圈绷带的间距要均匀，一般以压住上一圈的1/2或2/3为佳。要善于反折，顺序拉平，使绷带始终松紧适度，如肋腹部能用2个手指平伸插进并感到不松不紧；四肢绑夹板的两端在肌肉丰厚的一侧能以1个手指插得进为宜。

绑扎时，还需要照顾到关节屈伸时的肌肉收缩的变化，如四肢末端的绑扎，手指取伸直位使手掌尽量张开，脚背部脚趾取伸展位；前臂的中上段，或上臂的中下段要取屈肘位90°，使肱二头肌在屈伸时不受过多的限制。绷带层次不匀，会在较薄的缝间出现水疱，也有因绑扎过度、过紧或本身肿胀来势较猛，出现水疱，如水疱数量少，小如黄豆者不必刺破；如水泡大，可用消毒的针刺穿，挤清积液，用酒精棉球擦拭，然后包扎。

手指或脚趾的骨折或韧带扭伤，用窄胶布条绑扎的效果较好，方法是在肿胀处敷一薄层消肿膏，贴在背侧，掌侧需与胶布粘连，以防脱落。先将胶布条卷在木棒上，由助手将患指（趾）与健指（趾）分开，用钳或刀背挑起胶布，使木棒上的胶布穿过指（趾）间隙绕扎，调整绷带时，从掌侧剪断胶布。

第六节 功能锻炼

患者在治疗和康复的过程中，应该积极地进行功能锻炼，尽快消除损伤带来的各种功能障碍。"精神不运则愚，血脉不运则病""形不动则精不流，精不流则气滞""流水不腐，户枢不蠹""生命在于运动"，这些阐述养生之道的至理名言，都给我们指明了功能锻炼，即运动的重要性。

一、功能锻炼的意义

临床上，经常会遇到这样的患者，尽管治疗的当时，效果很好，却因为没有认真进行功能锻炼，或者锻炼的方法不恰当，而导致功能恢复时间的延迟，甚至还有造成后遗症的。骨折、脱臼、软组织损伤等，一般通过治疗都能愈合。因此，不少人以为愈合之时，就是治疗结束之日。既然伤痛已经消除，是不是就可以像受伤之前一样活动了呢？回答是否定的。以骨折为例，其愈合仅仅是骨骼两断端的连结，并不意味着肢体功能的恢复。因骨折的治疗周期比较长，长时间的卧床治疗，加上夹板的固定，使骨折邻近部位的肌肉、关节长期得不到活动，极大地影响了局部的血液和淋巴循环，会导致骨质疏松，关节周围的软组织发生粘连、挛缩，出现肌肉废用性萎缩，关节僵硬或强直，肢体弯曲、无力等功能障碍。这时如果得不到正确及时的功能锻炼，肢体功能就不能恢复，会成为永久性的残疾。

治疗的最终目标，是使损伤部位最大可能地、尽快地康复，而治疗的各项措施也都是围绕这个目标进行的，无论是手法治疗，还是药物治疗，都只是完成了初步的治疗工作，即使骨折愈合，但距受伤肢体的功能恢复还相差甚远，要想尽快地康复，就必须及时进行功能锻炼。所谓"三分治疗，七分锻炼"，十分明确地强调了功能锻炼的作用，那么功能锻炼到底有哪些意义呢？

1. 加快肿胀消退

受伤后，损伤处的软组织都会有不同程度的紊乱，使得血液和淋巴液的流动受阻，而出现肿胀。肿胀若不及时消除，会导致相应的软组织粘连，甚至变硬。这种粘连可发生在肌肉与肌膛内、肌腱与滑膜间以及关节内，从而影响肌肉、关节等的功能活动。进行适当地功能锻炼，可以加快血液和淋巴液的流动，促进瘀血的吸收，肿胀的消退，减少关节液渗出，从而防止因关节本身及软组织粘连所造成的关节僵硬。

2. 促进骨折愈合

功能锻炼中，通过肌肉的反复舒展收缩活动，可以使骨折纵向挤压力加强，骨折缝隙变小，骨折处更为稳定，从而改善患处的营养，增强骨骼的恢复能力，促进骨折的愈合。功能锻炼还可以矫正微小的骨折错位，有利于骨折的愈合。

3. 促进血液循环

骨伤疾病的患者由于长期卧床，肢体缺少运动，血液循环会变慢，使得组织的新陈代谢降低，损伤的愈合过程延长。此外，由于创伤出血本身的损害，血液在受损的血管内缓慢流动时容易形成凝块，称为"血栓"。小的血栓可自行溶解，如果血栓较大，从血管壁脱落下来，随血液进入全身循环，可能会引起心、脑、肺等重要器官的梗死，严重的会造成患者的猝死。

4. 减少并发症

经常活动锻炼，可以防止骨骼、关节、肌肉等方面的并发症，如骨质疏松、骨折延迟愈合、关节粘连、关节囊挛缩、关节僵直及肌肉萎缩等。

总之，在治疗与康复的过程中，应该说服患者及时进行功能锻炼，并给予具体的指导，争取最佳的治疗效果。

二、功能锻炼的方法

首先，要明确功能锻炼的目的。功能锻炼是为了恢复人体骨骼、关节、肌肉等的固有功能，防止由于损伤而引起的关节挛缩、韧带短缩、肌肉僵硬、滑膜粘连等不利于功能恢复的各种改变。即使患处周围已有血肿、水肿、机化等，通过功能锻炼也可以使瘢痕松弛、软化，尽可能消除各种影响功能活动的障碍。所以，功能锻炼应在可能的范围内尽早进行。

其次，要牢记功能锻炼的原则。功能锻炼要强调自主性锻炼，要反复不间断地进行，循序渐进，耐心细致。活动范围应由小到大，速度要由慢到快，次数要由少到多，切不可采取粗暴的、被动性活动。锻炼时以损伤部位不发生疼痛、肿胀为原则。

（一）注意事项

1. 因人而异

通过功能锻炼想要得到满意的效果，在治疗和恢复的各个阶段，特别是关节部位的锻炼过程中，要因人因时而异。临床上，经常遇到患者在功能锻炼中，常因为未掌握锻炼的方法，而没有取得好的效果，下面介绍几个要点。

首先要患者明确功能锻炼的重要性，知道功能锻炼会给自己带来的好处，从而增强锻炼的信心。其次，要让患者明白，功能的恢复不可能一蹴而就，要持之以恒。最后，医生要对患者进行认真详细地示范指导，正确、具体的锻炼方法，才能取得预期的效果。

2. 动静结合

保护性（护痛性）强直的自主活动似乎受限，这是因怕痛而出现的假象，应当分散患者紧张的情绪，帮助患肢活动时，其范围可超过自主活动的幅度，并鼓励患者做超过自主活动幅度的锻炼。粘连性强直的损伤关节周围因气血瘀滞，限制了关节的活动，所以在强调自主锻炼的同时，可适当地做被动活动。关节间的小骨片或骨折端未能到位或由于增生组织的阻碍，会出现关节的嵌阻性强直，应该做被动和自主相结合的功能锻炼，以期早日恢复肢体功能，效果不佳时，可行手术治疗。被动活动是为了帮助患者，在无法通过自主活动，解决关节僵硬问题时采取的措施，但帮助者通常无法准确地把握患者恰到好处的活动幅度，因而患者的自主的功能锻炼应是恢复损伤功能最好的途径。功能锻炼应从患肢自主的能动范围开始活动，凡骨折固定以外的关节和解除固定后有粘连的关节，都应积极进行功能锻炼，如患肢无力，可用健肢协助，逐步达到有足够的肌力，下肢锻炼要待患肢能够维持关节的稳定时再下地进行单独活动。

3. 适可而止

所谓适度，可以通过患者活动时的感觉和活动后的反应来判断。如活动开始时稍有酸痛感，结束时呼吸平顺，或经 2～3 个深呼吸即平顺，稍有疲乏感，就是适度的。活动后如果当晚稍有酸胀感，第二天酸胀感消失，关节活动范围照旧或稍有扩大，属适度，可以照做或者略微增加活动量，包括增加活动的幅度和时间；如果当晚局部胀痛显著，甚至不能入睡，第二天肿痛不减，活动范围不变或缩小，这是过度，应减少活动量，但不能就此完全停止；也可以通过测量来确定功能锻炼是否适度，如根据 X 线摄片或用角尺测量患者屈伸的幅度，并定期复测，以观察效果，并与健侧对比。但要注意，本次受伤前是否已有某种原因的功能障碍，如老年人的功能退变，就不能与正常数值进行同等比较。此外，还可以根据病情的需要和可能，以及家庭的具体条件，确定锻炼指标，做好记录，便于观察比较，并根据变化情况进行逐步修改。功能锻炼主要是自主活动，要静下心来，全身放松，不能站立者可以取端坐或平卧位进行；可以勉强站立的，应注意安全，可以扶靠树干或桌椅。具体的锻炼应在医生的指导下，分别根据年老体弱、伤势轻重、发病时间的长短等不同情况，酌情掌握，灵活运用。

（1）次数　急性肿胀期，即伤后 1～3 天，开始时每天 1～2 次，逐步升级到早中晚 3 次，或其他间隙时间进行；肿胀消退后，即伤后 4～10 天，每天 4～6 次。

（2）时间　开始时时间稍短，之后逐步增加；每次 3～5 分钟，逐渐至 10 分钟。可根据当时的精神和体力，以活动后感到稍有疲劳为止。

（3）速度　随着呼吸、心跳等有节奏地进行，犹如慢长跑。

（4）方向　有屈曲受限，有伸展受限，有屈曲、伸展均受限者。针对关节活动受限的方向，做略施重力的推拉、挤压，每一动作保持 2 ~ 3 秒钟，还原后再重复几次。

（5）主次　四肢和脊椎的活动障碍，主要在关节，故锻炼应着重在关节，在夹板固定期间，绷带以外的关节就可开始活动。

（二）不同部位的锻炼方法

1. 头颈部

取站立或端坐位，上身不动，头竖直，用双手抱头或一手按颈，一手按头顶，然后连续做前俯后仰，左右侧倾、旋转等活动，着重受伤一侧，适当增加活动幅度，每天 3 ~ 4 次，每次 3 ~ 5 分钟。

2. 背腰部

以下方法，主要用于脊椎压缩骨折的恢复期，也可作为平常保健性背腰肌的锻炼。

（1）挺胸　仰卧位，两腿平伸，两臂靠床，屈肘，两手掌贴胸，肩臂用力，使胸廓挺起，稍停片刻放平再挺起，如此反复 30 ~ 50 次。

（2）挺腰　仰卧，两腿两臂平伸，头肩肘一齐用力，将腰挺起放下，反复 30 ~ 50 次。

（3）抬腰　仰卧位，两腿屈膝，脚跟踏实，两上臂靠床，两臂两脚和臀部一齐用力，将腰部抬起，似洞桥，稍停片刻放平，再抬高，抬的高度随患者实际能动的幅度，做 30 ~ 50 次。

（4）摇髋　仰卧屈膝，两手伸直靠床，臀部用力使骨盆的一侧向下倾斜，还原，再向另一侧倾斜，一上一下，左右交替，反复 30 ~ 50 次。

对于急性腰痛，能缓慢起床站立者，或年老体弱腰部肌肉功能减退者，下床后以两手撑腰，拇指在前，其余四指在后，稳住腰骶关节，或两手扶住床架，做腰臀部前后左右摆动，并在能耐受的情况下，缓慢行走。

对于能起立，但腰部僵硬不灵便者，可两脚分开，膝关节伸直立稳，两手叉腰，上半身做四个方向的活动：前屈，后伸，左右侧屈，左右旋转。每一个方向活动 10～20 次。

3. 肩关节

（1）握绳悬吊　门框上系一绳索，垂直的下端比肩稍高，打一结，握持绳结，两腿下蹲，至肩部稍有酸痛感为度，停留片刻，两腿起立，再下蹲，如此反复 30～50 次。

（2）手指"爬墙"　站立位，双脚分开，身体与墙距离 30cm，患手贴墙，手指向上爬，或用健手帮助抬起，直到稍有酸痛感为止，用健手指在酸痛处进行揉擦，稍停放下，再爬，再揉，如此反复 10～20 次。

（3）前后摆动　双脚分开站立，双手交替进行前后摆动。

（4）左右环转　站立位，双脚分开，健侧手叉腰，患臂握拳做肩关节的环转，先由前向后，再由后向前。

4. 肘关节

能够自主活动的受伤上肢，自主做屈曲、伸展活动，以及顺向、逆向的旋转活动。如果不能自主活动，就用健手握住患肢的手腕作被动的伸展和旋转活动。活动的幅度和次数应量力而为，逐步增加。

5. 腕指关节

（1）握拳　将五指用力张开，随即用力握拳，放松再握拳，反复多次。

（2）摇转　腕关节做屈伸和前臂的旋前旋后。

6. 髋关节

（1）抬腿　仰卧位，脚伸直，逐渐抬高，直至极限，然后慢慢放下，再抬高放下，反复多次。

（2）屈髋　用手抱单膝或双膝，做屈髋动作 1～2 个呼吸，放松，再屈至极限，再放松，反复 30～50 次。

7. 膝、踝关节

（1）蹲起　取站立位，两手扶床或桌、椅，全身下蹲，到极度，稍停片刻再起立，如此反复多次。

（2）按膝　患肢向前跨开一步，两手按膝，上身蹲下，膝向前倾，脚跟不离地，促使膝关节和踝关节的活动范围增大，反复多次。

（3）滚筒　端坐位，用直径 6 ～ 7cm 以上的竹筒或圆木棍，患脚踏在圆筒上前后滚动，尽量达到脚跟，退回，再转向脚跟，如此反复多次。

三、医者练功

（一）心灵手巧

骨伤科疾病的种类不是很多，但病情千差万别，变化多端，所以，临诊时必须审时度势，辨病析理，善于思考。一旦运用手法，就要像《正骨心法》所言"相其形势，随机应变，刚柔兼顾，灵活运用，做到机触于外，巧生于内，手随心转，法从手出，真正得心应手，才能克期而愈"。比如，不同的骨折患者，其身材的高矮，肢体的长短，不会完全一样，因而在制作夹板时就必须"量体裁衣"，因人而异；即使同一个患者，在骨折治疗的不同阶段，也会发生长短、粗细的变化，因而所用夹板的尺寸、形状也就需要因时而异，及时进行修改调整。这些情况的出现，要求医生不但要多动脑筋，还要有一双灵巧的手，做到心灵手巧。高超的医术，必须是手脑并重的。

（二）强健体魄

骨伤科医生给患者进行按摩、整复，没有强健的体质，持久而强大的臂力，是无法胜任的。所以，这就要求骨伤科医生必须身强体壮，还要有一定的臂力，倘若体形瘦弱，只能动口动笔，而"手无缚鸡之力"，是不能成为一名合格的骨伤科医生的。从事骨伤科工作，需要经常进行骨折、脱臼的整复，筋腱错落的推拿，气血凝滞的按摩。这些手法的运

　　　　　　　　　　　　　　　　　　　刘氏骨伤精要

用，都要求骨伤科医生具备强壮的体质和一定的臂力、指力，这是骨伤科工作的特殊需要。武术或其他体育锻炼，是从整体出发的强身之道，可随自己的爱好而选择；而专用功力的锻炼，各家各法，故练功也各有其特定的内容。"刘氏骨伤疗法"的家传手法，主要要求手指的功力，所以将摩铁板、抓沙袋作为两种最基本的锻炼方法。

1. 摩铁板

摩铁板主要是为了增加练习者手指的功力。

（1）器材　准备一块约1cm厚，18cm宽，60cm长的长方形铁板。首次使用，为了避免擦伤手指，可用细砂纸将铁板打光，并用干抹布揩拭干净。铁板可放在桌子上，或其他高度适当的架子上。

（2）练法　每天早、晚各练1次，每次10～15分钟，全身取坐马势，用两手的第2、3、4指的指腹在铁板上进行来回交替按擦。先是左手从左到右，转而从右到左，然后以右手从右到左，再回到右，如此两手交替进行。

（3）注意事项　开始练时，按擦的力度应小些，时间久后，应该逐渐加大按擦力度，但应避免擦破手指皮肤。

2. 抓沙袋

抓沙袋能够在提高练习者手指功力的同时，也增加其手臂、腰部和腿部的功力。

（1）器材　用细布三层，缝合成袋，离袋底15cm处，缝三个环口，以便绳索结扎时穿过，以防抓掷中绳索松动。内装细沙或无名异（中药），其重量的多少，根据各人的体力随时增减，一般在3～5kg。袋口用绳扎紧，必须保持沙袋结实如石块。

（2）练法　每天早、晚各1次，每次10～15分钟。两腿摆开，膝微屈。上半身微向前弯，两手下垂，先用右手1～4指抓住袋底的一角，继而前臂稍屈抬高，用力提袋向胸前摆动，高度约齐乳房的水平，也可更高，达到胸前即将沙袋向左掷出。左手随即接住沙袋的另一底角，顺势向左侧身后摆荡，到达背后停止，并立即转而用力将沙袋向胸前摆荡掷出。又用右手接住，同样顺势向右侧身后荡去，转向胸前掷出。如此两手交替进行，在掷接过程中，两腿可以站立不动，也可取骑马势，屈膝边行走，边掷接。锻炼时呼吸力求平顺，体力不支时要稍坚持，但不要过分勉强。

第七节　骨折的手法治疗

一、躯干部骨折

（一）锁骨骨折

锁骨骨折比较常见，一般因摔跤引起。骨折多发生在锁骨远端，受胸锁乳突肌的收缩影响，骨折断端向上移位，重叠，局部隆起，有压痛，肩胛向患侧倾斜，少数骨折端会穿破皮肤。儿童的发病率较高，但以上症状并不是个个具备。常有儿童的家属见小孩的手臂不敢动，拥抱则哭，以为是手伤，于是前来就诊。特别是肥胖的小孩，如果无明显移位成角，外观症状并不明显，故家属说不清原因，往往称是手或臂痛，常被误认为是"小儿牵拉肘"。

1. 诊断要点

医者两手掌放在患者两侧腋下，用力拥抱托起，如见呼痛而哭者，大多是锁骨骨折。再查详查局部，如有压痛，有骨端活动感或骨擦音，骨断端隆起，即是锁骨骨折。

2. 治疗

一般用扳肩挺胸法，将断端的重叠拉开，隆凸压平，然后以8字形石膏绷带以扩胸位固定，也有单用绷带固定的，但这种固定方法，一经放手，断端又复重叠，且隆凸处未加压力，亦不能真正使隆凸压平，因此绑扎后，坐立时紧度尚可，但仰卧时紧度就不够了，所以实际上未能起到对位和固定的作用，需要改进。

锁骨的移位一般可以接受畸形愈合，对功能并无影响，故一般不强调手术。但为了减少隆凸，可采用带有双层纸夹板加压垫的"肩腰松紧带"固定。每星期调整1次，2～3周后，断端一般稳定。锁骨骨折处的皮肤较薄，易被骨折端压破，需注意清洁创口，用消毒纱布遮盖，很快就能愈合。虽然锁骨骨折很少发生骨不连，但若出现断端分离，隆凸明显，则需手术治疗。

锁骨骨折夹板固定时，需根据肩颈的大小来裁剪纸夹板，适当调整松紧带、尼龙搭扣，压垫和纸板需压住锁骨的隆起。

（二）胸骨、肋骨骨折

胸骨、肋骨的受伤机会较多，如暴力的直接撞击，物件倒塌而压伤，在人群中被旁人的肘突挤压，滑跌时肋部撞在船沿、石阶、浴池边沿；胸部靠在栏杆上，上身极力前屈，伸手取物时，都能造成胸骨、肋骨骨折。骨折好发部在第4～7肋骨，以及胸骨柄和胸骨体的连接处，胸骨与肋骨的连接处亦有发生。

1. 症状

局部有明显压痛，肋骨断端移位时，可以扪知断端隆起，或变为平坦或凹陷，与健侧对比，极易区别。深呼吸，咳嗽困难，伴有骨擦音。偶尔发生胸骨柄、体和胸肋连接的破裂，隆起不明显而仅有压痛，骨擦音亦少见。X线摄片的正侧位能清楚看出肋骨有一根或多根的骨折线或重叠。但也有即使补拍斜位片，由于拍摄角度不适当或被心肺、肩胛骨的阴影遮盖，不能显示，而临床检查有明显的骨折症状，也按照骨折处理。如骨折端将胸膜或血管刺破，能并发血胸或气胸。右侧第4～12肋骨骨折，能并发肝脏破裂。第11～12肋骨骨折，可伴有肾脏挫伤，故需做尿液常规检查。

2. 治疗

胸骨或胸肋连接破裂，予以局部敷消肿膏，一周后改用伤膏散，并进行轻按摩。一般单纯的肋骨骨折，不论一根还是多根，由于有邻近肋骨、肋间肌的支持，又有心肺脏器的充实，提供了一定的稳定性，所以多无明显移位，不予处理也能自行愈合。如有移位者，手法对位不易成功。

凹陷性肋骨骨折，用手掌按压伤处，令患者强咳嗽，赖胸肺的张力使其复位，此法的成功率很低，且患者不易合作，断端有移位者此法忌用。固定时既要照顾到胸肺的呼吸，又要适当限制肋骨断端的移动，比较合适的是使用多头带，或尼龙搭扣松紧带。此法解决了胸廓上粗下细，绷带易于滑落之弊，又缓和了绑扎和呼吸的矛盾。局部用纱布敷料，大小如手掌，厚如掌心，上敷消肿膏。内服正骨丹，痰多者服止咳化痰药。在换药时，可用适当而较轻的按擦法进行按摩。否则在骨折愈合后的较长时间里，原骨折处会略有增粗，板滞不适。遇阴雨或疲劳，局部会感到酸痛不适，有的患者则不能用力搬提重物。在此情况下，只需用一个手指的指腹，在肋间隙中，对准肋骨的上缘或下缘的痛点，做轻到中等度的揉摩点压，第一次按摩后的第二天，可能会有轻微胀痛，隔1～2天再做1～2次轻按摩，就会收到较好的效果。

（三）脊椎骨折

脊椎的结构远比四肢复杂，经外伤所产生的改变亦较严重。脊椎骨折有单椎体骨折，亦有多椎体骨折，合并韧带撕裂、脊柱关节脱位、脊髓神经损伤等，也是常见的。故在患者的搬运、检查、治疗的过程中必须小心谨慎，规范操作。

脊椎的椎体和附件，其中棘突、横突、椎弓、椎板等都短而小，胸腰椎的周围因被胸腹腔和坚实的肌肉所包围，故脊椎骨折有移位者少见，移位一旦发生，往往病情严重，用手法整复效果欠佳。韧带撕裂后，由于关节失去了稳定性，在韧带未修复前，即使用手法使压缩的椎体张开，一旦松手又会回缩，故一次手法仍是不可靠的，必须取仰卧伸展位垫枕，直至韧带恢复。胸椎7～10节因受胸骨、肋骨等的牵制，复位更困难，因此着重卧床休息，但长期卧床有发生褥疮、肺炎等并发症的风险，故局部的按摩和体位的经常变动十分重要。如果有严重的脊髓神经损伤，必须考虑手术。

脊椎骨折一般以卧床休息为主，根据损伤程度和自我感觉，一般1～3个月后，先取半卧位，腰部垫实，以后当翻身等动作已较灵活时，可以开始扶托腰部逐渐下床站立行走。活动后无明显酸胀反应者，可逐步增加下地活动量。一般能站立的时间比端坐的时间持久，可能是由于站立时上身的重量通过两腿，分散了体重的反作用力；而端坐位时，患处所受的重力不变，所以下地活动如掌握适当，比悬空端坐有利。

1. 颈椎骨折和脱位

由于外来暴力和倒立运动对头部的冲击、碰撞，或急刹车的惯性作用，头颈突然过度前屈等，都能发生颈椎骨折和脱位。患者就诊时，一般以两手托头，不敢活动，或头颈缩短，或倾斜。X线正位片应拍摄包括有颈椎1～2节段的全颈椎张口位片，侧位片应包括颈椎1～7节段。神经根损伤或压迫时，表现为上肢相应部位的疼痛、麻木，以及肌力改变，脊髓损伤还可能出现高位截瘫。

治疗时，取仰卧位，用一手掌抱住头枕部，另一手抱住下颌部，缓慢地拔伸，并进行微微的前后左右旋屈，见头部平直，上肢麻木消失，提示复位成功。取仰卧位休息时，头颈应保持平直，用棉垫在颈项两侧或包括后方垫实，用硬纸板根据患者颈部的粗细做颈围。纸的粗细，以患者感到舒适为度。每天应多次用手指伸向颈项部进行轻柔的按擦，并在不痛的情况下对头颈进行极轻微的移动和按擦，以改善局部血运。1～2周后，可仍用颈围试着起身，继续予以按摩和热敷，并开始做头颈功能锻炼。

2. 胸腰椎骨折和脱位

高空坠落，臀部或脚底着地，或滑跌坐样着地，或肩扛重物，准备不足就起肩，或以向前弯腰和旋转弯屈的姿势搬提重物时突然用力，均能造成椎体前缘不同程度的楔形改变，统称压缩性骨折，还能附带韧带撕裂、关节脱位或脊神经损伤，好发生于胸腰段。压缩性骨折一般有明显外伤史，可见腰背肌紧张，局部棘突隆起，压痛，翻身、起卧困难等症状。轻度的压缩性骨折外观一般无异常，仅有腰部功能障碍，X线片可见椎体前缘变窄，呈楔形改变。

治疗时，椎体轻度压缩和附件骨折无明显隆起，无明显神经受压者以仰卧、侧卧休息为主，适当进行按摩和腰背肌的自主功能锻炼。椎体压缩在 1/3 以上者，可采用以下方法：

（1）仰卧抬顶法　助手的两手穿过患者后背，贴近隆起处将腰抬高，或用布单穿过腰部成环打结，用扛棒抬起，逐步升高，其高度根据患者能忍受为准。停留片刻，再增高，稍停 1～2 分钟，缓慢放平，对准隆起处垫以棉枕，先垫 3cm 厚，第二天起逐步增加到 5～10cm。开始垫枕时会疼痛难忍，酌服止痛镇静药，1～2 天适应了疼痛会减轻；继续垫枕 3～4 周，其间可帮助患者侧卧，按摩，每天 1～2 次，每次 1 小时。

（2）俯卧牵引法　帮助患者上下身同时滚轴样转动由仰卧转为俯卧，一助手抱腋下稳定上身，另一助手拉下肢，略抬高成后伸位，进行左右摆动。与此同时，医生以手掌按在骨折隆起处加压，使之平直，再将患者转身成仰卧位，骨折处用小棉枕垫高，此方法也可在多角度牵引床上进行。此法的缺点是，需将患者进行两次转身，会增加痛苦，而且拔伸复位后再做转身的动作对不稳定骨折很不利。

（3）悬吊牵引法　在古方的攀索叠砖法基础上加以改进，成为自动悬吊。患者仰卧位，疼痛困难者，背部暂时垫高。以一支架在腋下固定，床板缓慢地自动竖起达 90°，此时人体与床面的阻力等于零，赖自身的体重起到拔伸之效，再酌情加强拔伸和摇摆，能得到复位。然后缓慢地将床板放平，这一装置比较方便安全，可用于骨折、脱臼、腰突症等。

3. 脊髓损伤

脊髓损伤能引起截瘫，主要表现为损伤平面以下的反射、运动、感觉、呼吸、大小便、性功能等的完全消失；如感觉等有部分存在，则称为不完全性截瘫。这类脊髓损伤与脊髓休克，一时不易区别，虽然有些能在数小时或 1 个月左右逐渐恢复，但如果损伤严重，又因血肿或碎骨片的压迫未能恢复改善者，必须尽早考虑手术。在保守疗法时，应经常帮助患者进行四肢屈伸、腰背肌按摩，以及自主的背肌锻炼。在保暖的条件下，局部用和伤散热敷，并进行防止褥疮的护理。内服中药理伤丸、正骨丹，或加何首乌、骨碎补等，随时注意泌尿系统、呼吸系统的感染。

4. 骨盆骨折

骨盆骨折包括髂骨、坐骨、耻骨、骶骨、尾骨、髋臼等骨折。

（1）症状和体征　尾椎、坐骨、耻骨的单独骨折，在 X 线片上显示开裂或移位，局部有疼痛、压痛、坐立行走痛等。坐骨、耻骨同时骨折，一般有压痛和叩击痛，如有移位者，常合并髂骨骨折。摸诊时在骨盆两侧进行对向挤压，或在髂嵴进行向外向后的推挤，能引起剧痛，双下肢不等长。这类骨折能并发盆腔大出血，应注意如有严重失血症状，宜立即组织抢救。髋臼骨折，是因股骨头挤压髋臼，造成股骨头与髋臼的关系失常，故又称髋关节中心脱位。这种改变，只有通过 X 线摄片予以证实。一是髋臼裂折，股骨头与髋臼的间隙变狭；二是髋臼破碎，股骨头嵌插其中。

（2）分型治疗　单独骨折或稍有移位者，不需手法整复。尾椎骨折虽有移位，用手指经肛门挤压复位也是徒增痛苦，不可能对位，即使成功，也不能保持不变。故一般取保守疗法，卧床休息，贴伤膏散，并用和伤散热敷，3～6周痊愈。骨盆多处骨折有分离者，取仰卧位，在两侧髂翼部垫小棉枕，其厚薄以舒适为度。如两腿不等长，加骨牵引，并经常帮助患者轻微地移动臀部，并进行轻按摩。髋臼骨折如仅见裂折或轻度的股骨头紧靠髋臼，以卧床休息为主。每天帮助患者对患腿进行2～3次的屈伸活动，3～4周后开始进行自主活动，6～10周可试着下地负重。股骨头穿过髋臼者，取仰卧位，在股骨远端或胫骨近端，进行穿针骨牵引，并在腹股沟处以阔布带向外牵引，3～5天后进行床边 X 线摄片，根据情况，调整悬重。一般3～4周去牵引，12周后开始逐步负重。

二、四肢骨折

（一）肱骨近端骨折

1. 诊断

肱骨近端骨折多因直接外力或极度外展的爆发力，而致肩部肿胀、压痛、功能障碍，包括骨骺分离，肱骨解剖颈、大结节、外科颈骨折，其中以大结节撕脱和外科颈骨折较多见。这些骨折的诊断，需通过 X 线片才能分清骨折的部位和程度。

2. 分型治疗

（1）骨折无移位　一般只需以三角巾进行颈悬吊 2～3 周。肿胀严重者，局部敷消肿膏，予以超关节固定 1～2 周再改颈悬吊；局部肿胀严重，整复难度较大者，先敷消肿膏，待 2～3 天肿胀消退后再进行整复。

（2）骨折伴移位　肱骨大结节骨折有移位者，手法整复通常不易成功，即使当时到位，一经放手，又复移位。故应根据移位程度，以超关节的塑形纸质支架夹板，将患肢取合适的外展位角度予以固定。2～3 天复查，如对位已过半，可继续固定 2～3 周，否则予以手术治疗。

（3）骨折伴关节脱位　肱骨大结节骨折合并肩关节脱位，以处理肩关节脱位为主（手法可参见本章第二节脱臼的手法治疗）。当肩关节复位成功，大结节就随之复位，取颈悬吊 2～3 周。

3. 整复固定

（1）体位　患者取仰卧位，腋下用立柱代助手，或取端坐位，腋下用宽布带扣在颈牵引椅架上或由助手握持。

（2）整复　先由助手做力度稍大，时间较长的拔伸，医生握持远断端纠正成角，或做端挤肱骨头入盂，复位成功后，用铅丝纸夹板进行超关节固定。

如肱骨头未能到位，用外展位三脚架进行皮肤牵引，每天的早中晚

　　　　　　　　　　　　　　　　　　　　刘氏骨伤精要

各 1 次，在腋下将肱骨头向上端托，经 3～5 天后予以 X 线摄片复查。如已复位，再牵 1 周，改超关节夹板固定。肱骨外科颈骨折有明显成角者，复位后取超关节固定，再根据远断端的成角方向，分别垫棉枕，即向内成角者棉枕放在腋下，向外成角者，棉枕放在肘部。上述手法复位失败，不能反复强求对位，而应改为手术，否则会导致畸形愈合。

4.整复固定后的注意事项

（1）防止移位　仰卧时，用小枕垫在患肢肘部，其高度于肩平。

（2）防止关节粘连　上臂近关节骨折，容易引起软组织的粘连、关节强硬。在固定期间，应做好如下工作：①每隔 5～7 天调整绑扎时，将患肢紧靠胸廓，医生一手握住肘部，另一手进行按擦；②允许患者在无痛的条件下，用健手帮助患肢做前后摆动，每天 3～4 次，每次 3～5 分钟。

（3）防止关节增宽　由于患肢下垂的重力和长期固定形成的肌肉松弛，容易导致肩关节的间隙增宽，犹如肩关节脱位，X 线片报告为半脱位，故在夹板固定期间，应对患肢进行颈悬吊。

（二）肱骨干骨折

肱骨干的骨折可发生在上、中、下各处，在整复和固定过程中，应注意以下事项。

1.手法整复

患者取端坐位，患肢下垂，用宽布通过腋下固定在颈牵引架上或由助手提起布带，稳住上臂。另一助手握持前臂屈肘，然后双方同时开始做对抗牵引。这时可见短缩或成角畸形得以纠正，赖肌肉自身本能的收缩而复位，如斜形骨折，患肢的轴线已正直，即可绑扎固定。

横断骨折，经拔伸后对隆起的断端做挤捺，摸到正侧位均已平正即复位成功。

如经 X 线正侧位片提示一侧对位尚好，另一侧有轻微重叠者，在保持近端稳定，远端略带牵引的同时，使断端屈伸成角，然后进行反折挤捺，达到对位。如果对位已超过一半以上，往往由于部分骨刺或软组织的阻隔，很难完全对正，此时不宜再进行重复挤捺，用夹板固定后复诊时再行纠正，也可赖自身的塑造愈合而达到功能正常。

断面背向移位，助手稳住近断端，医生一手握肘部，并略做拔伸势，另一手握持远断端，做绕着近断端的回旋，使其吻合。

2. 夹板固定

夹板分两层，第一层为三块短夹板，第二层夹板包括肩肘两关节，然后用绷带全面绕绑。5～7天后调整夹板松紧，7～10周通过复查X线片判断骨折端愈合的情况，若断端基本稳定，则去除第二层肩肘夹板，继续予以颈悬吊2～3周。第一层短夹板直到断端稳定后才能去除，特别是肱骨中段骨折，每多迟缓连接，必须达到前臂已能自主外展为止。

3. 注意事项

（1）断端过多分离　患肢屈肘悬吊后，由于前臂悬垂的重力作用，犹如持续牵引，能使断端有较大的分离，容易造成迟缓连接甚至不连接。故应做好承托上臂，以消除重力的措施，可采用超肩肘关节夹板，或"弹力带"，平时患者在端坐时应将患肢搁在大腿上，使断端始终稳定和紧密合拢。

（2）桡神经损伤　肱骨中下段外侧有桡神经经过，与肱骨紧密相贴，故该段骨折时极易发生神经损伤或嵌隔其间，故初诊时应查清有无腕下垂、伸拇指功能障碍等桡神经损伤症状。绑扎后，应当问明患臂的手指有无胀痛、麻木感。如该处用压垫时，更应加倍注意，不宜过紧，要防止神经受压。

（3）正确锻炼　切忌患肢做向外摇摆动作。仰卧时，患肢应垫枕，防前臂因重力而致断端向前成角。复诊时一定要在保持断端稳定的条件下拆除夹板，患者的起卧动作应有助手扶持。进行按摩时，要用一手掌托住断折处，另一手用轻按擦法，有桡神经损伤者按擦时间宜稍长，3～5分钟。观察3～6月，如无恢复迹象，应进行手术探查。

刘氏骨伤精要

（三）肱骨下端骨折

肱骨下端骨折，在儿童比较多见，且由于儿童骨骺的生长变化，使诊断和治疗变得较为复杂。肱骨下端的各种类型骨折的诊断要点及骨骺的出现闭合时间具体如下（表3-1、表3-2）。

表3-1　肱骨下端不同类型骨折的诊断要点

分　类	诊断要点
髁上骨折	1. 10岁以下儿童多见 2. 伸直型：远断端移向后方，向尺侧（尺偏）或桡侧（桡偏）移位 3. 屈曲型：远断端移向前方，较少见
骨骺分离	1. 肘关节脱位与骨骺分离的主要区别是骨骺分离的肘三角不变 2. 在肘部的骨骺处肿胀，能摸知活动感 3. 肱骨小头与肱骨滑车的骨骺分离可根据X线片上桡骨纵轴与肱骨小头的关系所起的变化而定，凡在一条线上者为肱骨滑车骨骺分离，不在一条轴线者为肱骨小头骨骺分离
内外髁骨折	分型 1. 无移位骨折 2. 有分离或旋转移位，但骨折块未进入肘关节间隙 3. 旋转移位，且骨折块进入肘关节间隙 4. 骨折块旋转移位且伴有肘关节脱位
髁间骨折	多见于成人，老年人常为粉碎性骨折，无移位或稍有分离，侵及关节面，碎骨分离歪斜畸形，被动屈伸受阻，有碎乱骨擦音

表3-2　肘关节部位骨骺的出现和闭合时间

骨　骺	出现（岁）	闭合（岁）
肱骨小头	1～2	16～18
内上髁	7～8	16～18
滑车	9～11	16～18
外上髁	11～13	16～18
桡骨小头	5～7	17～20
尺骨鹰嘴	9～11	17～20

1. 肱骨髁上骨折

肱骨髁上骨折为儿童中最常见的骨折，分为伸直型及屈曲型。

（1）伸直型 屈曲位拔伸、对位后，取屈曲位固定，绷带绑扎2层，上两层超肘关节的长夹板，7天之内随时注意肿胀程度，胀痛剧烈者应注意血管神经受压，有造成缺血性挛缩的风险，要立即调整夹板的松紧度。这类骨折最易发生肘内翻，如果内翻超过20°，待骨骺闭合后考虑手术。

（2）屈曲型 伸直位拔伸，对位后，取伸直位固定，1周后逐步改为屈肘中立位，如有手指麻木、剧痛、指冷提示血管损伤，应注意其变化，考虑手术。

2. 肱骨下端骨骺分离

骨骺分离是青少年儿童骨骼发育停止前的一种特殊损伤。患者表现为关节及其附近的肿胀、疼痛和功能障碍，移位明显者出现肢体畸形，伴有血运障碍和神经损伤。程度较轻者不能持物、不能负重，局部肿胀和疼痛却不明显。

整复固定时，微屈肘20°～30°，由助手用力拔伸，术者用两手掌在内外髁部位通过一上一下的对挤而复位。屈肘90°，加压垫，固定3～4周，其间每隔5～7天调整绷带。若旋转移位较大，手法复位失败者，考虑手术。

3. 肱骨内、外髁骨折

肱骨内、外髁骨折在6～10岁儿童最多见，骨折块通常包括肱骨内、外上髁，肱骨小头骨骺，乃至滑车两侧。有裂纹、小块粉碎、有轻度移位者，在凸起处加压垫，屈肘90°，固定3周；有旋转移位者，先对髁部肿胀处进行轻轻按摩，微屈肘，能摸知活动的骨折块时，用拇、食二指根据X线片所示移位情况，将骨块向上向原位推挤，X线片证实复位成功或仍有分离者，可用压垫夹板固定。压垫不宜过紧，防止压伤神经；如旋转过大复位不满意，考虑手术。

4. 肱骨髁间骨折

肱骨髁间骨折好发于青壮年，直接及间接暴力均可引起。受伤后多有剧烈疼痛，广泛压痛，肿胀明显，可伴有皮下瘀血，骨折移位严重者，可有肱骨下端横径变宽，重叠移位者可有上臂短缩畸形。

整复固定时，骨折有分离者，对准分离处用压垫夹板，屈肘位90°固定，7天后，开始进行屈伸活动。有碎骨片分离歪斜畸形者，被动屈伸在30°～100°范围内无明显阻力者用弹性夹板，使分离的骨块靠拢，可做肘关节屈伸动作。督促患者从第5天起，每天屈伸肘关节1～2次，由健手帮助屈伸。肿痛减退后，每天次数增加，活动范围逐渐加大，以利于新结构的塑造，肘伸屈能听到或感到骨擦音，约两周后肿胀逐渐消失。新骨形成后，屈伸可达45°～130°，生活可自理，可自主进行穿衣、吃饭、写字等。如有明显卡阻者，考虑手术治疗。

（四）桡骨、尺骨骨干骨折

1. 桡骨或尺骨单骨折

桡骨或尺骨单骨折，可以发生在中上段或中下段。骨折的特征是，一根骨折断后因有另一根的支撑，故少有重叠，而多见旋转移位，有近端或远端的桡尺关节脱位。故对于某一端的关节旋转活动有困难或压痛，X线摄片应包括该关节。

整复固定时，取屈肘位，借助骨折脱位整复床的立柱进行屈肘90°固定，助手握持患肢手腕，取中立位拔伸1～3分钟，并做小幅度的旋转，术者对隆凸处进行对向挤捺，如不见平直，加用折顶法。当摸知断端平直时，尺桡关节亦能到位，用短夹板加压垫进行屈肘90°中立位固定。以后每隔5～7天根据肿胀消退情况调整绑扎，4周后拆除夹板。

2. 尺桡骨双骨折

尺桡两骨折断，活动性大，常见重叠、成角、交叉等明显畸形。

整复固定时，整复手法与单骨折大致相同，仅多一个在尺桡骨间的顶挤、分骨手法。经挤捺平整畸形消失，桡尺关节复位，即予固定。但常有以下情况：一是桡骨头倾斜，很难纠正，后遗轻度旋转障碍，严重者必须手术切除；二是两骨断端在相近的水平位，骨间隙靠紧或分开，需再做一次分骨挤捺手法；三是尺桡两骨的远断端异向分离，即两骨端的成角方向并不一致，首先将移位成角较大的一骨，经拔伸、挤捺达到与另一骨在同一方向，再进行折顶手法，结果一骨对位满意，而另一骨仍有偏移，此时要区别主次处理，即以尺骨的中上段或桡骨的中下段对位满意为主，另一骨可以允许畸形愈合，遗留稍有前臂旋转障碍，如果患者要求更好的对位，可予手术。

固定取中立位，在两骨间先放分骨垫，掌背侧各一块，再在断端隆起处加压垫，屈肘 90°，先用短夹板，再用超肘、腕关节的长夹板固定。根据肿胀情况，每 3～5 天或 7 天调整 1 次。4～6 周后根据复查 X 片的结果，判断骨折愈合情况，适时解除夹板后开始功能锻炼。

3. 尺桡骨中下段青枝骨折

此类骨折多发生在儿童，在尺桡骨下段 1/3 处，有桡骨单一骨折，亦有尺桡骨双骨折，很少肿胀，外形可以明显看到弯曲，向掌侧隆起成角，背侧凹陷，骨皮质仍连贯，而断端仍稳定如青枝，故称青枝骨折。

整复固定时，固定住肘部，助手稍加拔伸，术者对准隆凸处挤捺，可顺利矫正。但需注意：一是挤捺力度应恰到好处，用力过大，会使凹陷面骨皮质的不完全断裂变成完全分离，故整复前要准备一根平直坚实的木尺，靠住背侧，以此为界限，然后进行挤捺，平直后进行短夹板固定；二是固定期稍延长，一般 10～15 天去绑扎。小儿易跌跤，为安全起见，固定时间可延长 1～2 周。

（五）尺骨近端骨折伴桡骨头脱位

尺骨上 1/3 骨折伴桡骨头脱位又称为孟氏骨折，多发于青壮年及儿童，各种教材介绍有分三型，也有分四型的，这里只述比较多见的伸直型和屈曲型。孟氏骨折的特点是，骨折和关节移位是互为影响的，治疗中的固定，应重视关节的对位。

1. 伸直型

尺骨上 1/3 处骨折，断端向掌侧成角，合并桡骨头向前脱位，近断端移向桡侧，在尺桡间以拇指叩挤。

整复固定时，患者仰卧，屈肘90°用立柱固定，助手将前臂取微屈肘60°拔伸，再将前臂进行小幅度的旋转。此时术者用两拇指分别按在尺骨远断端和桡骨头，两手同时用力推挤，一面命助手将前臂改为极度屈曲肘关节，一面再按住桡骨头将前臂做轻度的旋转和伸屈1～2次。然后取出立柱，在桡骨头的掌侧和尺骨断折处加压垫，特别要保持桡骨头的到位，以极度屈肘位超关节固定。1周后改为屈肘90°，3周后去超关节夹板，开始进行小范围的功能锻炼。如果尺骨近端偏向桡侧移位成角者，医生按在尺骨断端的拇指改为扣住尺骨近端，助手拔伸的力量要偏于桡侧方向，然后照上法屈肘，一般很难完全对位，但应力求桡骨头的到位，预后功能无影响。

2. 屈曲型

尺骨上1/3处向背侧成角，桡骨头向后脱位。

整复固定时，将立柱放在腋下，助手握持前臂，取直伸位进行纵轴方向拔伸。术者用两拇指分别按在尺骨近端和桡骨头处进行挤捺，使断端稍过伸，一般都能满意对位。以伸直位进行夹板固定，1周后改为屈肘90°。

（六）尺骨鹰嘴骨折

尺骨鹰嘴骨折，患处局部肿胀，能摸知骨的活动感和骨擦音，断端的分裂和血肿的程度有大有小。

整复固定时，断端有分离者，取前臂直伸位，血肿较大时，先抽出瘀血，将上移的骨块向下推挤，在其上缘加压垫后包扎，直伸位固定。3～5天重新绑扎，4周后去夹板，只允许肘关节稍微屈曲，逐步加大屈曲度。如果第一次复诊，X线片示对位不满意，仍分离0.5cm以上者，考虑内固定术。

（七）桡骨下端骨折

桡骨下端骨折，分伸直、屈曲两型。其中伸直型（柯氏骨折）比较常见，屈曲型又称史密斯骨折或反柯氏骨折，比较少见。两型的主要区别是：伸直型是腕背伸，因旋前位手掌撑地，桡骨远端向背侧桡侧移位，近端向尺侧移位，向掌侧成角，常伴有尺骨茎突骨折，老年人多为粉碎性骨折；屈曲型是手背着地所致，它的近端向背侧成角。

本病的整复手法的重要关键是助手要有足够的拔伸力，并与医生的挤捻旋转动作配合默契，主要是将桡骨断端的嵌插拉出，才能使桡尺关节的关系恢复正常。

1. 准备

取仰卧位，屈肘90°，掌心向下（旋前位），立柱在肘关节部位固定，助手与医生面对面立，医生两手的拇指按在背侧桡骨远端，其余手指按在掌侧近断端，助手两手握持患肢的手腕掌根部。

2. 开始整复

先由助手顺着原来移位的方向拔伸，再转为背伸时使月状骨向掌侧脱出，特征是腕部肿胀，活动受限，掌侧可摸知月状骨突出，手指不能完全伸直。X 线正位片所见月状骨由四边形变为三角形，侧位片可见月状骨凹形关节面向掌侧倾斜。

3. 固定

根据骨折分型不同，压垫分别放置在骨折端的掌侧和背侧隆起处以对抗骨折端移位倾向，并以塑形纸质支架夹板固定，绷带绑扎，7 天调整 1 次。每周复查 X 线片观察骨折对位及愈合情况，4 ～ 6 周视骨折愈合情况解除夹板，解除夹板后开始功能锻炼。

（八）股骨干骨折

股骨是人体中最长的管状骨，股骨干是指股骨转子下至股骨髁上部分。股骨干有一个轻度向前外的弧度，有利于股四头肌发挥其伸膝作用，骨干表面光滑，后面有一条隆起的粗线，成为股骨嵴，是肌肉的附着处。股骨干的皮质厚而致密，骨髓腔略呈圆形，上、中 1/3 的内径大体均匀一致，下 1/3 的内径较膨大。股骨干周围由三群肌肉包围，其中以股神经支配的前侧伸肌群（股四头肌）为最大，由坐骨神经支配的后侧屈肌群（腘绳肌）次之，由闭孔神经支配的内收肌群最小。坐骨神经和股动脉、股静脉，在股骨下1/3处紧贴着股骨下行至腘窝部，若此处发生骨折，最易损伤血管和神经。

1. **分型**

（1）股骨干上1/3骨折　骨折近端因受髂腰肌、臀中肌、臀小肌，以及其他外旋肌群的牵拉而产生屈曲、外展、外旋移位，骨折远端由于内收肌群作用则向后、向上、向内移位。

（2）股骨干中1/3骨折　两骨折段除有重叠畸形外，移位方向依暴力而定，但多数骨折近端呈外展屈曲倾向，远段因内收肌的作用，其下端向内上方移位。无重叠畸形的骨折，因受内收肌收缩的影响有向外成角的倾向。

（3）股骨干下1/3骨折　因膝后方关节囊及腓肠肌的牵拉，骨折远端往往向后移位。严重者，骨折端有损伤腘动、静脉及坐骨神经的危险。

处理股骨干骨折，应注意患者全身情况，积极防治外伤性休克，重视对骨折的急救处理，现场严禁脱鞋、脱裤或作不必要的检查，应用简单而有效的方法给予临时固定，急速送往医院。股骨干骨折的治疗采用非手术疗法，多能获得良好的效果。但因大腿的解剖特点是肌肉丰厚，拉力较强，骨折移位的倾向力大，在采用手法复位、夹板固定的同时需配合短期的持续牵引治疗。必要时，还需切开复位内固定。

2. **整复方法**

患者取仰卧位，一助手固定骨盆，另一助手用双手握小腿上段，顺势拔伸，并徐徐将伤肢屈髋屈膝各90°，沿股骨纵轴方向用力牵引，矫正重叠移位后，再按骨折的不同部位分别采用下列手法。

（1）股骨上1/3骨折　将伤肢外展，并略加外旋，然后术者一手握近端向后挤按，另一手握住远端由后向前端提。

（2）股骨中1/3骨折　将伤肢外展，术者以手自断端的外侧向内进行挤按，然后以双手在断端的前、后、内、外进行夹挤。

（3）股骨下1/3骨折　维持牵引的情况下，膝关节徐徐屈曲，并以紧贴在腘窝内的双手作为支点将骨折远端向近端进行推挤。

对于成年人或较大年龄儿童的股骨干骨折，特别是对粉碎骨折、斜行骨折或螺旋骨折，多采用较大重量的股骨髁上或胫骨结节骨牵引进行逐渐复位，只要牵引方向和牵引重量合适，往往能自动得到良好的对位，无须进行手法复位。3～5天后经X线床头透视或照片，骨折畸形得以纠正，可逐步减轻牵引重量。若为横断骨折仍有侧移位者，可用双手的手指或手掌，甚至予以十指合扣的两前臂压力，施行端提和挤按手法以矫正侧方移位。粉碎性骨折可用四面挤按手法，使骨碎片相互接近，斜形骨折如两斜面为背向移位时，可用回旋手法使远端由前或由后绕过对面。粉碎性骨折因愈合较慢，牵引时间可适当延长。

3. 固定方法

骨折复位后，维持牵引下，根据具体骨折类型，在肱骨的上、中、下不同部位放置压垫，防止骨折的成角和再移位。股骨干上1/3段骨折，应将压垫放在近端的前方和外方；股骨干中1/3骨折，把压垫放在骨折线的外方和前方；股骨干下1/3骨折，把压垫放在骨折近端的前方。再根据大腿的长度放置4块夹板，后侧夹板上应放置一较长的塔形垫，以保持股骨正常的生理弧度，然后用绷带绑扎固定。

（九）胫、腓骨干骨折

胫、腓骨干骨折的治疗原则主要是恢复小腿的长度和负重功能，应重点处理胫骨骨折。对骨折端的成角和旋转移位，应予以完全纠正。儿童虽可不必强调恢复患肢与对侧等长，但成年病例仍应该注意患肢缩短应小于1cm，成角畸形小于10°。无移位骨折只需用夹板固定，直至骨折愈合；有移位的稳定性骨折，如横断骨折，可用手法整复，夹板固定；不稳定性骨折，如粉碎性骨折、斜形骨折，可用手法整复，夹板固定，配合跟骨牵引；开放性骨折应彻底清创，尽快闭合伤口，将开放性骨折变为闭合性骨折。

1. 整复方法

患者平卧，膝关节屈曲呈 150°～160°，助手用肘关节固定住患者腘窝部，另一助手握住足部，沿胫骨长轴做对抗牵引 3～5 分钟，矫正重叠及成角畸形。近端向前内移位，则术者两手环抱小腿远端并向前端提，助手对近端进行向后按压，使之对位；如仍有左右侧移位，可同时对近端向外推挤，远端向内拉，一般即可复位。螺旋斜形骨折时，远端易向外移位，术者可用拇指置于胫、腓骨间，将远端向内侧推，其余四指置于近端的内侧，向外用力提拉，并嘱助手将远端稍稍内旋，可使完全对位。然后，在维持牵引下，术者两手握住骨折处，嘱助手徐徐摇摆骨折远端使骨折端紧密相插。最后以拇指和食指沿胫骨前嵴及内侧面来回触摸骨折部。

2. 夹板固定

根据骨折断端复位前移位的方向及其倾向性，放置适当的压力垫。

（1）上 1/3 部骨折　膝关节置于屈曲 40°～80° 位，夹板下达内、外踝上 4cm，内、外侧板上端超过膝关节 10cm。胫骨前嵴两侧放置两块前侧板，外前侧板正压在分骨垫上；两块前侧板上端平胫骨内、外两侧髁，后侧板的上端超过腘窝部，在股骨下端进行超膝关节固定。

（2）中 1/3 部骨折　外侧板下平外踝，上达胫骨外侧髁上缘；内侧板下平内踝，上达胫骨内侧髁上缘；后侧板下抵跟骨结节上缘，上达腘窝下 2cm，以不妨碍膝关节屈曲 90° 为宜；前侧夹板下达踝关节平面，上平胫骨结节。

（3）下 1/3 部骨折　内、外侧板上达胫骨内、外侧髁平面，下平齐足底；后侧板上达腘窝下 2cm，下抵跟骨结节上缘；两前侧板与中 1/3 部骨折相同。

将夹板按部位放好后，用绷带先捆中间，后捆两端。下 1/3 部骨折的内、外侧板在足跟下方进行超踝关节捆扎固定；上 1/3 部骨折，内、外侧板在股骨下端作超膝关节捆扎固定，腓骨小头处应以棉垫保护，避免夹板压迫腓总神经而引起损伤。需配合跟骨牵引者，穿钢针时，跟骨外侧要比内侧高 1cm（相当于 15°斜角），牵引时足跟轻度内翻，可恢复小腿的生理弧度，使骨折对位更稳定。牵引重量一般为 3～5kg，牵引后 48 小时内进行 X 线摄片检查骨折对位情况。如果患肢严重肿胀或有大量水疱，则不宜采用夹板固定，以免造成压疮、感染，暂时单用跟骨牵引，待消肿后再用夹板固定。运用夹板固定时，要注意抬高患肢，下肢取中立位置，膝关节屈曲呈 20°～30°，每天注意调整夹板的松紧度，检查夹板、纸垫有无移位，若骨折对位良好，则 4～6 周后予以 X 线摄片复查，如有骨痂生长，则可解除牵引，单用夹板固定，直至骨折愈合。

（十）踝部骨折

踝关节由胫、腓骨下端和距骨组成。胫骨下端内侧向下的骨突称为内踝，其后缘向下突出者称为后踝，腓骨下端骨突构成外踝。外踝比较窄而长，位于内踝后约 1cm、下约 0.5cm，内踝的三角韧带也较外踝的腓距、腓跟韧带坚强，故阻止外翻的力量大，而阻止内翻的力量小。内、外、后三踝构成踝穴，而距骨居于其中，呈屈戍关节（滑车关节）。胫、腓骨下端之间被坚强而有弹性的下胫腓韧带连接在一起。距骨分体、颈、头三部，其体前宽后窄，其上面为鞍状关节面，当做背伸运动时，距骨体之宽部进入踝穴，腓骨外踝稍向外后侧分开，而踝穴较跖屈时能增宽 1.5～2mm，以容纳距骨体。当下胫腓韧带紧张时，关节面之间紧贴，则关节稳定，不易扭伤，但暴力太大仍可造成骨折；而踝关节处于跖屈位（如下楼梯或下坡）时，下胫腓韧带松弛，关节不稳定，容易发生扭伤。

无移位的骨折仅将踝关节固定在 90°中立位 3～4 周即可，有移位的骨折脱位应予以整复后固定。

1. 整复方法

患者平卧屈膝，助手抱住其大腿，术者握其足跟和足背进行顺势拔伸，外翻损伤使踝部内翻，内翻损伤使踝部外翻。如有胫腓联合分离，可在内外两踝部加以挤压；如后踝骨折合并距骨后脱位，可用一手握住胫骨下段向后推，另一手握前足向前提，并徐徐将踝关节背伸。利用紧张的关节囊将后踝拉下，或利用长袜套套住整个下肢，下端超过足尖20cm，进行绑扎，并进行悬吊滑动牵引，使后踝逐渐复位。总之，要根据受伤机制和损伤类型，分析 X 线片，以酌定其整复手法。

2. 固定方法

先在内外踝的上方各放一塔形垫，下方各放一梯形垫，用 5 块夹板进行固定。其中内、外、后板上自小腿上 1/3，下平足跟，前内侧及前外侧夹板较窄，其长度上起胫骨结节，下至踝关节上。夹板必须进行塑形，使内翻骨折固定在外翻位，外翻骨折固定在内翻位。最后可加用踝关节活动夹板（铝制或木制），将踝关节固定于 90°位置 4 ～ 6 周。

（十一）跟骨骨折

正常足底是三点负重，在跟骨、第 1 跖骨头和第 5 跖骨头三点组成的负重面上，跟骨和距骨组成纵弓，负担 60% 的重量。通过跟距关节可使足有内收、内翻或外展、外翻的作用，以适应在凹凸不平的道路上行走。跟骨结节为跟腱的附着处，通过腓肠肌、比目鱼肌的收缩，进行强有力的跖屈动作，跟骨结节上缘与跟距关节面成 30°～ 45°的结节关节角，为跟距关节的一个重要标志

1. 整复方法

（1）不波及跟距关节面的跟骨骨折　跟骨结节纵形骨折的骨折块一般移位不大，予以挤按对位即可。跟骨结节横形骨折是一种撕脱性骨折，若骨折块大且向上移位者，可在适当麻醉下，患者取仰卧位，屈膝，助手尽量使足跖屈，术者以两手拇指在跟腱两侧用力推挤骨折块，使其复位。骨折线不通过关节面的跟骨骨折，若跟骨体后部同跟骨结节向后、向上移位，应予充分矫正，患者仰卧，屈膝 90°，助手固定其小腿，术者两手指相交叉于足底，手掌紧扣跟骨两侧，用力矫正骨折的侧方移位和跟骨体的增宽，同时尽量向下牵引以恢复正常的结节关节角。

（2）波及跟距关节面的跟骨骨折　对有关节面塌陷、粉碎面移位较多者，可用手掌扣挤足跟，尽量矫正跟骨体增宽，手法宜稳，在摇晃足跟时，同时向下用力，以尽可能纠正结节关节角。

2. 固定方法

无移位的骨折一般不进行固定；对有移位的跟骨结节横断骨折，接近跟距关节的骨折，波及跟距关节面未用钢针固定者，可用夹板固定，即在跟骨两侧各置一棒形压垫，用小腿两侧弧形夹板作超踝关节固定，前面用弓形夹板维持足于跖屈位，小腿后侧弓形板下端抵于跟骨结节之上缘，足底放一平足垫，维持膝关节屈曲 30° 位，固定时间一般为 4 ～ 6 周。

第八节　脱位的手法治疗

一、脊椎关节脱位

颈、胸、腰椎的各段关节，有赖坚韧的韧带和椎间盘维持着脊椎的稳定。所以，受外力而发生的骨折脱位，一般都伴有韧带的撕裂伤。关于脊椎骨折或伴有关节脱位，往往累及脊髓或神经根的损伤在前文已叙述，本节只讨论单纯脱位或半脱位。

（一）颈椎关节脱位

1. 主要特征

头颈过度屈曲或倒倾旋转的外力，能使下关节突随椎体前移将关节囊、韧带撕裂而导致关节突脱位，X 线片显示颈椎棘突排列不正，上位椎体有向前移位，棘突间隙增宽，生理弧度改变或消失。临床表现为颈肌痉挛，头颈不能活动，常需用手托持，无神经压迫症状。

2. 整复手法

患者仰卧，一助手固定患者胸肩，头颈伸出床头由医生扶托，一手按托枕骨部，另一手扣抱下颌，缓慢地拔伸，先顺势逐步沿轴线拔伸，其间略将头颈进行左右侧向转动，拔伸至头伸直时稍稍后仰并维持牵引后，加枕垫实（图 3-6）。

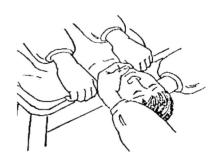

图 3-6　颈椎关节脱位的整复

（二）颈椎半脱位

1. 主要特点

因顶撞、旋转等外力，致颈部受伤，头颈转动困难，局部有压痛，这是韧带有撕裂伤，X 线片显示颈椎向前或向后移位在 1/4 以内者，称半脱位。另有小儿因咽部炎症，发热后出现头颈不能动，无外伤史，X 线片提示环椎关节的齿状突半脱位，症状是头颈无力，偏向一侧，需手扶托才能竖直，如被动将头颈向前向后或向左右转动无阻碍，亦不痛。

2. 整复方法

不需手法复位，取仰卧，头放中立位，颈部用枕垫实，在此期间，由陪护人每天做 2～3 次按摩，用和伤散热敷。并在旁人帮助下做几次侧卧，用枕垫实，用颈围固定（图 3-7）。

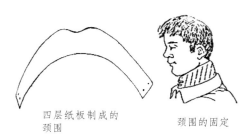

四层纸板制成的颈围　　　颈围的固定

图 3-7　四层纸板制成的颈围及颈围的固定

二、肩关节脱位

（一）主要特征

好发于青壮年，男性居多，占全身关节脱位的 50%。肩关节脱位与肩关节的解剖和生理特点有关，因肱骨头大，关节盂浅而小，关节囊松弛，其前下方组织薄弱，关节活动范围大，遭受外力的机会多。

按肱骨头的位置分为前脱位（较多见）和后脱位，常因间接暴力所致。

（二）整复手法

患者取仰卧位，腋下用立柱固定，或取端坐位，腋下用宽布带扣在颈牵引椅架上或由助手握持。先由助手握住患者腕部，顺伤势行时间较长的拔伸牵引，医生握持远端纠正成角，或做端挤，促使肱骨头入盂。复位成功后，用铅丝夹板进行超关节固定，取三角巾予以颈部悬吊 2～3 周。若肱骨头未能到位，用外展位三脚架行皮肤牵引，每天早中晚各 1 次，在腋下将肱骨头向上端托。3～5 天后进行 X 线摄片复查，如已复位，改超关节夹板固定。

三、新鲜月骨脱位

整复时，助手握住患侧手指进行轻量的背伸牵引，术者以一手稳住患者前臂，另一手的拇指用力挤压月状骨凹凸面的远侧，此时助手保持手腕的拔伸力并略屈腕，如此协调用力以得到复位。复位后，可取屈腕 30° 位进行夹板固定 4 周。复位难者，用骨圆针在无菌操作及 X 线透视下将月状骨推回，或行手术治疗。

四、掌指关节脱位

掌指关节脱位，各个手指均可发生，以拇指的掌指关节脱位较多见，下面以拇指掌指关节脱位为例。

（一）主要特征

掌骨头向掌侧隆起，近节指骨基底向背侧移位，拇指的外形缩短，竖起。

（二）整复手法

术者一手握住掌骨，另一手握住指骨，两手均以拇指和食指用力为主，成对抗式各执关节的一端，两手同时动作，先略做过伸和轻微的拔伸。继而用握持掌骨一手的拇指从背侧推挤指骨近端基底，另一手将指骨从拔伸转为屈曲手指，即可复位。其他掌指关节的脱位，整复方法同上。

指关节虽小，而脱位后的整复未可轻视，当强力拔伸时，关节囊和韧带会相应对抗紧张，或原来稍微嵌套在关节间的关节囊，更向内陷，造成复位困难。轻手法和麻醉一样，能使肌肉紧张得到缓和，嵌套的组织在活动中解脱，便可顺利复位。如果关节囊的突破口紧套在掌骨颈部，或屈指肌腱嵌顿在关节间，得不到解脱，则只能考虑手术治疗。

五、髋关节脱位

髋关节的髋臼比较深，关节囊前面有强大的韧带，故关节的稳定性比较高，股骨近端骨折的发病率大大高于髋关节脱位。临床上误诊的很多，故两者的鉴别诊断很重要。

髋关节脱位又分为前脱位、后脱位和中心脱位三种（图3-8、图3-9）。

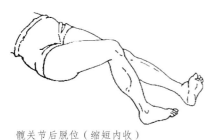

髋关节后脱位（缩短内收）

图3-8　髋关节后脱位

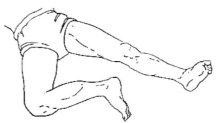

髋关节前脱位（延长外展）

图3-9　髋关节前脱位

（一）主要特征

外伤后患髋肿痛，活动受限。后脱位患髋屈曲、内收、内旋、短缩畸形等；前脱位远较后脱位少见，由于前方主要为韧带维护，因而不易合并骨折，前脱位时患髋呈伸直外旋畸形；中心脱位时患肢短缩畸形，髋部活动受限。主要症状有以下几个方面。

1. 坐骨神经损伤症状

髋关节后脱位后，由于髋关节后侧组织的解剖特点，可引起坐骨神经损伤，腓总神经麻痹，表现为足下垂，背伸无力，经休养 1～3 个月可以恢复。

2. 髋臼撞击症状

所谓髋关节中心脱位，实质是外力的作用，使股骨头向髋臼撞击而造成的髋臼骨折。严重者，股骨头嵌入髋臼，以致髋关节的解剖关系失常。

（二）整复手法

1. 髋关节后脱位

患者仰卧，用立柱或阔布带（图 3–10），或助手压紧髂嵴，固定骨盆。术者站在健侧，或两脚分开，跨在患者两脚外侧，弯腰用一手穿过患腿，使肘窝与患者腘窝成十字形对合。另一手握持患腿踝关节，先将患腿提起成屈髋屈膝各 90°，然后开始拔伸，方向由垂直到内收，力量逐渐加大，持续不变，直到股骨头滑入髋臼。如果经 1～2 分钟后未入内臼，再加大力量拔伸，并将大腿略做内、外旋。同时，另一助手将股骨头向前下方推挤，复位时能听到或感到复位音，于是略加拔伸，使患腿缓慢伸直，两腿等长。

2. 髋关节前脱位

患者仰卧，骨盆固定方法如前，术者站在患侧（图 3–11）。拔伸方法与后脱位相反，即患腿取外展，外旋位拔伸，转为内收，内旋位复位，缓慢伸直。如经 1～2 分钟后仍未入臼，助手可在腹股沟处将股骨

　　　　　　　　　　　　　　　　　　　　刘氏骨伤精要

头向外推送，直到复位。

复位后，要求患者卧床休息，在床上略做屈伸活动，4～6周后可扶拐下床锻炼，逐步负重。

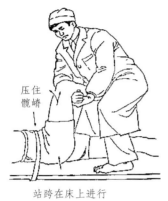
压住
髋嵴
站跨在床上进行

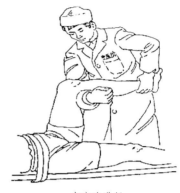
在床边进行

图 3-10　髋关节后脱位整复手法　　图 3-11　髋关节前脱位整复手法

六、髌骨脱位

（一）主要特征

膝关节的周围有坚强的韧带和肌腱的保护，故脱位少见，而髌骨移位者有之。一般是髌骨受到侧向的冲击力而造成，特征是髌骨离开中线，移向内侧或外侧，少数伴有血肿，膝关节交锁成屈曲位。

（二）整复手法

患者仰卧或端坐均可，稳定大腿，术者一手按住小腿，另一手按住髌骨。术者一手将小腿缓慢地伸直的同时，按髌骨的另一手将髌骨向股骨前中线推移，即能顺利复位。有些患者撞伤后发现畸形，经自己推挤，畸形已消失，因仍肿痛乃来门诊。实则当时的畸形属髌骨脱位，已自行复位，而血肿不会立即消失，故外敷消肿膏，予以绷带绑扎，效果较好。休息期间需进行换药和按摩，开始锻炼，活动量由小到大，活动强度逐渐增加。

七、踝关节脱位

（一）主要特征

胫腓骨远端的内外踝与距骨所构成的关节，因与韧带紧密联系，单纯脱位者少见，大都伴有内、外踝骨折和韧带撕裂。脱位的特征是有明显的内翻或外翻，复位比较容易，应重视骨折和韧带损伤。因脱位整复后 X 线片见到关节关系仍有偏差，这是骨折端的对位或韧带撕裂所遗留的分离，整复手法不能一次解决，而需按骨折或韧带撕裂伤处理。

（二）整复手法

助手将小腿固定，术者一手握持跟骨，另一手握持脚背跖骨部，两手同时用力，从翻转转为正直方向，继而以握持跟骨一手的拇指将距骨向中线推挤，另一手将脚背以相反方向即内翻变外翻，外翻者转为内翻，并背伸跖屈。复位后，敷消肿膏，以内、外侧夹板固定 4 周以上。

八、趾关节脱位

（一）主要特征

趾关节中，以跆趾较大较长，当外力撞击或脚趾踢出时，跆趾首当其冲，故跆趾脱位较多见。特征是，趾尖向上向前，脚趾缩短，稍肿胀，疼痛症状不显著，趾屈伸受限。

（二）整复手法

稳定患肢足跟，手法与指掌关节脱位相同。复位后予足趾伸直位夹板超相邻关节固定 4 周，4 周后拆除夹板再进行趾间关节屈伸功能锻炼。

第九节　筋伤的手法治疗

一、颈、肩、腰腿痛

颈、肩、腰腿部位，除了因直接外力的作用而导致的急性肌肉扭挫伤外，多数的颈、肩、腰腿痛，与脊椎的退行性病变有关。

脊椎由颈椎、胸椎、腰椎、骶椎等部分组成，在日常的工作和生活中，尤以颈、腰段活动量最大，易于劳损。随着年龄的增长，日常劳损的积累，容易发生椎间盘、韧带的变性，髓核的含水量减少、弹性降低，椎间盘的边缘向四周突起、椎间隙变狭、关节囊松弛、椎体边缘的骨质增生、椎管狭窄、脊椎的生理弧度改变等。这些变化，导致脊椎关节的平衡失调，功能逐步下降，每遇劳累或受寒凉，便出现腰肩酸楚，如果再受到一些外力，会使滑膜嵌入关节间，或小关节有少许错缝，椎间盘的纤维环破裂和髓核突出。当突出物、增生的骨刺，或寒凉的刺激、痉挛恰巧压迫着不同节段的神经、血管，根据受压的部位及压迫的轻重，会在颈、肩、腰等部位，出现相应的一系列症状，其中以神经型比较多见。

1. 神经型

脊椎各段均可发生，轻则出现颈肩部或腰腿部的疼痛、酸麻，仍能忍受并参加劳动；重则沿受累的神经走向，有阵发性或持续的剧痛，咳嗽时加重，头颈或上身向一侧倾斜，活动受限，甚至影响睡眠，卧床不起，相应的横突下方有压痛，有叩痛和放射痛，压颈或直腿抬举试验（＋）。严重者压迫脊髓，可见于颈椎、胸腰椎，特征是上肢或下肢麻木、灼热痛、持物无力、走路不稳、腱反射亢进等。

2. 血管型

血管型见于颈椎病，头颈后伸或转动到某一方位时，出现肢体麻木，眩晕，恶心，呕吐，持物落地，甚至因腿部无力而跌倒。

颈肩腰腿痛中联系到脊椎关节时，常以"喀嗒"音作为关节脱位或复位的依据。小关节的错缝或滑膜嵌顿，在X线片上往往不能显示，主要以患者主诉和医生在施行手法时听到或感到的音响为准。实际上这种音响与症状并不是完全一致的。

在发病时或推拿时能听到"喀嗒"音，也有并无音响者，但都能发生同样症状。在发病时有无音响，与推拿时的有无音响也不是一致的，"喀嗒"音，不能作为关节脱位或手法复位成功的唯一依据。因为首先，关节活动时的肌肉拮抗作用，使关节发生摩擦或肌腱的活动也能出现音响。其次，脊椎遍变所形成的关节不稳定，既易于移位，也能自动复位，如因颈椎退变所致的头颈略向一侧倾斜，往往在头颈转动时，或端坐位两肩摇动时，能听到音响；个别顽固性腰痛的患者，能在轻微的转动中发生关节交锁，行走时上身向一侧倾斜，自己将腰部扭转，又能滑向另一侧倾斜，此时取平卧位，做腰部活动，可自动复原；在肩关节或髋关节做手法复位时，当肱骨头或股骨头达到关节盂或髋臼时，能感到不是外力而是自身本能地滑入原位，所以小关节的少许错缝，经卧床休息结合功能锻炼，有可能达到自动复位。如果原有退变关节不稳定，再加外力导致关节周围组织的撕裂，其损伤的修复是康复的关键，因此不要以"喀嗒"音论成败。

由于一个突然的动作，而发生腰部功能障碍者，推拿是进行探索性的诊断和治疗的双重手法，但对于严重的急性肿痛或老年体弱者应当少用、慎用。

（一）颈部筋伤

1. 颈项肌扭伤

倒立时头顶着地，或在无准备的情况下突然头颈扭转，以及头颈过度的前屈后伸，都会使颈肌、韧带发生损伤。主要临床表现为颈部一侧疼痛，头向一侧倾斜，转动困难，有轻度肿胀，局部压痛明显，无神经根性压迫体征，X线片显示无颈椎骨折和脱位。

治疗上，急性期局部敷消肿膏，如果坐起或站立时，头颈不胜支持者，以卧床休息为主，或用颈围。5天后，局部进行手法按摩和热敷，并开始头颈的功能锻炼。

2. 落枕与颈椎病

头颈强硬，倾斜，转动困难，肩颈部酸胀疼痛，这是落枕与颈椎病的共有症状，它的病因有时也很难分清。

（1）落枕　早晨起身或在洗脸等活动中，突然发病，也有开始时轻微感到头颈转动板滞，逐步发生胀痛，一侧头颈诸肌压痛，无手指麻木，无放射性痛。大多由于日间疲劳或睡后长时间处于一个不舒服的姿势，或颈肩部被折叠的衣被挤压，或复受风寒导致经脉拘急。治疗上，局部进行手法按摩，开始宜轻，热敷，每天 2 ～ 3 次，每次 10 ～ 20 分钟。一般当天或第二天即可缓解。

（2）颈椎病　临床常见的颈椎病，是指由于颈椎部位的骨质增生或椎间盘变性所引起的颈肩痛，或手指麻木。在此基础上，如果加上一个外来诱因，例如落枕或头颈无准备的突然的转动，由于肌肉的牵拉，也可因过度疲劳，或受寒凉的刺激而痉挛，导致症状加重。颈椎病的各种类型中以神经根型比较多见，此病的发作往往与受风寒有关，故属中医学痹病的范畴。手法按摩，每天 1 ～ 2 次，每次结束时，在背部大小圆肌之间使用点压法。用和伤散进行热敷，每天 3 ～ 6 次。牵引时，选择患者感到较为舒适的体位和重量，一般取微前屈位，悬重 3kg 左右，每天 1 ～ 2 次，每次 10 ～ 30 分钟，以 3 周为 1 个疗程，1 ～ 3 个疗程，待压迫缓解，症状消失。药物治疗上，如疼痛较著，不能安睡，可配合药物治疗。如果症状持久不减，且见加重者，特别是脊髓型、椎动脉型，需进一步检查，以排除其他骨性病变。

3. 小儿斜颈

小儿斜颈比较少见，一是先天性的，一是突发性的。

（1）先天性　出生后 3 ～ 4 个月的婴儿，头颈已能竖直，如发现头向一侧倾斜，用手扶托，不能纠正，查见一侧的胸锁乳突肌紧张并有棱形肿块，无压痛。治疗上，每次喂奶时对准肿块处予以揉摩法轻轻按摩。如经 2 ～ 3 个月，未见松软，倾斜仍明显者，可行手术。

（2）突发性　3 ～ 5 岁的儿童，无明显发热史，突然出现头颈软弱无力，常向一侧倾斜，用手扶托能恢复正常，但去除扶托力，又复倾斜，被动不痛，无肿块，无外伤史，四肢功能正常。治疗上，以仰卧为主，经常帮助患者将倾斜位纠正至中立位，并用和伤散热敷，每天2～3次，每次5～10分钟，约10天自愈。

（二）胸廓部筋伤

滑跌、撞击、挤压除了会造成肋骨骨折外，还会导致胸肋软骨或肌肉的损伤。

1. 胸肋软骨损伤

胸部靠贴栏杆，两手用力取物时，或在人群中受到挤压，或侧向转身用力，都易使肋软骨受伤，多见于胸肋软骨的连接处，第9、10肋处。

局部轻度肿胀，两手用力时痛，有明显压痛，或有轻微的活动感。

治疗上，急性期局部敷消肿膏；咳嗽时疼痛需用手按护者，用多头带固定，3～7天后，症状逐渐减轻，改贴伤膏散，内服理伤丸，予以轻柔手法按摩。

2. 胸椎后关节综合征

胸椎和胸骨、肋骨构成的胸腔，有较强的稳定性，故胸椎的损伤比较少见。但拉提超重物件，或上身的突然扭转动作，以及脊椎的退行性变、疲劳受寒等原因，能引起背部肌肉痉挛，很难明确说明是滑膜嵌顿还是小关节错缝，故称综合征，多见于瘦弱的中年或老年人。

患者一般晨起后感到背部胀滞或背部有压抑感，如果此时突然咳嗽或用力搬物或勉强继续坚持劳动，则疼痛加剧，并向同侧肋间放射，或在胸壁，或上腰部有束带样痛，不能深呼吸。头颈和上身转动困难，肩部不能负重。通常在主诉胸肋的疼痛处找不到痛点，而在棘突部有压痛或叩击痛，胸椎4～9节的侧背棘肌或肩胛骨部位的大小圆肌之间有明显压痛，X线片未见明显改变。

治疗上，有外伤史者，先用三指按摩手法，有改善者，隔天继续按摩；如无效，用推板转身手法行正骨理筋。无外伤史者，以按摩、热敷为主，内服药同颈椎病，局部贴伤膏散，一般 3～7 天痊愈。

（三）腰部筋伤

腰位于人体的中段，体形狭小，活动量大。在日常工作和生活中，除了睡卧以外的时间里，坐、立、行走、维持体位，都需要腰部骨骼和肌肉的参与，尤其是弯腰的动作，腹肌收缩，而背腰部的肌肉是带有紧张的放松，所以易于劳损。同时，随着年龄的增长，日常积累的劳损，形成脊椎的退行性改变，导致脊椎关节的不稳定。除了意外的直接暴力撞击、滑跌致伤外，往往因不正确的姿势或高强度的动作，负荷过重，超过了脊椎正常的能力，使局部脊椎的结构包括关节囊、韧带、肌肉、筋膜遭受破坏，又因外伤的血肿刺激，或风寒湿邪的侵袭等，都能导致腰痛急性发作或慢性腰痛。在急性腰痛发病后，由于病情本身比较复杂，或治疗不正确、休息护理不适当、过早劳动等，以致修复不全，转为慢性腰痛，而在慢性阶段，又能在某一时机变为急性发作。急性腰扭伤患者因立即就诊，一时因潜在的神经根性症状尚未出现，或早期的肿瘤、结核等，先以损伤就诊，诊断难度更大，所以关于腰痛的更确切的诊断和有效的治疗，有待进一步探讨。

一般情况下，患者都有明显的外伤史，例如搬抬重物，弯腰后突然直立，弯腰洗脸急于转身，偶然咳嗽，腰部处在不恰当的姿势下承受过重的力量都可导致腰部的肌肉、韧带扭伤，后关节错位、滑膜嵌顿、腰椎间盘突出等各种不同的病变。但在急诊时，主诉腰痛，腰活动困难，X 线片无明显改变。比较多见的有以下几种类型。

1. 腰肌扭伤

腰部活动时，附着在脊椎棘突、横突的肌肉和韧带着力最大，也最易受伤，比较多见的是半棘肌、骶棘肌的损伤。下腰部的肌肉有深浅之分，急性扭伤时，实际上具体区分深浅的肌肉和韧带是困难的，故统称腰肌扭伤。

症状表现为，腰部活动受限，局部肿胀，压痛局限，无脊神经根性症状，站立行走的姿势基本正常，或有护痛性倾斜。

治疗上，予以轻按摩，按擦法为主，每天1次，每次2～5分钟。局部敷消肿膏，内服理伤丸。肿痛较重者，休息2～5天。如症状未消除，予以中等强度按摩，外贴伤膏散。

2. 腰椎后关节紊乱

腰椎关节后面的上下关节突，与邻近的上下关节面相对，周围包以薄而紧的关节囊，有脊神经后支的神经末梢分布，为极敏感的组织，主要功能为稳定脊柱。如果因受外力，如在弯腰扭转动作中，感到腰部扭曲，有的伴有弹响或脊椎原有退变，又因一个不在意的咳嗽或失足踩空，力量虽然不大，也能发生韧带的扭伤，或小关节错位，或滑膜嵌顿。在脊椎的两侧或一侧的深部有压痛和功能障碍，有的压痛不明显，此症在中年人多发，因一时很难准确说明为何种病理改变，故统称后关节紊乱，也称关节突综合征。治疗方法如下。

（1）卧床休息　给予扭伤组织自行修复的良好环境，卧睡的床面要求比较坚硬。

（2）积极自主运动　在床上自主地运动，不太勉强地做仰卧和左右侧卧，幅度大小以适度为宜，并经常调动。两腿经常屈伸，仰卧位时做抬腰和臀部摆动。争取嵌顿或错位得到本能地回归。

（3）手法　①按摩：取俯卧位，如俯卧有困难者，取侧卧，左右交替，予以轻按摩，5～10分钟，本手法青年人、老年人均可采用。经按摩后症状未见改善者，用转腰、伸腰手法。②转腰：上身做斜向弯腰或转身动作时受伤者，就根据受伤时的姿势，进行相反方向的推扳、旋转，即还原动作，以达到复位。方法是取侧卧位，患侧在上，屈髋屈膝45°，术者站立在患者背面，一手按肩，一手按髂嵴，两手同时用微力一推一扳，命患者合作，使腰骶段摇动，达到肌肉放松，当患者已能很自然灵活地配合，随着一起摇动时，术者两手突然增加推扳力度，即一手将肩向后扳，一手将髂嵴向前推，1～2秒钟立即放松，并可重复一次，可闻弹响；如未闻弹响，两手改换方向推扳1～2次，然后命患者自己转身和起坐，如已较自如，即为手法成功；如无改善，再命患者改换侧卧方向，即患侧在下，仍照上法推扳1～2次。手法结束，嘱咐患者卧床休息，卧床期间，每天再做1～2次按摩。③伸腰：适用于上身前弯动作中受伤者，做相反的还原动作。患者俯卧，术者一手按在脊椎有痛点之处，另一手提抬患者大腿，或由助手提双腿，先进行轻松地小幅度提抬，待肌肉放松后，用力伸腰使大腿抬高30°～40°，再重复一次。手法结束，嘱咐患者卧床休息3～5天，其间每天进行热敷。

3. 梨状肌综合征

梨状肌位于臀部的深层，当抬重物，在不够协调的情况下，如大腿外旋、外展或内旋、内收的动作中，能使该肌因过牵而损伤，或夜间受凉，亦能导致发病。因该肌与坐骨神经关系密切，有引起坐骨神经相关症状的可能。

（1）急性损伤　不能大声咳嗽，跛行，俯卧时臀中部有条索样肌束隆起，压痛明显，大腿后侧深部酸胀，偶有小腿后外侧发麻，甚至有刀割样痛，双下肢喜取屈曲位，或双膝跪卧，夜不入眠。

（2）慢性期　臀部肌肉萎缩，压向深部的弹性减低，有空虚感。本病与椎间盘突出症状相似，主要区别是腓总神经麻木，但腰部无体征，直腿抬举在60°以前明显疼痛，超过60°后，疼痛减轻。治疗时，取俯卧位，双下肢外展，急性期在局部用轻按擦和揉摩，往往很快能使痉挛减轻或消失。病程较长者，予以中等强度按摩和点压以缓缓图之。

4. 腰椎间盘突出症

中医学对腰椎间盘突出症（以下简称"腰突症"）的急性期称"闪气""岔气"，病程长者，称肾虚腰痛，或痹性腰痛，统称"腰腿痛"。西医学对本病经X线片、CT及MRI检查，为诊断提供了科学依据，并通过手术证实，确有突出物的存在，而且术后疼痛立即消失，或明显减轻。但从各地对本病的报道中，也提出了诊断还存在一定的误差，治疗上也不是个个满意。中医的推拿手法，虽有一定的疗效，但不能尽如人意。说明腰腿痛的诊断和治疗，还有待提高，例如黄韧带肥大、硬脊膜粘连、早期结核、肿瘤也有压迫神经根性症状，容易与腰突症相混淆。

腰突症可以因突然承受较大的暴力而发病，也可在弯腰久后，突然起立，甚至在弯腰洗脸、咳嗽、打喷嚏等动作时诱发。主要病理改变是椎间盘的纤维环破裂，髓核突出，压迫脊神经根，而引发的一系列神经根性症状。

（1）症状和体征　发病常见于青壮年，大都有外伤史。主要表现为，腰痛伴同侧下肢坐骨神经痛，先腰痛继而腿痛的病例占多数，咳嗽、打喷嚏时疼痛加剧；上身偏斜，大多向健侧，个别的倾斜可以左右转移；站立位喜取直腰屈膝，弯腰受限，并有向下肢的放射痛，好发于腰4、5和腰5、骶1节段，有压痛叩痛；直腿抬高试验限制在$10°\sim40°$之间，在抬高将出现疼痛时，将足背屈，痛加重；下肢麻木，伸踝及足趾肌力减弱，膝、跟腱反射减弱或消失；髓核突向中央，有鞍区麻木、大小便困难和双足麻痹等症状；急性发作严重时，立坐不安，卧床不起，翻身困难，一般急性发作的时间可为$5\sim30$天，症状逐步缓解，先腰痛消失，而下肢麻木，往往要延长一段时间。

（2）X线片　前后位平片提示，椎间隙后宽前窄和侧偏，多数是患侧间隙变宽，向健侧倾斜；侧位片，腰椎弧度前凸减小或消失，甚至变为后凸（倒置）。

（3）治疗　由于椎间盘突出的程度有大小，部位有不同，对神经根的压迫有轻重，症状也有差别。传统手法对本症是适宜，但必须很好掌握。神经根的受压，有时不是绝对固定不变的，所以找一个机会，能使压迫的关系改变，症状就会相应起变化。这种变化，可以赖手法和休息相互为用，获得成功。手法可以解除肌肉痉挛，松解粘连，使突出的髓核与神经根的关系改变，甚至导致髓核破裂或回纳，但外力使椎间盘突出时，周围组织必然也受到损伤，这些破坏了的组织，需要一个修复时间，故需要适当休息。而且在休息期间进行适当活动中，也能自然地使压迫发生变化，或者经过一段时间，使压迫处因互相适应而得到症状缓解。推拿时，取俯卧位，上半身固定，助手紧握两小腿踝部，进行向下牵拉，术者在腰骶部进行按摩，持续 10 ～ 20 分钟，再由术者用手掌压住腰骶部，助手将两腿上提，使腰部过伸，稍抖动 2 ～ 3 次，之后改为一腿放平，另一腿上提，使腰成过伸和旋转的动作经 2 ～ 3 次，调换一腿照样提拉。手法结束，帮助翻身成仰卧位休息，如隔 2 ～ 3 天症状不改善者，隔 2 天继续推拿，并鼓励患者自主锻炼。如上法使用多次无效，或反复发作，且每次加重，应做进一步检查，以排除其他骨性病变。

（4）手法与休息的运用　腰腿功能稍有障碍者，以按摩为主，取俯卧或侧卧位，着重按摩痛区的深部。结束时，点压腰肌和环跳穴，每天 1 ～ 2 次。症状较重，有外力扭转史者，以推拿为主；病程较长者，加牵引法。

5. 慢性腰痛

慢性腰痛起病缓慢，症状较轻，既不是严重的特发病变，也不会霍然而愈，它可来自急性腰痛的后期遗留症状，又可为急性腰痛的前驱症，是一种常见的多发病。慢性腰痛给日常的生活和工作带来不便，使患者精神上十分烦恼，由于酸痛部位在腰的中下段，故又称下腰痛，多因体质虚弱。腰为肾府，风寒入侵，局部气血失于调达，则引发腰痛。或急性外伤后的治疗和休养不当，导致损伤修复不全而形成瘢痕粘连、筋膜增厚、肌腱挛缩等变化，成为慢性腰痛。腰部的各种活动，以及维持脊椎的稳定，腰肌、棘肌的起止点承受的应力最大，易于产生炎性变化和劳损。X 线片可见椎体边缘增生，椎体变薄，椎间隙变窄，相应的关节囊、韧带松弛，脊椎向前滑移，这些改变和炎性的刺激，会导致多种症状的出现。

经常或反复的腰部酸痛，无脊神经根性放射痛，有的则固定在一处，有的则游走，有的则痛区广泛，有的则无明显压痛点，休息后减轻，仰卧时腰部需垫实方感舒适。腰部无力，甚则有空虚如折感，尤其在早晨起床时腰部空虚，不敢站直行走，不能提物，经缓慢地顺其势站立片刻，又能照常活动。或腰部板滞，活动受限，有护痛性肌紧张，不能自由弯腰，休息后明显减轻。或腰骶部喜热，怕冷，遇寒冷则酸痛板滞，对气候变化极为敏感。

慢性腰痛平时应掌握劳逸结合，注意保暖，行背腰功能锻炼、太极操、局部按摩或内服补肝肾去风湿药。仰卧时，腰部有空虚感者，在腰酸不适处，以脉枕大小的棉枕垫半小时，棉枕的厚度应根据各人的肥瘦调整，以有舒适感为度。从上述病因和症状，结合局部检查和 X 线摄片，可以明确诊断。

（1）腰肌、骶棘肌劳损　平时该部负荷较繁重，受伤后未曾修复，经常在一侧或双侧的腰骶部酸痛，休息后减轻，在腰肌部或骶棘肌部有明显压痛，无脊神经根性症状。治疗：在病区每天或隔天 1 次的中等度按摩，如平素体质虚弱者，常服金匮肾气丸。

（2）腰三横突综合征　腰三横突较长，承受的拉力最大，是腰方肌、棘肌、筋膜的起止点，长期的劳累和炎性反应，会形成局部增粗，压痛局限而明显，晨起时酸痛较著，活动后好转。治疗：以轻揉摩和点压为主，点压时的力应在肿块的周围边缘，直向中央，即由下向上、由外向内、由上向下，忌重手法。

（3）腰椎管狭窄　由于外伤性骨折，椎间盘挤入管内，黄韧带肥大，脊椎向前脱位，手术后椎管形态变化等原因，以致神经根受压，出现腰骶部阵痛，活动受限，行走时小腿痛、无力、麻木，稍事休息后症状缓解，又能行走，呈间歇性疲行，咳嗽痛加剧。治疗：轻症用按摩热敷可以改善症状；重则行手术。

（4）强直性脊柱炎　早期主诉腰背部板滞，酸胀，尤以晨起时为甚，活动后稍见灵活，但久坐后又复原。病变部位集中在韧带和骨骼的附着处，当炎症侵及骶髂关节，因痛难以伸直，固定于屈曲内收位。侵及脊椎，形成上下椎体边缘相连结强直，其范围大都从骶髂关节开始，上升到胸椎及下颈段。发病半年后 X 线摄片可见关节轮廓模糊、骨质疏松，随着时间的延伸，形成竹节样板硬强直，驼背畸形。本病好发在青壮年，以 20 ～ 40 岁男性多见，常以劳损来门诊。治疗：内服活络丸，经常做腰背肌锻炼可以暂时缓和酸痛，但不能防止或改善强直。

二、四肢关节部位的软组织

四肢关节部位的软组织，主要有关节软骨、韧带、肌腱、腱鞘、滑膜、滑囊等。这些软组织主要作用为稳定关节，又可在关节活动时起润滑保护作用。当一侧的肌肉收缩，另一侧肌肉随之放松，就产生关节的活动，这种活动最基本的条件是关节的平整光滑，滑液的正常分泌，韧带的完整，肌力的充沛。

外力的撞击、旋转、牵拉、挤压，或运动量的突然增加，肌肉自身的强力收缩，关节活动超越正常范围，或关节长期固定，或长期做单一而又反复的劳动，或年老体弱，产妇过早操劳，血不养筋，慢性劳损，都能使关节结构发生退行性改变导致功能障碍。关节脱位和邻近关节部位的骨折都能伴发关节周围软组织的损伤。

（一）踝关节韧带撕裂

踏在不平地面或从高处着地，踝关节过多的内外翻，使韧带撕裂，比较多见的是外踝下距腓韧带，主要症状是外踝下高度肿胀，呈内翻、压痛，肿胀消退后，深在性的压痛需较长时间消失。

治疗：上述的各关节的几种韧带撕裂伤的治疗方法，基本相同，急性期都是局部敷消肿膏，用绷带或加铅丝纸夹板将关节取各种式位固定，主要做到使韧带的断端靠拢，比如距腓韧带撕裂需取外翻位固定，保持稳定，隔 3 ～ 5 天换药，并轻按摩，3 ～ 5 周肿胀消退去除夹板后，适当活动，用和伤散热敷。

（二）肩周炎

肩关节的结构特殊，有冈上肌、冈下肌、小圆肌、肩胛下肌的肌腱组成腱袖、附着在肱骨大结节上，一处发炎，可蔓延到周围受累，所以肩周炎是肩关节周围发炎的简称。

本病大都发病缓慢，无明显外伤史，或曾有轻微外伤或骨折、脱臼后的继发病，开始时先为肱二头肌长头腱处或三角肌止点处有压痛、举臂痛，逐渐发展到肩部的各种活动明显受限，特别是后伸痛，摸脊试验很难达到腰三水平，穿、脱衣袖需人帮助，严重者可出现夜间静息痛，病程延长后，少数患者出现后肩部肌肉萎缩。

治疗：运用手法或自我功能锻炼，轻柔缓慢进行，切忌粗暴，欲速则不达（表3-3）。

表 3-3　肩周炎的治疗

	药　物	手　法	功能锻炼
急性期	局部贴敷消肿膏，内服布洛芬或小活络丸	肩周围按摩	颈悬吊前后摆动
慢性期	局部贴伤膏散，用和伤散热敷	1.在外展、前屈、后伸等方位，以按摩加点压。2.松解粘连手法。	自主活动、摇转、摆动，每天3～5次，每次10分钟

粘连松解手法：关节自主活动明显受限，帮助患肢外展，不能达到90°，在抬肘时，由肩胛骨前移代偿，这时可取松解法。以右臂为例：医生站立在患肩右侧外后方，用右手从肩后腋下穿向胸前，患臂上抬，医生右手掌按压在肩峰部，以肘托住患臂，然后医患协同将患臂缓慢抬起，以患者有酸痛而尚能忍受为度，此时保持这一角度，左手在肩部诸肌的肌腱和滑囊处按摩，同时用右手托持患臂向前后摆动，30～60秒钟，缓慢放下，在肩周围按摩,30～60秒钟再抬起，如此反复3～5次，每隔3天再继续做2～3次，每次从外展到高举的角度，逐步增加，要找新痛点，约半月为1个疗程。

（三）髂腰肌腱炎

髂腰肌是腰大肌和髂肌的共称，腰大肌起于腰椎，止于股骨小粗隆。髂肌起于髂凹，大部与腰大肌的肌腱相合，止于股骨小粗隆。二肌联合作用为屈髋与外侧回旋。遇剧烈的运动或大腿着力跌跤时，能引起该肌腱扭伤而有炎性反应。本病好发在14岁以内的少年儿童，患者常常在外活动，都由家长发现跛行而就诊。

1. 症状

体温正常，X线片上无骨性变化，站立时上身侧弯，行走时股部外凸，严重时须弯腰屈膝，用手抵撑膝部才能行走。平卧位，两腿对比，患肢有明显外展延长，喜屈髋而卧，腹股沟小粗隆处患侧腰肌有明显压痛，患肢不能平伸靠床，强行伸直时腰部出现代偿性前凸，前凸的程度，轻则仔细才能看出，严重时明显呈弓形。测定方法：如用手掌平放在床面上，手背靠在第三、第四腰椎部，当两腿同时屈髋时，手背与腰椎紧密靠拢；如果单使健侧大腿伸直时，腰部与手背的接触仍不变，而患腿伸直时便有不同程度的分离，严重时可离床达8cm左右可以握拳插入（图3-12）。

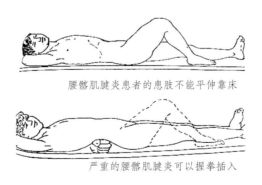

腰髂肌腱炎患者的患肢不能平伸靠床

严重的腰髂肌腱炎可以握拳插入

图3-12　髂腰肌腱炎典型表现

2. 治疗

在小粗隆处轻揉摩，用和伤散热敷，每天2～3次，卧床休息，允许起坐，禁止下地活动，一般 1～2 周内症状缓解，1～2 月痊愈。

（四）跟腱炎

腓肠肌和比目鱼肌的下端合成肌腱而附着在跟骨上，称跟腱，这是人体最强有力的肌腱之一。

1. 症状

跟腱炎是长期的反复的脚尖用力，得不到充分休息或营养不良，局部压痛，行走痛。跟腱断裂一是由于肌肉强力收缩所致，在行走起步或扛重物时，脚跟提起，脚尖着力，腓肠肌强力收缩，此时感到好像有人在脚后跟处猛击一棍，实是跟腱断裂，好发在跟骨上 2～6cm 处，可以摸知一横沟，肌腹上移，并有明显压痛，跖屈力消失，腓肠肌挤压试验阳性；X 线侧位摄片可显示裂痕，如属部分断裂，横沟不明显，MRI 检查可进一步明确诊断。二是直接被重物撞击所致。

2. 治疗

和伤散热敷，每天 1～2 次，取跖屈位轻按摩，减少活动量，3～4 周痊愈。

（五）腱鞘炎

腱鞘是肌腱的一个外壳，是为肌腱活动时减少与骨骼发生摩擦的一个保护装置，它与滑膜相似，主要功能是产生少量滑液。如果滑膜分泌失常，肌腱在鞘内的摩擦增加，引起充血、水肿的炎症变化。用手劳动过多，常见本病的发生，鞘壁增厚或受寒冷的刺激，腱鞘痉挛，能使管腔狭窄，或因炎症发生粘连和代谢产物的积聚，致局部肿胀疼痛，活动受限。由于不同部位有不同的特殊体征，常见的发病部位有以下几处。

1. 伸拇肌腱鞘炎

手腕尺屈或屈拇时痛，在桡骨茎凸部轻度肿胀，拇指操劳过度，使该部的炎性变化致腱鞘管腔形成狭窄，故又称狭窄性腱鞘炎。

　　　　　　　　　　　　　　　　刘氏骨伤精要

2.屈指肌腱鞘炎

无明显外伤史，肿胀不明显，掌指关节的掌侧有明显压痛，屈伸困难，屈指后伸展时关节呈交锁，当自主稍用力伸展或帮助伸直时，有跳痛伴弹响，这是屈指肌腱鞘炎的特殊表现，以拇指中指的掌指关节发病较多。

3.肱二头肌腱鞘炎

肱二头肌腱鞘炎与一般的二头肌腱炎部位相当，主要区别是，当抗阻力屈时及前臂旋后时，肱二头肌长头处出现剧烈疼痛，而肩外展时很少有影响。

治疗：以上几种无菌性炎症的治法相同：①适当休息。②揉摩、点压的力要轻柔得当，切忌暴力。③伤膏散调醋贴患处，每天换1次，或用和伤散热敷，每天2～3次。

（六）腱鞘囊肿

多数学者认为腱鞘囊肿是一种关节囊中多余的结缔组织发生黏液样变性所形成。它发生的部位与关节腔或腱鞘滑膜腔密切相关，故称腱鞘囊肿。无腱鞘处亦有出现此种囊肿者。发生在膝后，大如鸡蛋的腘窝囊肿，也偶见于小如米粒的手指关节的背侧或掌侧，好发于手腕部背侧，其次是足背部，手腕掌侧大多角骨处亦有见到。

1.症状

多数囊肿是单房，极少数为多房型，多见于青中年。发病缓慢，往往在无意中发现肿块，不痛，呈圆形，质软，伴有张力感，一般发展到一定程度不再增大，大都经挤压可立见破灭，也有未用手法而在不知不觉中自行破灭者，少数仍复发，不易挤破。

2.治疗

患肢放平侧，不使滑动，挤破后的复发者仍可用挤压法，但往往由于囊壁增厚，以一手或双手的拇指对正囊肿，加力挤压（图3-13），绝大多数可以挤破，再在囊肿部位全面摩挤，内容物黏液，向旁分散消失，使内容物彻底挤尽，然后以小棉球垫在原囊肿处，以绷带扎紧 5 天，如此使囊壁间的空隙密切贴紧愈合。腘窝囊肿，先将小腿伸直，由助手按压脚跟防屈膝，医生用双手拇指从两侧向中心对挤压，但有时囊肿在挤压时移向深部，手法无效，考虑手术。

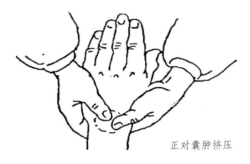

正对囊肿挤压

图 3-13　腱鞘囊肿的挤压手法

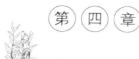

临证医案

第一节　骨折及相关后遗症

一、肱骨近端骨折

王某，女，76岁，医务工作者。

（一）初诊

【现病史】今晨跌倒左肩着地，瘀血凝结，肿痛颇剧，不能动弹。X线片提示肱骨外科颈骨折伴有大结节撕脱。头昏，心慌，口干。舌质绛苔薄，脉细弦数。

【既往史】高血压，心脏疾患。

【诊断】左肱骨近端骨折。

【治疗】

1.手法整复

（1）体位　患者取仰卧位，腋下用立柱代助手，或取端坐位，腋下用宽布带扣在颈牵引椅架上或由助手握持。

（2）整复方法　先由助手做力度稍大、时间较长的拔伸，医生握持远断端纠正成角，或做端挤纠正侧方移位，复位成功后，用塑形纸质夹板行超关节固定。

2.**药物治疗**

（1）内服　刘氏正骨丹1号加减，以化瘀消肿，续骨止痛。处方：醋煅自然铜30g（水飞），地鳖虫60g，全当归90g（酒下），川芎30g，续断90g，制乳没各30g，参三七30g，广木香30g，丁香30g，儿茶30g，牡丹皮60g，茯苓60g，制大黄30g，甘草15g，党参60g，五加皮30g，大黄芪60g，大白芍90g，熟地黄90g，白术60g，红花30g，麝香12g。上药共研细末，用杜仲90g，牛膝90g，苏木90g，煎汤泛丸，每粒晒干净重3g，外飞辰砂。日服1粒或隔日1粒，连服10粒。

（2）外敷　消肿膏。处方：芙蓉叶30g，生川乌30g，生草乌30g，生半夏30g，紫荆皮30g，生南星30g，川朴24g，苍术24g，姜黄30g，甘草15g，白芷30g，生大黄30g，天花粉30g，陈皮30g，川黄柏30g，煅自燃铜60g，上药研末，与滑石粉、饴糖、防腐剂、石蜡油等混合后备用。

（二）二诊

左肩瘀血较前消散，肿痛略减，仍不能动弹。头晕，心悸，口干，夜寐不宁。苔少中剥边绛，脉弦细。

【治疗】

1.**内治**

正骨丹1号加减，以活血化瘀，续骨养阴。处方：上方加炙远志4.5g，夜交藤15g。上药共研细末，用杜仲90g，牛膝90g，苏木90g，煎汤泛丸，每粒晒干净重3g，外飞辰砂。日服1粒或隔日1粒，连服10粒。

2.**外治**

外敷消肿膏，组成及用法同上，具体略，继续小夹板固定扎缚。

（三）三诊

左肱骨外科颈骨折及大结节撕脱基本接续，气血渐和，疼痛亦除，高举酸楚，头昏，心悸，口干等症具已改善。

【治疗】

1. 内治

活血益气，舒筋壮骨。处方：全当归30g，红花30g，香附12g，防风30g，制乳没各15g，片姜黄15g，陈皮30g，木瓜30g，川芎15g，毛竹夹节肉12g（酒拌），续断30g，桂枝15g，枳壳12g，制川草乌各15g，茅术45g，怀牛膝45g，防己15g，茯苓12g，左秦艽15g，威灵仙15g，赤芍45g，上药研末，用丝瓜络、路路通煎汤泛丸，为绿豆大。每日饮服1～2次，每次3～9g，开水送服，或临睡前服一次，7剂。

2. 外治

去固定，功能锻炼。

（四）四诊

左臂肱骨外科颈骨折及大结节撕脱接续凝固，关节经络气血尚未通畅，高举略觉酸楚少力。

【治疗】

1. 内治

改拟成药黑虎丹调治。处方：全当归60g，红花30g，香附18g，防风30g，制乳没各30g，片姜黄15g，陈皮15g，木瓜60g，川芎30g，菟丝子60g，续断60g，桂枝30g，枳壳12g，制川草乌各30g，茅术90g，怀牛膝90g，枸杞子60g，防己30g，茯苓18g，左秦艽30g，威灵仙30g，山药90g，赤芍90g。上药研末，用丝瓜络、路路通煎汤泛丸，为绿豆大。每日饮服1～2次，每次3～9g，开水送服，或临睡前服一次。

2. 外治

外敷停止，加强功能锻炼。

【评析】本例患者虽体弱多病，骨折且近关节，但伤后及时就医，经采取整体综合调治，局部行小夹板固定，早期锻炼，故骨折接续较快，功能恢复好，宿恙亦有改善。两年后复诊，并无后遗疾患，且体质较伤前增强。

二、肱骨外科颈骨折

陈某，女，75 岁。

【现病史】摔伤左肩，疼痛，左手不能活动，去医院拍 X 线片，诊为骨折，予以固定，由于患者患卵巢癌，正行放、化疗中，身体虚弱。3 天后即不能忍受而改用颈腕吊带又固定 7 天。因肩部不适及疼痛而影响睡眠来诊。检查：左肩部肿胀，瘀斑，左手臂不能活动，触之痛甚。X 线片示：左肱骨外科颈裂纹骨折。

【诊断】左肱骨外科颈骨折。

【治疗】向患者言明，不用颈项吊带，要给予按摩并活动患肢，要坚持所教锻炼，若不能接受，则另请高明，患者同意。乃去除颈腕吊带，在肱二头肌腱进入结节间沟处及对应部位的背部肩胛冈外下方等处的压痛点各按摩 200 次，三角肌起止点及上臂中部也按摩 100 次，然后如肱骨外科颈骨折的治疗方法活动患肩，由于肩关节已 10 天不动，周围肌肉发生挛缩，关节有所粘连，被动活动受到一定限制，稍一用力，即疼痛难忍。只好由轻到重，慢慢来。治后立即感肩部轻松，活动见好，然后教患者主动进行前伸上举，外展及摸肩搭背，早晚各 1 次，每次 3～5 下，逐渐加到 20 下。每周 2 次手法治疗，按摩 4 次以后，患肩主动及被动外展、内收、前伸上举、后伸摸背等运动均有进步，疼痛也有减轻，晚上能睡好。如此手法治疗 2 个月复查照片，骨折已愈合，肩关节活动近正常，停诊。

【评析】肱骨外科颈骨折是指肱骨解剖颈下 2～3cm 处的骨折，以老年人多见。多因跌倒时手掌或肘部先着地，向上传达的暴力作用于肱骨外科颈而引起骨折。伤后肩部疼痛剧烈，肿胀明显，上臂内侧瘀斑，肩关节活动障碍。患肢不能抬举，肱骨外科颈局部有环形痛和纵向叩击痛，无移位的肱骨外科颈骨折，必须与肩部挫伤相鉴别。

三、肱骨外科颈骨折

林某，女，59岁。

【现病史】1小时前摔倒，右肘部触地后，右肩剧烈疼痛，不能抬举。诊查右肩部疼痛，肱骨外科颈压痛。X线片示：右肱骨外科颈横断，横断前内成角。

【诊断】右肱骨外科颈外展型骨折。

【治疗】

1. 夹板制备

取自制小夹板4块，宽度均窄于上臂横径，前、外、后、内侧板之长度，自肩峰至肘横径上2cm，修剪夹板四角；4板均用绷带缠绕4～6层，上端用蝶形胶布贴好，使其成一个环套。前、外、内侧板常规加垫成3点挤压，用1寸带穿过前、外、后侧夹板上端的胶带套孔，在肩上打结。

2. 整复与固定

患者取仰卧位，患肢伸直，上助手用布带绕过腋下，向肩上方提拉，下助手握住患者前臂及腕部，对抗牵引2～3分钟。当重叠和嵌入被牵开后，术者立于患侧先纠正前后移位，再用拇指推按近端向内，其余手指环握按折端内侧向外扳提；下助手同时将患肢内收，即可纠正骨折的移位和成角，在持续对抗牵引的同时，让患者改成坐位，将准备好的夹板放于患肢，以1寸带绕过胸背在健侧腋下放一棉垫结扎，用3条1cm宽胶布分别贴绕4块板的上、中、下段，再用2条2.5cm宽胶布分别由前侧夹板过肩粘于后侧夹板上，于外侧板绕肩贴于后侧寸带上。检查患肢桡动脉搏动良好，前臂取中立位屈肘90°悬吊于胸前。

【评析】本病案为刘氏骨伤疗法治愈右肱骨外科颈外展型骨折一例，复位时，伸直位牵拉能减少分力，使牵引力明显增大，便于复位。患者重叠嵌入较重者要徐徐持续牵引，时间可适当延长，手法整复应在骨折断端牵开后方可实施。如并发前臂骨折时，后侧夹板应改用下端至掌指关节之处。屈肘联合夹板，增加依托力。

四、桡骨远端骨折

朱某，男，60岁，无锡郊区农民。

【现病史】患者7天前不慎滑倒，右手先着地，当时右腕部肿胀、疼痛，曾在某医院拍片诊为"右桡骨远端伸直型骨折"。给予手法复位、夹板固定，但患者肿痛一直未减，且手部发麻，故来诊。检查：患者神疲，表情痛楚，面色晦暗；舌紫暗，脉沉涩。腕及手部呈餐叉样畸形，局部肿胀，压痛，腕部、手指活动受限。X线片示：右桡骨远端伸直型骨折，远折端向背侧桡侧移位，两骨折端嵌插。

【诊断】右桡骨远端伸直型骨折。

【治疗】拔伸推挤法进行整复，因骨折端嵌插较紧，故在拔伸过程中配合摇摆动作，使断端易于分离开，继而以推挤手法进行复位。复位后患者即感手部麻木消失，局部疼痛减轻，以夹板固定，背、桡侧板超关节。局部外敷消肿膏，服正骨丹1号，练伸掌、握拳及屈腕动作。1周后腕部肿痛明显减轻，改服正骨丹2号，继续按上法练功。2周后局部肿痛消退。3周后腕部无肿痛，拍片骨折对位、对线好，已有骨痂生长，解除外固定，以和伤散熏洗。处方：生川草乌各60g，生南星60g，生半夏60g，白芷60g，血见愁60g，威灵仙60g，仙鹤草60g，五加皮60g，海桐皮60g，地骨皮60g，甘松60g，细辛60g，山柰60g，石菖蒲60g，落得打60g。上药共研细末，每次约9g，用毛巾浸湿没在患处揉按10～20分钟。4周后患者右腕活动正常。

【评析】跌倒时前臂旋前，腕关节呈背伸位，手掌先着地，躯干向下的重力与地面向上的反作用力交集于桡骨下端而发生骨折。此类骨折若复位不良而致畸形愈合时，因掌侧屈肌腱和背侧伸肌腱在桡骨下端的骨沟内移位或发生扭转，会影响肌腱的滑动，双手指的功能，尤其对拇指的功能可产生严重影响。在整复桡骨远端伸直型骨折时，术者两手分别握住患者手与前臂下端进行相对拔伸牵引，使两断端分离，继而将手部略向内侧牵引，另一手拇指置于桡骨远端外侧用力推挤，以矫正其外侧移位，然后将拇指置于桡骨远端背侧向掌侧按压，余指提托桡骨近端，与此同时另一手持患手屈腕并内偏。

五、桡骨远端骨折

韩某，女，15 岁。

（一）初诊

【现病史】患者走路时不慎滑倒，右手撑地，右手腕上疼痛剧烈，右手腕不能活动，呈曲屈型餐叉样畸形，瘀肿顿现。专科检查：右桡骨末端压痛，有高突错位。X 线透视提示：右桡骨远端骨折，远端骨块、骨骺明显向背移位。

【诊断】右桡骨远端骨折。

【治疗】徒手整复，纠正畸形。整复后 X 线透视复查提示右桡骨远端骨折，整复后位置尚好。外敷消肿膏。小夹板束缚固定。予以手心向上屈肘 90°，悬吊胸前固定。

（二）二诊

瘀肿颇甚，外形尚平整，患手握拳不利。

【治疗】

1. 内治

内服伤末方。处方：全当归 12g，制乳没各 15g，酒延胡 40g，川芎 20g，川续断 12g，赤芍 25g，广木香 20g，参三七 12g，防风 35g，珠及 12g，西月石 12g，木瓜 12g，地鳖虫 12g，杜仲 12g，苏木 10g，怀牛膝 12g，醋煅自然铜 12g（水飞）。上药共研细末，每服 6g，每日 1～2 次，饭后用陈酒调成浆糊状，再用陈酒服下，不善饮酒者，赤糖汤或开水亦可。

2. 外治

外敷消肿膏，嘱患者锻炼握拳功能。

（三）三诊

肿虽始退，但尚甚，患手握拳仍不利。

【治疗】继续用消肿膏外敷，内服原方3剂，嘱患者继续加强握拳活动。

（四）四诊

瘀肿显退，患手握拳顺利，外形平整。

【治疗】继续以消肿膏外敷。

（五）五诊

瘀肿基本已退，握拳自如，瘀去筋舒。

【治疗】改用温通散外敷。处方：当归12g，川芎15g，白芍12g，肉桂15g，制乳没各12g，煅自然铜24g，雄黄12g，红花24g，升麻24g，防风24g，生栀子12g，儿茶12g，甘松30g，山奈12g，细辛12g，白芷12g，冰片24g，丁香12g，木香12g，东丹12g，大黄12g。上药加适量姜汁、石粉共研细末。

【随访】先后换药4次，用温通散，肿痛尽消，握拳、旋转如常，功能基本恢复。解除夹板，嘱继续练手腕功能。

【评价】桡骨远端骨折，伤后腕关节上方有明显肿胀、疼痛，桡骨下端处压痛明显，有纵向叩击痛。腕关节活动功能部分或完全丧失，手指做握拳动作时疼痛加剧，有移位骨折常有典型畸形，伸直型骨折远端向背侧移位时，腕掌侧隆起，而其远侧向腕背侧突出，从侧面可见典型"餐叉样"畸形。骨折远端向桡侧移位并有短缩移位时，桡骨茎突上移至尺骨茎突同一水平基至高于尺骨茎突的平面，从手掌正面观可见腕部横径增宽，手掌移向桡侧，呈"枪刺状"畸形。无移位骨折或不完全骨折无须整复，仅用掌、背两侧夹板固定 2～3 周即可；有移位的骨折则必须根据骨折类型采用不同的复位方法。陈旧骨折仅向掌侧成角，而无桡偏或重叠移位者，时间虽已达 3～4 周，仍可按新鲜骨折处理；陈旧骨折的畸形愈合者，如受伤时间不太长，骨折愈合尚未牢固，可行闭合折骨术治疗，然后按新鲜骨折处理。

六、桡骨及股骨骨折

李某，女，83 岁，家庭妇女。

（一）初诊

【现病史】3 日前被自行车撞倒，即送附近医院急诊。X 线片提示右桡骨远端有移位，右股骨粗隆间骨折无移位。当即予以石膏固定，嘱卧床休息。因疼痛难忍，遂自行拆除石膏来诊。瘀血凝结，青紫肿痛颇剧，不能动弹，右额头亦有血肿，脑气受震，头晕泛恶，略有身热。苔薄中裂，脉细弦数。

【诊断】右桡骨远端骨折、右股骨粗隆间骨折。

【治疗】

1. 内治

方拟刘氏正骨丹 1 号加伤科安脑散。伤科安脑散处方：明天麻 24g，石菖蒲 24g，全当归 36g，制半夏 24g，嫩钩藤 60g，珍珠母 60g，大丹参 45g，炙远志 24g，白蒺藜 24g，香白芷 20g，川芎 20g，朱砂 20g。上药共研细末拌搅。每日 20g，开水送服，五剂。

2. 外治

外敷消肿膏，手腕小夹板固定，粗隆部软固定扎缚。

（二）二诊

头脑受震，右桡骨远端骨折及股骨粗隆间骨折，瘀血未化，青紫肿痛四散，不能动弹，泛恶较瘥，头晕纳呆，身热未尽；苔剥中裂，脉弦细微。年高伤剧，气血已衰，防致变延。

【治疗】方拟伤科安脑散合正骨丹 2 号，六剂。外敷、固定同初诊。正骨丹 2 号方用：黄芪、熟地黄、杜仲、牛膝、炒白芍、五加皮、桑寄生、补骨脂、牡丹皮、丁香、炙大黄、党参、续断、自然铜、川芎、当归、血竭、红花等 28 味中药。

（三）三诊

右腕、头额青紫四散，肿胀略退，股骨粗隆疼痛较减，身热已退，头晕纳呆，口干；苔剥裂，脉细弦。方拟伤科安脑散合正骨丹 2 号，12 剂。外敷、固定同初诊。

（四）四诊

手腕、头额青紫肿痛已减，股骨粗隆初步凝结，已能转侧抬腿，头晕乏力，口干纳呆，大便难，夜寐久安；苔剥尖红。再拟活血续骨，平肝滋阴宁神，方拟和中丸。处方：全当归 36g，酒延胡 12g，醋三棱 20g，煨莪术 30g，制乳没各 24g，制香附 12g，青皮 35g，陈皮 35g，焦枳壳 35g，地鳖虫 12g，续断 12g，乌药 30g，防风 30g，五加皮 35g，槟榔 30g，赤芍 30g，炙甲片 30g，丹参 35g，牡丹皮 30g，桃仁 12g，木香 20g，苏木 25g，甘草 25g。上药共研末，水泛为丸，为桐子大，辰砂为衣。每日 6g，分早晚两次，开水送服，20 剂。外敷，手腕夹缚，股骨粗隆部去扎缚。

（五）五诊

右股骨粗隆部骨折基本接续，已能支撑下地，手腕桡骨远端骨折逐渐凝固，酸痛已微，转动握物不利，头晕已瘥，略有心慌，大便较畅，胃纳略增，口干；苔剥中裂。再拟活血益气，壮骨滋阴，方继续和中丸，7 剂。外敷同四诊，嘱功能锻炼。

（六）六诊

症情逐见减轻，手腕、指节已能转动屈伸，仍然口干；舌边尖痛、中剥裂。再拟原方加沙参6g，7剂。外敷同四诊。

（七）七诊

右桡骨远端骨折及股骨粗隆间骨折基本接续，气血未和，酸楚牵制，行走握物少力，口干，苔剥。再拟活血益气，壮骨养阴。方拟正骨丹，7剂。外敷同四诊，去固定。

（八）八诊

X线片复查示：右腕桡骨远端骨折及股骨粗隆骨折基本接续。酸楚已微，活动亦接近正常，能支撑行走1000～1500米，手腕转动已利，握物略觉牵掣。口干，舌苔剥裂，大便难，寐易醒。拟益气壮骨，养阴安神。再拟原方，7剂。

【评析】本案治疗参照骨折的三期辨证，初期肿胀较甚，同时又有脑部外伤，治宜活血祛瘀，消肿止痛，安脑宁神，内服选用正骨丹1号加伤科安脑散，外敷消肿膏。中期宜和营生新，接骨续筋，内服选用正骨丹2号，重用狗脊、川续断、骨碎补、伸筋草等，外敷消肿膏。后期宜养气血，壮筋骨，补肝肾，内服温阳补肾汤、龟鹿二仙胶或补中益气汤等，可重用补骨脂，加当归、党参、白术、白芍以益气血。老年患者在中后期均应着重养气血，补肝肾，放置夹板时应在骨折远端背侧和近侧、掌侧分别放一压垫，再放夹板。夹板上端达前臂中上1/3，下端应超过腕关节，限制手腕的桡偏和背伸活动。各类型骨折解除夹板固定后，均应用中药熏洗以舒筋活络，通利关节。

七、尺骨鹰嘴骨折

陈某，男，48岁，农民。

（一）初诊

【现病史】患者于1天前在田间劳动时不慎摔倒，右肘后肿胀、疼痛、畸形，曾在当地医院拍片诊为"右尺骨鹰嘴骨折"。给予复位、固定，未见效，遂来诊。面色苍白，痛苦呻吟，以左手托扶右前臂。专科检查：右肘呈半屈伸位，肘后明显肿胀，尺骨鹰嘴两侧凹陷处隆起。局部皮下瘀斑，压痛明显，可摸到骨折裂隙，右肘关节活动障碍。X线片示：右尺骨鹰嘴骨折，近折端向上移位。

【诊断】右尺骨鹰嘴骨折。

【治疗】

1. 外治

予以手法整复固定，先在右肘后行穿刺抽出积血20mL，将上移的骨块向下推挤，在其上缘加压垫后包扎，将肘伸直至150°，随即用夹板固定，后侧板超肘，并在鹰嘴骨后置坡形垫1个，以消肿膏外敷。嘱患者练伸掌握拳。

2. 内治

内服和血活络汤。处方：全当归12g，川独活12g，片姜黄9g，制狗脊15g，威灵仙15g，宣木瓜9g，川续断15g，炙乳香9g，泽兰叶12g，怀山药15g，嫩桑枝15g，伸筋草15g。

（二）复诊

1周后局部肿痛减轻，改敷消肿散，改服正骨丹1号。2周后局部只有轻度肿胀，外敷消肿膏，继续内服正骨丹1号。3周后局部无肿痛，仍继续用上药，练托手屈曲、双手推车动作。4周后X线片复查：骨折处已有中等量骨痂，增加练滑车拉绳、手摇纺纱动作。5周后解除外固定，以舒筋活血洗剂熏洗右肘关节。6周后右肘活动正常。

【评析】尺骨鹰嘴骨折是常见的肘部损伤之一，多见于成人，多数由间接暴力所致。跌倒时关节处于半伸位，掌心着地，由上向下的重力及由下向上传达的暴力集中于尺骨半月切迹，同时肘关节突然屈曲，肱三头肌反射性急骤地强烈收缩，造成尺骨鹰嘴撕脱骨折。尺骨鹰嘴骨折整复手法：医者一手扶持前臂，一手拇、食指捏住尺骨鹰嘴突向远侧推按，同时使肘关节徐徐伸直，闻及骨擦音，说明骨折端已对合。将骨折块稍加左右晃动，骨擦音逐渐消失，骨折块有稳定感时，即已复位。

八、尺骨上段骨折

徐某，女，78岁，农民。

（一）初诊

【现病史】患者昨晚坠于地沟内，左手触地跌伤，肘部肿痛不能活动而来诊。专科检查：左肘关节及前臂明显肿胀，肘后下方尺骨向后侧成角畸形，可及骨擦音，异常活动，肘外后侧隆凸，可触及脱出之桡骨头，压痛广泛明显，肘关节屈伸及前臂旋转功能均受限，腕部运动功能及感觉未见明显异常改变。X线片示：尺骨上段为短斜骨折，断端向背侧、桡侧成角，桡骨头向后外侧脱出。

【诊断】左尺骨上段骨折并桡骨头脱位（屈曲型）。

【治疗】

1. 内治

按三期分治用药，自拟和血活络汤（刘老经验方）加减。

处方：全当归12g，川芎15g，赤芍12g，川独活12g，片姜黄9g，制狗脊15g，威灵仙15g，宣木瓜9g，川续断15g，炙乳香9g，泽兰叶12g，怀山药15g，嫩桑枝15g，伸筋草15g。服用5剂。

2. 外治

（1）手法整复　患者平卧，患肢置于中立位，一助手握患肢上臂中段，另一助手握腕部顺势拔伸，矫正重叠，并将前臂逐渐旋后，术者一手拇指置于脱出之桡骨头后外侧，四指置肘前方，拇指用力向内掌侧推按桡骨头，有回位声表示桡骨头脱出已复位成功。在两助手拔伸下，术者两手拇指将尺骨断端向掌侧按挤，使尺骨断端复位。术者一手握住已复位的尺骨断端及桡骨头部，做肘屈伸活动，无受阻即复位成功。

（2）固定方法　在前臂掌侧上段置一分骨垫，桡骨头部置一半环型垫，均用胶布固定，在掌背侧及尺桡侧分别放置适度夹板，而尺侧板上下端均置平垫，绷带绑缚。固定完成后，X线片检查，尺骨骨折已解剖复位，脱出之桡骨头已复位。患肢屈肘悬吊于胸前，嘱做腕手功能锻炼。

（二）复诊

5天后复诊，尺骨骨折对位良好，脱出之桡骨头已复位，肿痛见消退，调整绑缚。每周复诊调整固定1次。2周后渐做肘关节屈伸功能锻炼。5周后复查，患肢肿胀完全消退，骨折脱位均对位良好。X线片复查：骨折线稍模糊，有骨痂形成，已临床愈合。解除固定物，外用熏洗药，加强肘屈伸及前臂旋转的功能锻炼。又2周后复诊，患肘功能完全恢复正常。

【评析】本例为屈曲型尺骨上段并桡骨脱位，多见于成人。跌倒时肘关节处于微屈位，前臂旋前，手掌着地，传达暴力由掌心传向外上方，先造成尺骨上1/3横断或短斜形骨折，骨折端向背侧、桡侧成角移位，由于暴力继续作用，尺骨骨折端的推挤和骨膜间的牵拉，使桡骨头向后外方脱出，对这类外伤应问清致伤机制，是辨证和立法的有力依据。术者在复位前必须了解骨折移位及桡骨头脱出方向，要熟知伤情，手法稳、准，治多有效。

九、孟氏骨折

周某，男，17岁，学生。

（一）初诊

【现病史】不慎摔伤左肘部，左肘疼痛剧烈，不能活动，当即就诊。专科检查：左肘关节及前臂肿胀，肘关节活动受限，前臂旋转功能丧失，肘关节周围广泛压痛。尺骨的骨折部位出现成角畸形，可闻及明显骨擦音，能触摸到向掌桡侧突出的桡骨头，用手按压时有活动感。X线片示：左尺骨上1/3骨折，远折端向桡侧完全移位，与近端重叠约3cm，并向背侧成角畸形，合并桡骨头向桡侧脱位。

【诊断】左孟氏骨折。

【治疗】

1. 手法整复

术者双手握住患部，用拇指由桡侧向尺侧按压，一只手握住前臂远端使前臂旋前。先将桡骨头复位，然后一助手握前臂中部，另一助手握前臂远端，两助手做对抗牵引，术者双手握住骨折部，两拇指在背侧，其余指在掌侧，手指从掌背侧按压在尺、桡骨之间，然后由桡侧向尺侧推成角，中途出现骨擦音，术者手感折骨对位，随之又向尺侧推拉回。然后术者一手从掌侧向背侧按压骨折远端，另一手从背侧向掌侧托起，双手矫正折骨的掌背侧移位，及时采取夹板固定。

2. 夹板固定

先在桡骨小头桡侧压一压垫，然后在折骨的近端背侧与远端掌侧各置一压垫，最后掌背侧用纸板固定，纸板长度从尺桡骨近端至腕关节上方，取屈肘90°悬吊胸前。

（二）复诊

2天前X线片提示桡骨头已复位，尺骨骨折处对位、对线良好。1周后X线片复查桡骨头复位保持良好，但尺骨折骨远端又向桡侧移位约1/2，当即拆开固定物又用上述手法将折骨再次复位，重新固定。以后每周复查1次，期间复位保持良好。至第7周拆除固定物，肘关节进行按摩3周后，患肢功能恢复正常，治疗中内服正骨丹1号，外敷消肿膏。

【评析】本例骨折是骨科常见病，绝大多数又都有移位或成角畸形，如治疗不当，可影响患肢愈合的功能，给后期治疗带来麻烦，所以骨科医师对此病应多加注意。治疗时，应把桡骨头脱位作为重点，桡骨头复位后再将尺骨的骨折部由桡侧向尺侧推成角，然后再往回拉，拉至无角度时左掌背侧进行加压分骨，加一分骨垫，桡骨头处也用棉垫压住后用掌背侧短小纸板做初步固定，这时进行透视，观察骨折与脱位的复位情况，如复位好再放外层大纸板固定。开始可3～4天复查1次，检查桡骨头是否出现再脱位，如有脱位，则应拆除固定物再进行复位。复查3次后，改为每周复查1次，一般固定5～6周，固定时应以固定桡骨头为主。

十、孟氏骨折

蒋某，男，45 岁。无锡农民。

（一）初诊

【现病史】患者于 1 天前骑自行车与他人相撞跌倒，当时即出现左前臂上部及肘部肿胀、疼痛、畸形，左肘部活动障碍，经当地医院行夹板固定治疗。面色青，痛楚表情；舌紫暗，边有瘀斑，脉涩。专科检查：左前臂上段尺侧及肘部畸形，局部肿胀，前臂尺骨上段可触及骨折端，肘后外侧能触到桡骨头，局部压痛明显，左肘关节活动受限。X 线片示：左尺骨上段骨折并左桡骨头脱位，屈曲型。

【诊断】左尺骨上 1/3 骨折合并左桡骨头脱位。

【治疗】

1. 手法整复

按尺骨上段骨折合并桡骨头脱位屈曲型复位手法给予整复，复位后前臂上部及肘部畸形当即消失，疼痛减轻。在前臂骨折部的掌背侧各置一分骨垫，在桡骨头后侧置一压骨垫，在其后外侧置一小平垫，以夹板固定，将前臂置于伸肘 150°位，以三角巾悬吊胸前。

2. 外治

局部外敷消肿膏，嘱咐患者练伸掌握拳和腕部屈伸动作。

3.内服

化瘀清荣汤（刘老经验方）。处方：当归尾15g，生地黄15g，川独活9g，炙地鳖15g，木防己15g，泽兰叶15g，炙乳没各9g，西赤芍15g，王不留行15g，大丹参15g，嫩桑枝15g，桃仁15g（打）。7剂。

（二）复诊

1周后局部肿胀基本消退，2周后局部轻度压痛，改屈肘90°位固定，外敷消肿膏，内服正骨丹1号，逐渐做肘部屈伸活动。4周后局部无肿痛，X线片见骨折线模糊，有连续性骨痂生长。解除外固定，以和伤散熏洗患部，并开始练前臂旋转活动。10周后，左肘部屈伸及前臂旋转活动正常。

【评析】本案为刘秉夫先生治疗尺骨上1/3骨折合并桡骨头脱位验案之一。尺骨上1/3骨折合并桡骨头脱位为上肢最常见最复杂的骨折合并脱位，又称孟氏骨折，这种特殊类型的损伤是指尺骨半月切迹以下的上1/3骨折，桡骨头同时自肱桡关节、上桡尺关节脱位，而肱尺关节无脱位。尺骨上1/3骨折合并桡骨头脱位，根据暴力方向及骨折移位情况，可分为伸直、屈曲和内收三型，临床以伸直型多见。整复手法：患者正坐，肩外展70°～90°，前臂取中立位，伸直型整复时，助手握住上臂中部，术者一手握住患者腕部进行相对拔伸，待重叠移位矫正后，术者另一手拇指置桡骨头前外侧，将桡骨头向内、背侧推挤，同时将肘关节屈曲至80°～90°，即可使桡骨头复位，复位后嘱助手用拇指固定桡骨头，以防再脱位，术者双手拇指在背侧桡尺骨间隙，余指在掌侧桡尺骨间隙处进行捏分，然后双拇指分别按压在尺骨骨折近远端，矫正成角，然后推挤，以矫正侧移位；屈曲型整复时，拔伸手法同伸直型，只是术者拇指置桡骨头外侧和背侧，将桡骨头向内侧、掌侧推挤，继而在桡尺骨间捏分，然后在尺骨骨折端向掌侧挤按；内收型整复时，拔伸手法同上，只是术者以拇指置桡骨头向内侧推按，再采用捏分手法。

十一、孟氏骨折骨不连

蒋某，男，53岁，工人。

（一）初诊

【现病史】因工作时不慎，左臂被重达200kg的钢筋压伤，当时局部剧痛不能活动，送他院急诊，经X线片确诊为左孟氏骨折，即在臂丛麻醉下，行髓内钉固定术，石膏托外固定后12天出院。4个月后X线片提示未见骨痂形成，拆除内固定，第5天发现骨折断端重叠畸形。

【诊断】左孟氏骨折骨不连。

【治疗】经手术整复后小夹板固定，给服中药化瘀清荣汤。处方：当归尾15g，生地黄15g，川独活9g，炙地鳖15g，木防己15g，泽兰叶15g，炙乳没各9g，赤芍15g，王不留行15g，大丹参15g，嫩桑枝15g，桃仁15g（打）。

（二）复诊

3周后，X线片复查可见骨痂生长。2个月再次复查，骨痂生长良好，4个月随访患者已能参加劳动。

【评析】医者用自拟化瘀清荣汤，尤其对新鲜骨折疗效显著，本方具有活血化瘀，消肿止痛的作用。早期肿痛甚者，加琥珀末、炙乳没、泽兰叶，血热重者加牡丹皮、红花、桃仁、丹参，中期筋拘屈伸不利者，加桂枝、独活、伸筋草，桑枝、威灵仙等，后期需调补肝肾者，加熟地黄、怀牛膝、制何首乌、白术。

十二、髌骨骨折

黄某，女，73岁，农民。

【现病史】患者不慎滑倒跪到地面摔伤右膝。专科检查：膝部肿胀、疼痛，不能走路，不能屈曲，有明显骨擦音，局部有积血，可摸到明显的凹陷骨折线。X 线片提示右髌骨下 1/3 处骨折两断端显著分离移位。

【诊断】右髌骨骨折。

【治疗】采用上下归挤手法使折骨复位，外敷消肿膏，用月牙夹板固定。内服正骨丹（处方同前）。

【复诊】每周复查 1 次，继续服用正骨丹 1 月，5 周后拆除固定物开始舒筋活络治疗，3 个月患膝功能恢复正常。

【评析】本案为刘秉夫先生治疗髌骨骨折验案之一。治疗髌骨骨折时，首先要疏散或抽出膝内的积血，否则会妨碍后期膝关节功能的恢复。复位时对于移位较严重的骨折，不能要求一次就获得满意的效果，一次不成功时，可敷好外用药，将折骨做暂时固定，待局部消肿后再行整复，必要时可以做第 3 次整复，但时间不要拖得太久，最迟不应超过 10 天，应尽可能早些复位。用四点归挤法棉垫固定比传统的抱膝器更为牢固，且不易移动。每个小棉垫之间有空隙，这样对局部血运影响较小，因而消肿较快，折骨愈合也就快，后期膝关节功能恢复也好。固定时，前面最好使用两块半圆缺口的纸板，使用这种纸板较挖洞的整块纸板更为灵活，中间的空洞范围可进行调整，只需将两块板的距离稍加变动即可。后期做膝关节功能锻炼时，要缓慢进行，逐渐加大活动范围，禁用暴力强屈，以防发生再次骨折。关于药物治疗，早期瘀肿非常明显，应重用疏散气血药以消肿胀；中期应使用接骨续筋，通利关节之品；后期服补肝肾，壮筋骨药；解除外固定后应用中药熏洗。髌骨骨折固定时间不宜过长，要尽早进行膝关节的舒筋按摩和主动功能练习。

十三、股骨粗隆间骨折

王某，男，69 岁，柴油机厂退休工人。

（一）初诊

【现病史】患者于 5 小时前被自行车撞倒，当时左髋部剧痛、肿胀，不能站立。患者面色红润，表情痛苦，呻吟不止；舌淡，脉弦紧。专科检查：左下肢短缩、内收、外旋畸形，左髋部肿胀，往外侧部皮下可见青紫瘀斑，范围约 12cm×10cm，左股骨大粗隆处压痛明显，被动活动左下肢时髋部疼痛加剧，测量左下肢比右下肢短缩 5cm。X 线片示：左股骨粗隆间骨折，顺粗隆间型，远端向上移位约 5cm。

【诊断】左股骨粗隆间骨折。

【治疗】患者取屈髋屈膝体位进行整复，由助手固定骨盆，术者握其膝部和小腿，先屈髋屈膝 90°，向上牵引，然后伸髋、内旋、外展即达复位。复位后查双下肢等长，置左下肢于外展 30° 中立位，做皮肤牵引，重量 5kg。局部外敷消肿膏，口服正骨丹 1 号，锻炼踝背伸、股四头肌收缩活动。左髋部肿痛减轻，改敷温通散，内服伤末方，继续按上法锻炼。

（二）复诊

4 周后左髋部无肿胀与压痛，解除皮肤牵引，以舒筋活血洗剂熏洗左髋，下地练扶杆站立、脚踩跷板、双拐行走等活动。6 周后患者可不扶拐行走。

【评析】股骨粗隆间骨折是老年人常见的损伤，患者平均年龄较股骨颈骨折患者高 5～6 岁。由于粗隆部血运丰富，骨折后极少不愈合，但易发生髋内翻，因高龄患者长期卧床引起并发症者也较多。刘氏整复股骨粗隆间骨折用屈髋屈膝法，其具体步骤如下：患者仰卧，助手固定骨盆，术者握其膝部与小腿，使膝、髋均屈曲 90°，向上牵引，纠正缩短畸形，然后伸髋、内旋、外展以纠正角畸形，并使折面紧密接触。本案属顺转子间骨折，如果治疗用药得当，再加上适度的功能锻炼，预后一般较好。

十四、股骨粗隆间骨折

丁某，女，66 岁，家庭妇女。

（一）初诊

【现病史】患者因行走不慎滑跌，导致左髋肿痛不能动弹，伤后 X 线片提示：左股骨粗隆间骨折，有明显错位。局部肿痛拒按，略有身热，纳呆。

【诊断】左股骨粗隆间骨折

【治疗】疏散祛，续骨息痛。口服正骨丹 1 号，伤处外敷消肿膏，固定，卧床休息。

（二）二诊

药后身热已退，纳呆，夜寐不宁。方拟和中丸，处方：全当归 36g，延胡索 12g，三棱 20g，莪术 30g，乳没各 24g，制香附 12g，青皮 35g，陈皮 35g，焦枳壳 35g，地鳖虫 12g，续断 12g，五乌药 30g，防风 30g，五加皮 35g，槟榔 30g，赤芍 30g，炙甲片 30g，丹参 35g，牡丹皮 30g，桃仁 12g，木香 20g，苏木 25g，甘草 25g。上药共研末，水泛为丸，为桐子大，辰砂为衣。服法：成人量每日 3g，分早晚两次服，开水送服，7 剂。外敷同初诊，嘱患者进行功能锻炼。

（三）三诊

左股骨粗隆骨折已近 3 周，局部肿痛轻减，胃脘不舒，口干不欲饮，夜寐欠安，素有风湿，右肩活动不利，不能高举。治拟益气壮骨养阴，续用和中丸 7 剂口服。

（四）四诊

左股骨粗隆间骨折 4 个月余，局部伤痛已不明显，X 线片：无骨痂生长，对位良好。患者肝肾不足，气血不充，难以濡养筋骨。再拟正骨丹 2 号，每日服 2 次，每次各服 4.5g。药后又觉好转，再服黑虎丹调治 1 个月。

【评析】本案为刘秉夫治疗股骨粗隆间骨折验案之一。股骨粗隆间骨折，多为老年人，气血不足，肝肾亏虚，且老年人骨质疏松，该处骨质疏松，故骨折受伤后多为粉碎性，愈合亦较缓。本案左股骨粗隆间骨折，并有明显错位，应采取手法复位，用骨牵引逐步复位。具体方法如下：患者取外展中立位行骨牵引，重量 4～8kg，牵引 2～3 天后，将患肢由中立位改为微内旋位，以便纠正骨折的向前成角，使复位的骨折端紧紧扣住，并在床边行腕关节正侧位 X 线摄片，如尚未复位，则调整内收或外展角度或适当调整重量。此时移位应有较大改善，若仍有残余移位，则采用手法整复纠正。复位、固定后，即应积极锻炼股四头肌及踝关节，并积极做全身锻炼，以预防长期卧床的并发症。该案经外敷、固定及内服中药，再加上功能锻炼，治疗效果尚好。

十五、股骨颈骨折

田某，66 岁，教师。

（一）初诊

【现病史】患者前日骑自行车不慎倾跌，损伤左髋关节部，当时疼痛难忍，不能活动，腿膝屈伸不利，大便二日未行。专科检查：左股骨颈部有明显压痛，转动不能自主，稍动患处疼痛增剧，两腿膝不对称，左腿稍有外旋，且呈短缩畸形。

【诊断】左股骨颈骨折。

【治疗】内服化瘀清荣汤，7 剂，分早晚 2 次服。外敷自制消肿膏，左下肢予以牵引固定。

（二）二诊

左股骨颈骨折，疼痛较瘥，大便不畅。治拟化瘀息痛，通利大便。前方加用大黄 12g，枳壳 12g，甘草 6g。10 剂，分早晚 2 次服。

（三）三诊

疼痛渐减，大便得通，劲力较增，已能扶杖进行锻炼活动。再拟健筋壮骨，舒筋息痛。上方去大黄、枳壳，加党参、牛膝各15g，千年健15g，10剂。

（四）四诊

股骨颈骨折处已无明显压痛，腿膝能自行抬举，唯行走不耐持久。再拟正骨丹2号口服。

【评析】股骨颈骨折多为传导暴力所致，老人肝肾不足、筋骨衰弱、骨质疏松，有时仅轻微的外力就可引起骨折；青壮年、儿童等则由强大暴力，如车祸、高处坠下等引起。本例患者年高，已逾花甲，齿发已脱，齿为骨之余，发为血之余，此为肾气衰退，气血虚弱之象。故在治疗中破和补两种治法相互参用，首先用活血化瘀润肠之剂，疼痛渐减，后以正骨丹2号健筋补肾壮骨以促进骨折愈合。

十六、股骨颈骨折

余某，女，64岁，退休工人。

（一）初诊

患者于7天前走路不慎滑倒，以右臀部先着地，当时感右髋部疼痛，不能站立，曾就诊无锡市某医院，拍片诊为：右股骨颈骨折。经采用牵引治疗，疼痛未见减轻，遂请刘老诊治。形体消瘦，面色较苍白，痛楚呻吟；舌淡，脉沉细数。专科检查：右下肢呈缩短、外旋、稍屈曲畸形，右髋部无明显肿胀，右腹股沟中点部位压痛明显，活动髋部时疼痛加剧，伤肢有纵向叩击痛。测量：右下肢比左下肢短缩3cm。X线片提示：右股骨颈中部骨折，远断端向后上方移位约2.5cm，骨折线与股骨干纵轴的垂直线所成的倾斜角约40°。

【诊断】右股骨颈骨折（外展型）。

【治疗】入院后按拔伸推挤法进行整复，复位后局部畸形消失，双下肢等长。做皮肤牵引，重量4kg，维持足外展20°中立位。局部外敷消肿膏，内服新伤散瘀汤（刘老经验方）。处方：当归尾15g，炙地鳖15g，炙乳没各9g，大丹参15g，旋覆花9g（包），延胡索12g，泽兰叶15g，炒青皮15g，白芥子15g，川郁金15g，降香片12g，桃仁12g（打），甘草6g。共14剂。同时锻炼踝背伸及股四头肌收缩活动。

（二）二诊

2周后局部疼痛消失，改敷消肿膏，内服化瘀清荣汤。处方：当归尾15g，生地黄15g，川独活9g，炙地鳖15g，木防己15g，泽兰叶15g，炙乳没各9g，西赤芍15g，王不留行15g，大丹参15g，嫩桑枝15g，桃仁15g（打）。继续按上法练功。

（三）三诊

5周后拍片复查：骨折处已有骨痂生长。解除皮肤牵引，继服化瘀清荣汤。6周后，练扶杆站立。

【随访】2个月后，下地做扶拐进行行走锻炼。3个月后患者行走如常。随访5年，未发现股骨头坏死现象。

【评析】股骨颈骨折多发于老人，平均年龄在60岁以上。由于老人肾气虚弱，股骨颈骨质疏松、脆弱，不需太大外力即可造成骨折。多为间接暴力引起，偶有因过负重行走过久而引起的疲劳性骨折。刘氏整复股骨颈骨折采用拔伸推挤法，其具体步骤如下：患者仰卧，第一助手用宽布带置于伤肢腹股沟处，用力向上拔伸，第二助手一手环握患肢膝部，另一手环握小腿下部用大力进行相对拔伸。术者站在患肢外侧，用一手掌心按住大粗隆外侧，并向内、下挤压，另一手掌心按压腹股沟处进行向外推挤，同时嘱第二助手将患肢外展、内旋，矫正畸形，使双下肢等长，则断骨复位。固定后，应进行股四头肌锻炼、足踝关节锻炼和全身锻炼。鼓励患者每天做养身功、深呼吸或按胸咳嗽，以利排痰。早期瘀肿、疼痛较剧，应予以活血祛瘀，消肿止痛；中期痛减肿消，宜养气血，舒筋络；后期宜补肝肾，壮筋骨。对老年患者要细心观察，防治并发症，切忌麻痹大意。

十七、踝关节骨折

周某，男，11岁，学生。

（一）初诊

【现病史】患者因车辆撞跌，导致左内、外踝肿痛颇剧，活动受限。X线片示：左双踝骨折，关节移位、明显畸形。

【诊断】左踝关节骨折。

【治疗】化瘀消肿，续骨止痛，方拟正骨丹1号口服。外敷消肿膏，手法整复，夹板固定。

（二）二诊

左踝胫腓骨骨折，移位，已经整复，血未化，青紫肿痛消散。再拟化痰退肿，舒筋续骨。方拟正骨丹1号口服，外敷同初诊。

（三）三诊

肿痛逐减，拟伤末方。一般跌打损伤，无高热者及大出血服之，每服3g，每日1～2次，饭后用陈酒调成浆糊状，再用陈酒送下，不善饮酒者，以红糖汤或开水亦可。处方：全当归30g，红花30g，香附12g，防风30g，制乳没各15g，片姜黄15g，陈皮30g，木瓜30g，川芎15g，毛竹夹节肉12g（酒拌），续断30g，桂枝15g，枳壳12g，制川草乌各15g，茅术45g，怀牛膝45g，防己15g，茯苓12g，秦艽15g，威灵仙15g，赤芍45g。上药研末，用丝瓜络、路路通煎汤泛丸，为绿豆大。每日饮服1～2次，每次3～9g，开水送服，或临睡前服一次，7剂。外敷同初诊。

（四）四诊

肿痛已减，平时活动不当，断端骨骼略高，再以活血舒筋续骨，继服伤末散。

（五）五诊

左踝胫腓骨骨折移位已基本接续，肿痛已除，酸楚少力，骨略高突。改以成药调治，予以正骨丹2号。

（六）六诊

骨折基本接续，行动少力。再拟成药正骨丹2号调治。

（七）七诊

劲力新增，不耐多行，肌肤作痒。再拟成药正骨丹2号、黑虎丹续治。

【评析】踝部骨折是最常见的关节内骨折。损伤的原因复杂，类型很多，根据受伤姿势可有内翻、外翻、外旋、纵向挤压、侧方挤压、跖屈、背伸等多种。其中内翻、外翻、外旋又按其损伤程度可分为3度，以内翻者多见，外翻暴力次之，外旋又次之。踝关节是屈曲关节，其关节面比髋、膝小，但负重要求却比较高。因此，踝关节脱位必须正确复位，复位后按三期辨证用药。施行复位手法时，应记住这样一个原则：按暴力作用相反的方向进行复位和固定。整复固定后，应鼓励患者积极主动做背伸踝部和足趾的锻炼。双踝骨折，在保持有效夹板固定的情况下，加大踝关节的主动活动范围，并辅以被动活动。

十八、肋骨骨折

江某，女，40岁，医务工作者。

（一）初诊

【现病史】患者体质素弱，肺肾两虚，咳呛日久，逐步引起左胸肋部作痛1月余。目前剧咳后疼痛更甚，局部略高突，有骨擦音，痰黏气促，呼吸牵制，不能转侧，有肋骨骨折之象；苔腻，脉偏弦。X线片示：左上胸第3肋骨骨折。

【诊断】左第3肋骨骨折。

【治疗】方拟活血顺气，肃肺化痰，续骨止痛。处方：全当归12g，川郁金18g，制香附18g，大丹参18g，前胡、延胡索各12g，旋覆花12g（包），海浮石30g，仙半夏12g，光杏仁10g，青陈皮各12g，苏子霜15g（包），煅自然铜30g，血竭5g，参三七粉3g（吞）。5剂。外敷消肿膏，软固定包扎。

（二）二诊

气血未和，疼痛略减，呼吸咳呛牵制，不能俯仰转侧，痰黏不爽。再拟活血顺气，肃肺化痰，续骨和络，前方续用5剂。

（三）三诊

气血未和，疼痛渐减，骨擦音已除，咳呛转侧较利，骨骼略显高突。再拟活血理气肃肺，续骨和络，续用上方5剂，加用正骨丹2号接骨续筋。外敷消肿膏，继续固定。

【评析】肋骨骨折较常见，单纯肋骨骨折，因有肋间肌固定和其余肋骨支持，多无明显移位，且较稳定，一般不需整复。即使是畸形愈合，亦不妨碍呼吸运动，如有肋骨骨折合并其他并发症时，必须及时处理，否则会造成严重后果。有移位的骨折应尽量争取复位，患者取仰卧位或坐位，一助手双手平按患者上腹部，令患者用力吸气，至最大限度再用力咳嗽，同时助手用力按压上腹部，术者以拇指下压突起之肋骨端，即可复位。若为凹陷骨折，在咳嗽的同时，术者双手对挤患部的两侧，使下陷者复起。常用宽绷带固定法进行骨折复位后，局部肿胀，可外贴消肿膏，然后覆以硬纸壳，胶布贴于胸壁，再用宽绷带或多头带包扎固定。敷药者2～3天更换一次，继续固定3～4周。一般肋骨骨折都因受外来暴力造成，局部气机阻滞则肿痛明显，治疗以调气续骨为主。本例则由于久咳受震导致骨折，局部虽亦有疼痛，但并无肿胀，故内服仅用少量活血和络续骨，而以肃肺顺气，化痰止咳为主。后期因体质素弱，肺肾两虚伤及气阴，故以益气血、润肺养阴、补肝肾之剂调治，遂获全功。

十九、肋骨骨折

郭某，女，42岁，工人

【现病史】患者因参加劳动时不慎摔倒，导致左胸部摔于砖堆上，疼痛剧烈，呼吸不畅，急送某医院，X线片提示胸部挫伤，予以止痛药后，回家休息。不能平卧，不敢深呼吸，左胸部疼痛难忍，请刘老至家中诊治。患者半躺于床上，不能起床，痛苦面容。

【治疗】就患者位置，在左第8、9肋骨腋前线查出最痛点，尤以第8肋骨下缘疼痛最明显，该处给予600下按摩，第9肋予以200下按摩，然后扶患者坐于床沿，以健侧手扶头顶，术者双手顺肋骨走向分放于8～9肋的背部和胸前，术者前胸紧贴患者健侧胸壁腋中线，以加强患者胸廓的稳定。姿势摆好后，嘱患者从肺内咳出痰的同时，术者双手用力在患侧胸壁骨断端进行对向挤压，感到骨擦音，如此咳嗽挤压共5遍，结束治疗，令患者下床行走。患者立即感疼痛减轻，胸部舒畅，在地上行走并不觉疼痛加重。刘老认为有骨折，而家属不信，因X线片提示无骨折，翌日又去医院，并告知曾请中医按摩并认为有骨折，再行X线摄片，果然见第8肋骨骨折，隔日进行1次手法按摩，共治疗20次而愈。

【评析】肋骨骨折是临床常见的一种骨折。胸部受伤后，局部疼痛剧烈，不敢深呼吸，更不敢咳嗽，重者只能倚躺，不能平卧，十分痛苦，若咳痰带血，是骨折断端刺伤肺组织的表现。在治疗上，首先用手掌从背部施压到胸前，就粗略的知道了哪根肋骨疼痛，再用拇指触按最痛点是在肋骨上缘、下缘还是在肋间，于该处重点按摩 $400 \sim 600$ 下，次要的痛点也要按摩 $100 \sim 200$ 下，然后令患者健侧手扶头顶，术者立于该侧，双手掌平放于肋骨骨折的上下端，令患者从肺内咳出痰，不是从喉头咳出，患者咳嗽之际，术者双手配合沿肋骨两断端对向用力挤压，使骨断端嵌插。由于咳嗽转移了注意力，又加大了胸内压，让患者在接受此挤压胸廓的手法时，并不会感到剧烈疼痛。如此进行咳嗽配合挤压 $3 \sim 5$ 遍，治后立即感觉疼痛减轻，胸部舒畅，精神愉快，有立竿见影之效。每日或隔日进行 1 次治疗，一直治到无胸壁压痛为止，大约需要 1 个月。笔者最喜欢接诊经过覆瓦状膏布固定 $3 \sim 4$ 周而不见效的患者，立即去除膏布，采用上述手法。由于人时刻在呼吸，胸廓在不停地运动，覆瓦状膏布固定，并不能使胸壁得到休息，反束缚了肺部的扩张，而中医对此病的治疗，能做到减轻疼痛，畅通呼吸及促进排痰，是具有中医特色的疗法。复位固定的功能锻炼亦为重要，患者经整复固定后，一般均应下地活动，可以抬高床头取坐卧位，并锻炼腹式呼吸。

二十、肋骨骨折与上腹壁挫伤后遗症

黄某，男，35 岁，木匠。

【现病史】患者于 1 年前被木头打伤肋部及上腹部，疼痛难忍，呼吸困难，在当地医院诊为第 10 肋前方骨折，上腹壁挫伤，经药物治疗后好转。而后上腹疼痛，食后痛甚，伴反酸嗳气，故前来诊治。专科检查：胸部轻度肿胀，叩击痛，上腹部压痛，可触及小包块。舌质红，苔白兼黄，脉细涩。钡餐检查未见异常。

【诊断】肋骨骨折与上腹壁挫伤后遗症。

【治疗】治以调理气机，活血止痛为则。处方：当归 15g，陈皮 9g，红花 9g，枳壳 15g，乌药 15g，香附 15g，木香 9g，青皮 9g，甲片

15g，黄芪 15g，制乳没各 6g，胡芦巴 12g，延胡索 15g，桂心 3g，续断 15g，桃仁 15g，川郁金 15g。服 10 剂后，诸症皆除而病愈。

【评析】本案为刘秉夫先生治疗损伤疼痛的验案之一。外伤胸腹损及气血，气机不利则血瘀，不通则痛。以陈皮、枳壳、香附、木香、郁金行气降气，调理气机；桃仁、红花、当归、乳香、没药、延胡索活血止痛；续断强筋骨，黄芪补气，助血行。共奏调理气机，活血止痛之功效。

二十一、颅骨骨折

张某，男，35 岁，自由职业。

（一）初诊

【现病史】患者 2 个月前因骑车摔倒，头部着地，导致头鸣胀痛，昏沉眩晕，视物模糊，记忆减退，口干不欲饮。外院 CT 示颅骨骨折，亚急性硬脑膜下血肿。因患者畏惧行开颅手术而来求治。查体：神清，脉弦；舌颤少苔。

【诊断】颅骨骨折。

【治疗】治以平肝息风，开窍宁神，化瘀镇痛为则，自拟伤科安脑散口服（方同前）。

（二）二诊

头胀痛减轻，视物清晰，记忆力恢复；舌淡，脉沉细，舌颤苔腻微黄。再拟化瘀镇痛，以原方药治之。

（三）三诊

除轻度头晕耳鸣外，其余症状基本消失。前后共治疗 3 个月，痊愈，而免于受开颅之苦。

【评析】本案为刘秉夫先生治疗头颅外伤的验案之一。外伤之症，其本即在于伤，伤则必夹瘀血，夹瘀则津必不固，故时有燥象出现，有瘀血必先祛瘀，瘀去则血行。其理伤活血者，亦主要在于祛瘀也，瘀不去则新不生。

二十二、椎骨骨折

徐某，女性，72岁，退休工人。

（一）初诊

【现病史】患者以往长期有腰背部酸痛史。2天前坐长途汽车，车辆颠簸后出现腰背部疼痛加重，转侧不利。腹胀，大便二日未解，口干。腰背部压痛呈阳性，棘突处有压痛及叩痛，腰部活动不利；舌淡红，边尖偏暗，苔薄白腻，脉细弦。X线片示：T12压缩性骨折。

【诊断】骨质疏松性胸椎骨折。

【治疗】中药以活血止痛，补益肝肾为则。处方：柴胡6g，枳实6g，黄芪12g，当归9g，川芎12g，生大黄9g，生白术30g，白芍12g，骨碎补15g，狗脊15g，杜仲15g，延胡索9g，红花5g，续断9g，炙甘草9g，桃仁9g，何首乌9g，地龙9g。每日1剂，先予7剂，另予以消肿膏外敷患处。

（二）二诊

可见少腹部胀痛渐平，大便正常，腰背部仍有酸痛，活动不利；舌淡红，苔薄白腻，脉细弦，继以原法加减治之。原方减柴胡6g、枳实6g，加丹参9g、杜仲15g、青皮9g、陈皮9g，续服14剂，仍以消肿膏外敷。

（三）三诊

腰背部酸痛大减，腰部活动好转，但不耐久坐久站，伴口干；舌淡，苔薄白，脉细。治拟补益肝肾，活血通络。方用：炙黄芪18g，当归 9g，川芎 9g，续断 12g，狗脊 12g，骨碎补 15g，杜仲 12g，黄精 12g，何首乌 9g，川牛膝 15g，石斛子 12g，炙甘草 9g，菊花 3g。再进 14 剂，2 周后腰背酸痛诸症皆平。随访半年诸症未作。

【评析】本案为刘秉夫先生治疗骨质疏松性胸椎骨折的验案之一。患者女性，年逾七旬，肝肾已亏，无以生化气血，无以充养骨髓，精亏髓空而百骸萎废，形成骨质疏松，为其根本。因此，患者受到轻微的外力作用即出现骨折。"人有所坠，恶血留内，腹中满胀"，临床上，往往胸腰椎有压缩性骨折的患者会出现腹胀便秘，故治疗初期，在运用活血化瘀、通络止痛的同时，加入大黄、桃仁等药物，通利泻瘀。由于患者年事已高，肝肾精气亦亏，因而在骨折治疗的早期即加入补益肝肾的药物，并随着病程的发展，加重补肾药物的用量，至骨折基本愈合后，患者骨质疏松的表现成为主要矛盾。所以在以后的治疗中偏重对骨质疏松的治疗，而该患者"阳不足，阴亦亏"，因此在补益肾精的药物中除了运用鹿角、骨碎补、杜仲等温补肾阳的药物外，还加用何首乌、石斛、枸杞子、黄精、黄柏、菊花等养阴为主的药物，以平补阴阳，共获奇功。

二十三、椎骨骨折

王某，男，58 岁，工人。

（一）初诊

【主诉】腰背痛 5 年，加重 1 年。

【现病史】患者 5 年前腰背部出现原因不明疼痛，经针灸、理疗及芬必得、地塞米松等治疗，疼痛缓解。以后时有发作，逐年加重。腰背疼痛，夜重日轻，足跟痛，下肢萎软无力，畏寒肢冷；舌质淡，苔白，脉沉迟。脊柱稍向右侧弯，生理后凸明显，胸 11、12 及腰 5、骶 1 椎棘突压痛及叩击痛阳性，下肢放射痛阴性。X 线片示：腰椎侧变，棘突后凸，腰椎体骨质密度极度减少，骨小梁稀疏，腰 2、3 椎体压缩性骨折。

【诊断】骨质疏松性腰椎骨折。

【治疗】中药治以补益肝肾，活血通络，强筋壮骨为则，予二仙汤加减。处方：淫羊藿 15g，仙茅 10g，当归 12g，巴戟 15g，知母 10g，龙骨 30g，牡蛎 30g，丹参 20g，延胡索 12g，蜈蚣 12g，续断 12g。28 剂。

（二）复诊

治疗 1 疗程，腰背痛诸症状缓解，继续服用原方 28 剂。症状基本消失，X 线片示：椎体骨小梁由稀疏转为致密。恢复正常生活、工作。

【评析】本案为刘秉夫先生治疗骨质疏松性腰椎骨折的验案之一。骨质疏松症以腰痛、骨痛、脊柱后凸畸形，甚至骨折为主要临床表现。中医学认为，"肾主骨、生髓""肾藏精，精生髓，髓容骨，骨生髓，聚髓为脑""肾之合骨也""肾藏骨髓之气也"，这些充分说明肾气充足则骨之生化有源，骨质坚固强健；肾气不足，则骨失所养，脆弱无力，甚至骨折。西医学认为，中医"肾"之功能是内分泌、免疫、生殖等多个系统功能的综合，下丘脑－垂体－性腺轴功能的减退，性激素水平下降，进而引起成骨功能下降，使单位体积内骨组织含量减少，发生骨质疏松，而某些补肾中药可抑制或纠正下丘脑－垂体－性腺轴功能减退的发生，从而减慢衰老的进程，由此可见骨质疏松症与中医肾虚是相吻合的。二仙汤加减治疗骨质疏松症结果显示，能使腰背痛等肾虚症状，骨小梁稀疏得到不同程度的改善，说明二仙汤可抑制骨丧失，对骨质疏松症有治疗意义，从而延缓骨质疏松症的发展。

第二节　脱位

一、肩关节脱位

王某，男，56 岁，建筑工人。

（一）初诊

【主诉】左肩部疼痛伴活动受限 3 小时。

【现病史】患者今日中午在工地干活时不慎拉伤左肩，症见左肩疼痛，活动受限，患肩呈"方肩"畸形，搭肩试验阳性，有压痛。X 线片示：左肩关节前脱位。舌暗红，苔薄白，脉细涩。

【诊断】左肩关节前脱位。

【治疗】予手法整复脱位，外敷自制药消肿膏，内服中药以活血化瘀。处方：当归、川芎、延胡索、丹参、桃仁、红花各 10g，土鳖虫、生地黄、赤芍各 12g，甘草 6g。每日 1 剂，水煎服，早晚 2 次，连服 5 剂。复查 X 线示：脱位已整复。

（二）二诊

左肩关节疼痛较前减轻，局部略有青紫，压痛减轻，肩部外观如常，胃纳可，二便调，夜寐尚安；舌红，苔薄黄，脉细涩。左肩筋脉受损，瘀血未消，继敷消肿膏以活血化瘀。内服继续活血化瘀，舒筋止痛，处方：生地黄、丹参、延胡索、桃仁、当归、川芎、香附、土鳖虫、杜仲、续断各 9g，甘草 6g。5 剂。

（三）三诊

左肩关节疼痛、青紫皆消，局部稍有压痛，两侧外观对比无差异；舌淡红，苔薄白，脉细。治以益气和营，舒筋止痛，处方：黄芪、白术、熟地黄、生地黄、续断各 12g，当归、川芎、丹参、党参、白芍、赤芍、延胡索、桑枝各 9g，桂枝、甘草各 6g。7 剂。

【评析】本案为刘秉夫先生治疗肩关节脱位的验案之一。刘老认为肩关节脱位按时间可分为新鲜性脱位和习惯性脱位两种，按部位可分为前脱位和后脱位，临床以肩关节前脱位为多见。肩关节前脱位病理主要为前方关节囊破裂和肱骨头脱出。由于肩关节活动度大，其复位关键在于充分牵引，采用手牵足蹬法。新鲜脱位主要由暴力所致，辨证为气滞血瘀实证；习惯性脱位多为肝肾不足虚证，实证可由失治转为虚证，辨证论治为其治疗要领。

刘氏骨伤精要

二、肘关节脱位

宋某，女，43岁，事业单位办事员。

（一）初诊

【现病史】患者自诉13小时前不慎跌倒，手掌撑地致右肘关节后脱位，左肩剧烈疼痛，活动受限，于当地卫生院就诊，复位后仍疼痛难忍，遂来我院就医。专科检查：右肘肿胀，弹性固定于轻屈位，呈"靴形"畸形，压痛明显，肘后鹰嘴突异常后凸，右肘关节屈伸活动受限。舌淡红，脉数，苔厚腻。X线片示：右肘关节后脱位。

【诊断】右肘关节后脱位。

【治疗】采用牵拉屈肘法整复右肘脱位，外敷自制药消肿膏，肘后夹板予以屈肘90°固定。内服桃红四物汤加减以活血祛瘀。处方：桃仁、红花、土鳖虫、三七各12g，当归、生地黄、川芎、白芍、延胡索各15g，甘草6g。每日1剂，水煎服，早晚2次，连服7剂。复查X线示：脱位已整复。

（二）二诊

右肘关节疼痛较前减轻，肿胀基本消退，压痛较前减轻，外观如常，活动轻度受限。舌淡红，苔黄腻，脉细涩。右肘肿胀未除，瘀滞未散，继敷消肿膏以活血化瘀；内服继续以活血化瘀，消肿止痛为主。处方：桃仁、红花、土鳖虫各12g，当归、生地黄、川芎、香附、白芍、苏木、续断各9g，甘草6g。5剂。

（三）三诊

右肘关节疼痛肿胀明显减轻，压痛较前减轻，去除夹板外固定，行肘关节屈伸功能锻炼，予和伤散外洗。

【评析】肘关节脱位是最常见的关节脱位。临床多见于青壮年患者，儿童和老年人少见。肘关节脱位有前脱位和后脱位两种，以后脱位最常见。多为摔倒后以手撑地，肘关节过伸，传达暴力致肱骨下端突破肘关节囊前臂，同时撕裂止于尺骨冠突的肱肌附着点，而向前下移位，尺桡骨上端同时滑向后上方形成后脱位。由于暴力方向的不同，肘关节后脱位可同时伴有桡侧或尺侧脱位。由于受伤机制不同，脱位方向不同，整复方式不一，因此要详尽询问病史，明确诊断，及时复位，并尽早行功能锻炼。

三、肘关节脱位

陈某，男，21岁，工人。

（一）初诊

【主诉】左肘部疼痛，活动受限1个月。

【现病史】患者1个月前不慎从高处坠跌，致左肘关节脱臼，肱骨髁部受损，瘀血凝结，青紫漫肿，疼痛颇剧，不能活动。

【诊断】肘关节脱位。

【治疗】麻醉下行手法复位，外敷消肿膏并予以夹板固定，内服以化瘀退肿，舒筋续骨，方拟和血活络汤（刘老经验方）。处方：全当归12g，川独活12g，片姜黄9g，制狗脊15g，威灵仙12g，宣木瓜9g，川续断12g，炙乳香9g，泽兰叶12g，怀山药15g，嫩桑枝15g，伸筋草15g。每日1剂，水煎，分早晚2次服，7剂。X线片示：左肘关节脱臼已复位，肱骨髁部受损。

（二）二诊

瘀肿青紫疼痛稍减，略能活动。再拟化瘀舒筋，续骨息痛，防其关节僵硬。处方：生地黄15g，当归、骨碎补、鸡血藤各12g，丹参、泽兰叶、赤芍各9g，红花、川芎、三七粉、甘草各6g。每日1剂，水煎，分早晚2次服，7剂。

（三）三诊

左肘关节脱臼复位后期，肿痛已减，酸楚引及肩部，举提屈伸不利。气血阻滞，再拟活血舒筋，和络止痛。处方：骨碎补20g，当归、鸡血藤、伸筋草、桑枝各12g，赤芍、丹参、续断、泽兰叶、片姜黄、延胡索各10g，红花、桃仁、甘草各6g。7剂。

（四）四诊

肿胀已退，疼痛消失。举提握物已经正常，屈伸尚觉牵强，再以和血活络汤7剂，诸症尽除。

【评析】肘关节陈旧性脱位的手法复位，一般在臂丛神经麻醉下做肘部轻柔的伸屈活动，使其粘连逐渐松解，将肘部缓慢伸展，在牵引力作用下逐渐屈肘，术者用双手拇指按压尺骨鹰嘴并将肱骨下端向后推按，即可使之复位。肘关节脱位复位后，一般以外敷药固定3周左右，然后用外洗方，并配合导引锻炼。功能的恢复以主动锻炼为主，不宜强行做被动牵拉，以防引起骨化性肌炎。

四、髋关节脱位

邓某，男，39岁，建筑工人。

（一）初诊

【现病史】患者1天前不慎被重物压伤左髋关节，局部漫肿疼痛，左下肢短缩9cm，下肢不能活动。

【诊断】左髋关节脱位。

【治疗】手法复位后疼痛顿减。予以消肿膏外敷7天，每日1次。固定患腿于外展伸直位1个月，内服自拟活血舒筋方（刘老经验方）。处方：杜仲15g，续断15g，当归15g，狗脊12g，泽兰12g，赤芍12g，生地黄12g，川牛膝15g，丹参12g，红花12g，桃仁9g，川芎

15g，生甘草9g。每日1剂，水煎，分早晚2次服，连服7剂，

（二）二诊

左髋关节后脱位，已行手法复位，骨关节筋膜受损，瘀凝肿痛渐减，酸楚牵掣，髋膝略可屈伸。内服活血健筋药，原方基础上加鸡血藤15g，桑枝15g，丝瓜络15g，土鳖虫12g，甘草9g，服7剂。

（三）三诊

左髋关节后脱位复位后，瘀血渐化，肿痛较减，酸楚无力，再给予活血健筋和络方。处方：杜仲15g，续断15g，当归15g，狗脊12g，泽兰12g，赤芍12g，生地黄12g，川牛膝15g，丹参12g，红花12g，桃仁9g，川芎15g，鸡血藤15g，桑枝15g，丝瓜络15g，生甘草各9g。连服7剂。

（四）四诊

左髋关节后脱位复位后，气血不和，疼痛牵掣虽减，引及腰骶部，步履无力。再拟活血健筋壮骨。原方基础上加杜仲15g，续断15g，牛膝15g，狗脊15g，伸筋草15g，延胡索12g，甘草9g。再服7剂。

（五）五诊

左髋气血较和，疼痛已瘥，唯筋络酸楚，步履少力。停服中药，予和伤散外洗，用药末每次约15g，以开水2～3升冲和待稍凉，用毛巾浸湿没及患处揉摩10～20分钟。经治1个月后，不久可参加体力劳动。

【评析】髋关节脱位较为少见，据目前留有的刘秉夫先生诊治的病例中，有髋关节脱位16例，其中10例后脱位，2例前脱位，4例中央型脱位。这16例有三个不同的原因：一是间接外力所致者如后脱位；二是直接外力所致者如中央型脱位；三是病理性脱位，包括先天性髋关

节变浅。刘秉夫先生对后脱位的复位，原来采用屈髋拔伸法，令患者仰卧，第一助手立于患者健侧固定骨盆，第二助手握患腿小腿上配合术者顺势拔伸，术者将棉垫放置于患髋内前侧和耻骨上，以一脚踩住，两手握患腿膝后向上用力拔伸，在这个过程中掌握时机使患肢由内收内旋位渐渐外展外旋，此时可有复位感，复位后顺势屈髋、伸髋以理筋，同时术者将踩住患者的脚移开。亦可改用俯卧复位法，患者俯卧于床缘，患腿完全置于床外，屈膝 90°，术者一手握住患肢踝关节上方，利用患腿的重量向下牵引，另一手加压于腘窝，增加牵引力，并轻旋转大腿，促使其复位，切记使用暴力，以免造成骨折。前脱位复位法，患者向健侧侧卧于手术床上，第一助手固定患者骨盆，第二助手握患肢小腿下端，在外展外旋位配合术者拔伸，术者立于患者前面用手掌推脱出的股骨头至髋臼处即滑入髋臼，同时使患肢内收内旋，并屈髋伸髋以理筋，本院 2 例前脱位即用此法复位，效果是满意的。复位后予以中药外敷，并用绷带包绕髋骨，另给予中药内服及外洗，不做牵引，不绝对限制活动。中央型脱位则用持续牵引复位法。

五、髋关节脱位

王某，男，38 岁，司机。

（一）初诊

【现病史】患者 1 天前，因驾驶拖拉机下坡时，不慎翻车，患者当时片刻人事不省，醒后左髋部畸形、肿胀、疼痛剧烈，不能站立，经当地医院简单处理后转院医治。查体：患者面色苍白，痛苦呻吟不止，左下肢呈屈髋、屈膝、内收、内旋和缩短畸形，左臀部较膨隆，左侧股骨大粗隆上移突出，臀部可触及股骨头，左下肢活动障碍；舌暗，脉滑。X 线片示：左股骨头向后上方移位。

【诊断】左髋关节后脱位。

【治疗】按照侧卧拔伸推入法进行整复。患者取侧卧位，患肢朝上，第一助手用宽布带环绕患肢大腿根部，用力向上拔伸，第二助手以一手环握患肢小腿中部，另一手环握小腿下部，与第一助手进行相对拔伸。术者站于患肢外侧，用前臂提托患膝部，协同拔伸，另一手用掌心按压在患肢臀部，大力将股骨头向前推，同时嘱第二助手内外摇转大腿，将髋部屈曲，听到入臼响声，即已复位，然后将患肢慢慢伸直放平，听到响声即复位。最后将患肢伸直放平，取2条长夹板做内外侧固定，以沙袋维持患肢于外展20°中立位，练踝背伸和股四头肌收缩活动。自拟正骨丹1号口服，消肿膏外敷。

（二）复诊

1周后髋部肿痛明显减轻，继续练功。2周后髋部只有轻度肿痛，以消肿膏外敷，继续内服中药正骨丹1号。3周后局部无肿痛，解除固定，以和伤散熏洗，并练扶杆站立、扶椅练走等活动。随访4年未发现股骨头坏死现象。

【评析】髋关节脱位多由间接暴力引起。髋关节是结构比较稳定的关节，引起脱位常需强大的暴力，如车祸、堕坠、塌方等，亦可发生屈髋位如自高处跳下、骑马跌倒等，足或膝着地而致脱位。当髋关节屈曲90°时，如果过度内收并内旋股骨干，会使股骨头的大部分不能抵触于髋臼内，而移至较薄弱的关节囊后下方，股骨颈前后缘紧抵髋臼前缘而形成杠杆支点，此时来自腿与膝前方或腰部背侧的暴力可使股骨头受到杠杆作用而冲破关节囊，脱出髋臼，造成后脱位。有时还合并髋臼后缘骨折，股骨头骨折或坐骨神经受到移位的股骨头压迫、牵拉而损伤。

六、指间关节脱位

杨某，女，50岁，工人。

（一）初诊

【现病史】患者2天前因左手中指不慎扭伤导致疼痛，不能弯曲，曾经外敷药后未见好转而来诊。专科检查：左手中指中节肿胀，并有畸形，手指缩短，伸屈功能丧失。X 线片示：左手中指中节指间关节脱位。

【诊断】左手中指中节指间关节脱位。

【治疗】予以手法复位固定，先将患指拔直，而后屈曲，一次得到复位。外敷消肿膏，屈曲功能位固定。

（二）复诊

7 日后复诊，肿胀已退，活动程度受限。用外洗方，并做伸屈锻炼。

【评析】指间关节脱位，应注意有无患侧副韧带损伤，如有损伤，应做邻指固定，或用铝皮条行屈曲固定。待肿痛全部消退后去除。有的病例是因斗殴时扭伤而脱位，软组织关节囊等损伤严重，应重视固定及药物治疗。

七、下颌关节脱位

严某，男，45 岁，事业单位职工。

【现病史】患者诉昨晚打呵欠时，突然听到下颌部"咯嗒"一声，嘴不能闭合，局部疼痛，说话模糊不清。专科检查：两侧下颌关节处压痛，有空虚感，在其前方可摸到正常的骨性突起，下颌骨前突，上下齿不能对齐。

【诊断】下颌关节双脱位。

【治疗】患者正坐，一助手固定患者头部并稍后仰，即按双脱复位法复位。复位前，一助手人站于患者背后，其双手十指交叉，取"泰山压顶之势"以双手掌压其巅顶，固定头部，并略向后倾，使其在复位时不致于前后左右动摇。术者用数层纱布或胶布裹住拇指，以保护拇指不至于被患者咬伤（操作熟练者可不必裹缠拇指），术者站在患者前面以掌心在双侧面颊部揉擦按摩数次，以缓和筋络肌肉的紧张，同时嘱患者将口张大，并大口呼气吸气，使其肌肉放松。复位时，术者双手拇指以倒人字形姿势伸入患者口腔，按在最后的一个臼齿上，其余四指在面颊部同时夹住下颌骨体，将夹住下颌骨体的四指用力向前并稍向下方拔伸，然后用拇指将下颌骨体向后向下推压，此时指下可感觉到关节的活动，即把拇指滑向齿外，余四指托着下颌骨体，随即可听到"咔嗒"的响声，复位即告成功。局部外贴小号消肿膏，四头带固定下颌骨，术后一周痊愈。

【评析】复位后检查局部外形是否已恢复正常，上、下齿是否对齐。取 8cm 宽，60cm 长的布带一条，对折用剪刀将布带剪开 20cm，将下颌骨托起固定。可在两下颌关节处贴小号膏药（单脱贴于患侧）。局部肌肉、筋络紧张痉挛，以致关节过于坚碰者，可用药物热敷，医者并用两手掌按摩局部，以舒筋解挛，然后再行复位。复位后不宜大声说话，3 天内不宜进食硬物。

第三节　伤筋病

一、肩关节周围炎

王某，女，59 岁，教育工作者。

（一）初诊

【现病史】患者 5 个月前无明显诱因，出现右肩部酸困疼痛不适，逐渐出现活动受限，曾在附近诊所接受按摩、针刺、拔罐等治疗，效果不佳，后症状逐斩加重，为求进一步治疗，遂来我院就诊。患者神志清，精神差，右肩部晚上痛甚，活动受限明显自发病来饮食可，睡眠差，二便基本正常，右肩部疼痛，活动受限。专科检查：右肩部疼痛，活动受限，冈上窝、冈下窝、肩峰、喙突、结节间沟压痛明显，右肩部活动受限，上举 50°、内收 10°、外展 30°、后伸 10°，右肩部活动时疼痛明显。舌质暗，苔少，脉弦。右肩 X 线片示：右肩骨质未见明显异常。

【诊断】肩关节周围炎。

【治疗】中药当以补益肝肾，行气散寒为则。处方：当归 12g，姜黄 12g，三七 5g，红花 10g，防风 12g，木香 6g，白芍 15g，香附 10g，羌活 12g，枳壳 10g，续断 10g，鸡血藤 10g，杜仲 10g，狗脊 12g。7 剂，1 剂／天，水煎服。配合右肩部三指手法推拿治疗，每日 1 次，同时对右肩部进行中药和伤散外洗热敷治疗，嘱患者进行右侧爬墙功能锻炼。

（二）复诊

二诊时右肩部疼痛等症状大部分已消除。前方再投 7 剂，继续予以推拿热敷治疗。三诊时诸症皆消，继服前方 7 剂以巩固疗效。

【评析】《素问·痹论》曰："风、寒、湿三气杂至，合而为痹也。"《张氏医通》言："或因提掣重物，皆致痹痛。"唐代蔺道人的《仙授理伤续断秘方》云："手足久损，筋骨差爻，举动不能。劳损筋骨，肩背疼痛。"《素问·上古天真论》曰："七八，肝气衰，筋不能动，天癸竭，精少，肾脏衰，形体皆极。"《素问·痿论》曰："肝主身之筋膜……筋膜干则筋急而挛，发为筋痿。"本例患者因年老体衰，肝肾不足，加之长期劳作，致右肩筋肉损伤。筋肉损伤则局部气血运行不畅，气行不畅则气滞，血行不畅则血瘀，气滞血瘀，致经络不通，不通则痛，寒湿痹阻则阻滞经络，经络气血不达患肢，引起右肩部疼痛症状。夜晚属阴，卫气不能固守体表故见右肩部夜晚疼痛尤甚，舌质暗为有瘀之征，苔少为阴虚之象，弦脉主痛，本病辨证当属肝肾亏虚，气滞血瘀。该病主要以手法治疗，配合中药口服、中药外敷、功能锻炼等治疗。动静互补也是本病预防和治疗的重要内容，早期应保证局部的充分休息，以利于炎症消退，手法按摩是治疗肩周炎的主要方法之一。手法按摩可以通过外力直接作用于损伤部位，通过手的力量和技巧，调整关节周围平衡状态，消除神经根的炎性水肿，缓解肌肉痉挛，改善局部血液循环，多采用理筋整复，理气活血的手法，通过调节机体的生理、病理变化而达到治疗目的。锻炼治疗对于肩周炎效果良好，但需要长期持之以恒的锻炼，并逐渐加大锻炼的力度，以维持已有成效。不恰当及过度的锻炼，会造成局部肌肉韧带的再次损伤，或加重病情。此外，加上热敷治疗可以达到良好祛风除湿作用，散寒作用尤其明显。

二、肩关节周围炎

刘某，男，49岁，工厂工人。

【现病史】患者2周前晨起即觉左肩部疼痛，不敢活动，动则痛剧，否认外伤史，症状遇寒加重，得温则缓。专科检查：左肩周压痛，其压痛位于肩峰下、肩关节前后方，上举、后伸受限明显；舌淡苔白，脉弦紧。

【诊断】肩关节周围炎。

【治疗】以温阳祛寒，活血止痛为治则，予以葛根加桂枝汤加减。处方：葛根30g，白芍15g，威灵仙12g，桂枝、防风、桑枝、片姜黄、当归、川芎、锁阳、菟丝子各10g，甘草6g。每日1剂，水煎，分早晚2次服，连服7剂。配合局部推拿、理疗7次，同时予以消肿膏外敷，加强功能锻炼，如此综合1周获愈。

【评析】患者素体阳虚，年过七七，肝肾日渐不足，阳虚则阴寒必胜，易感风、寒、湿等阴邪，故夜间宜发。痹阻经脉，不通则痛，故见局部疼痛，活动不利，舌淡苔白，脉弦紧为阳虚寒盛之征。本病俗称"冻结肩""五十肩""漏肩风"等，其临床表现以肩关节活动受限为主，故其治疗应以功能锻炼，舒筋活络，松解粘连为主，中医治法以温阳活血、散寒止痛之品。葛根加桂枝汤即以解表散寒为功，酌加白芍、桑枝、羌活以祛其寒湿之邪，当归、川芎活血以止其痛，锁阳、菟丝子温阳化气以固其本，全方标本兼治。同时局部予以推拿松解粘连，疏通经络。

三、肩关节周围炎

顾某，女，57岁，务农。

（一）初诊

【现病史】右肩关节疼痛 10 年，近 1 个月来疼痛渐增，受寒更痛。专科检查：右肱骨大结节上方压痛明显，局部略肿，前举后伸活动受限。苔白腻，脉弦。X 线片示：右肩关节无明显异常。

【诊断】肩关节周围炎。

【治疗】拟以祛痰除湿，和血止痛为则。处方：鸡血藤 12g，片姜黄、当归、赤芍、法半夏、羌活、独活、川芎、桑枝各 9g，陈皮、石菖蒲、南星片、三七粉、甘草各 6g。每日 1 剂，水煎，分早晚 2 次服，连服 7 剂。配合手法按摩，外敷消肿膏。

（二）二诊

右肩肿胀已减，仍觉酸痛，抬举后伸活动受限；苔薄腻，脉弦。继续除寒祛湿，活血通络息痛。处方：片姜黄、鸡血藤、桑枝、徐长卿各 12g，当归、赤芍、川芎、羌活、独活各 12g，陈皮、石菖蒲、南星片、炮甲片各 6g。连服 7 剂，配合手法按摩、外敷消肿膏，并加强肩关节功能锻炼。

（三）三诊

肩关节酸痛依旧，抬举 120°，后伸 10°。苔薄白，脉细弦。再拟祛风散寒，温经化痰法治之。处方：川芎、木瓜、当归、赤芍、羌活、独活各 9g，川乌片、草乌片、陈皮、石菖蒲、南星片、三七粉、甘草各 6g。7 剂，配合手法按摩，外敷消肿膏。

（四）四诊

右肩关节酸痛明易减轻，抬举 135°，后伸 15°；苔薄白，脉细弦。再拟上法从治，又服 7 剂痊愈。

【评析】肩关节在人体大关节中，活动范围大而稳定性差。全靠周围软组织包绕，故易导致劳损，中老年肝肾虚损，筋骨萎弱，容易受风寒湿侵袭而成本病。

四、冈上肌钙化性肌腱炎

黄某，男，49岁，教师。

【现病史】左肩痛半年余，自行外贴膏药，效果不佳。就诊时左肩大结节处压痛，肩外展时痛甚，肩疼痛弧试验阳性，X线示：左肩冈上肌存在散在钙化点，肩关节未见骨质异常。

【诊断】冈上肌钙化性肌腱炎。

【治疗】中药予以舒筋活血汤加减内服。处方：葛根20g，伸筋草、丹参、续断各15g，当归尾、鸡血藤各12g，羌活、独活、防风、赤芍、片姜黄各10g，石菖蒲、甘草各6g。10剂。配合活血理筋推拿手法，第一步揉法，患者取坐位，患肩自然下垂并稍内收，医者站在患者患侧用揉法放松肩部冈上肌以舒通血脉、活血化瘀，或患者取俯卧位，医者站在患者患侧用按揉放松肩背部冈上肌。第二步弹拨法，患者取坐位，医者用手稍外展患者肩关节，一手托住患者肘部，另一手在冈肌处用大拇指弹拨以舒筋通络，剥离粘连；或患者取俯卧位，患者两上肢放松背后，医者用手弹拨冈上肌。第三步拿擦法，医者站立在患者身后两手提拿放松冈上肌，再用擦法放松冈上肌，以透热为度。操作全过程时间一般15～20分钟。10日后复诊，疼痛明显好转。受凉或劳累时偶发肩部酸胀，疼痛弧试验阴性。停内服药予以手法治疗10余次以巩固疗效。

【评析】冈上肌钙化性肌腱炎又称肩外展综合征，是由劳损、轻微外伤或受寒等逐渐引起的肌腱退行性改变，以疼痛、功能障碍为主要临床表现。上臂外展60°～120°（疼痛弧）时肩部疼痛剧烈，单纯冈上肌肌腱炎发病缓慢，肩部外侧渐进性疼痛。冈上肌腱钙化时，X线片可见局部有钙化影。本例患者处于慢性期，以局部疼痛为主，故内服舒筋活血之剂以活血通络，配合局部手法治疗以疏理肌肉，剥离粘连，局部手法配合全身中药调理，使肌肉放松，经络通畅，疼痛逐渐减轻。

五、肱骨外上髁炎

张某，男，38 岁，司机。

（一）初诊

【现病史】患者右肘部疼痛 20 日，以右肘部外上方为主，未经诊治，遂来我院就诊。就诊时，右肱骨外上髁处压痛，局部轻度肿胀，伸腕抗阻试验阳性，前臂抗阻旋后试验阳性。X 线检查示肘关节未见明显异常。

【诊断】右肱骨外上髁炎（网球肘）。

【治疗】中药内服，治以消炎除湿，软坚散结为则。处方：当归、丹参、鸡血藤、透骨草、桑枝各 15g，乳香，没药各 10g，香附、延胡索各 12g，三七粉、甘草各 6g。10 剂。同时外敷消肿膏，每日 1 次，10 天为一疗程。

（二）复诊

一疗程后右肘部疼痛明显减轻，肿胀消除，重压时右肱骨外上髁压痛仍存在，继续外敷消肿膏 10 日，停内服药。三诊时，右肘部疼痛基本不存在，肱骨外上侧压痛不明显，伸腕抗阻试验阴性，前臂抗阻旋后试验阴性。嘱患肢避劳累，局部注意保暖。

【评析】肱骨外上髁炎属中医学伤筋范畴，系由肘部外伤或劳损，或外感风寒湿邪致使局部气血凝滞，络脉瘀阻而发为本病。就诊时，患肢肘处于无菌性炎症活跃期，予以内服、外敷中药活血化瘀，消炎止痛。待炎症基本消除后，局部予以针灸治疗，疏通局部气血，通络止痛而愈。

六、腱鞘炎

汤某，女，47 岁，家庭妇女。

【现病史】患者因抱孙子后出现右腕桡侧疼痛已有 4 个月，曾用氢化可的松局封 3 次，未见好转。写字、穿衣也疼痛，影响工作与生活。专科检查：右腕桡侧茎突处有压痛，局部肿胀不明显，腕部不能向桡侧倾斜，拇指伸屈无力。

【诊断】右桡骨茎突狭窄性腱鞘炎。

【治疗】外用和伤散清洗，每日 2 次，洗后用活络药水外搽，至微热感。手法治疗：术者一手握住患者的手，另一手用拇指在疼痛部位沿桡侧做上下推揉，来回数次，使局部筋舒，然后术者一手紧紧握住患者的手（包括大拇指），另一手拇、食二指置于患者腕桡二侧，先做上下活动，后再向下，向尺侧猛然一拉，可所见患处有"咯嗒"声音，上述手法连做 3 次，每周 2 次。经 8 次手法后，腕部疼痛减轻，用力及写字时，时有轻度疼痛，已能做开关自来水龙头等动作，继续手法治疗及药物外洗。经 10 次手法治疗后，症状已基本消失。

【评析】本病属中医学"伤筋"范畴，为临床常见病，多由于手部经常用力摩擦劳损所致，病情多表现为慢性发作。如果有跌仆外伤史，应排除骨与关节损伤。药物治疗上如病程较短，在 6 周之内，局部轻度肿胀者，多予以消肿膏外敷；病程大于 6 周，局部无肿胀者，则以和伤散局部熏洗并加搽活络药水。手法治疗的关键在于向患者腕部尺侧的牵扭，此外，临床观察发现牵拉时有响声的往往疗效明显。疼痛较重者尺偏时有明显限制，在手法治疗时应做好第一步手法，使局部放松，在进行第二步紧握患者之手向尺侧猛拉时，可将患者大拇指放开（不要握在掌心内），这样可以减少桡侧拉力，减轻疼痛，有利于拉出响声，当症状好转后，再握手向尺侧猛拉时仍应将拇指握在掌心之内。

七、梨状肌综合征

王某，女，55 岁，家庭妇女。

（一）初诊

【现病史】患者平日操持家务，长期劳作，弯腰工作时间长，1周前突然出现左侧臀部疼痛不适，且时有大腿后缘疼痛，经卧床休息及自行热敷治疗后有所好转，故未予重视。近日在户外进行锻炼时，突遇冷风袭背，当时未觉不适，但次日起床后开始出现左侧臀部酸胀、疼痛不适，伴大腿后侧疼痛，行走困难。专科检查：左直腿抬高试验阳性，左侧梨状肌紧张试验阳性，左侧下肢内旋内收时痛甚，患者全身困重。舌质黯，苔薄白，脉细涩。腰椎CT示：腰椎退行性变，未见明显椎间盘突出。

【诊断】梨状肌综合征。

【治疗】治以舒筋通络，活血化瘀，补益肝肾为则，方用通筋活络汤。处方：炒牛蒡9g，川独活9g，川芎12g，炙僵蚕15g，左秦艽9g，宣木瓜9g，白蒺藜15g，全当归15g，威灵仙15g，炙乳香9g，嫩桑枝15g，伸筋草15g，牛膝15g，狗脊15g，杜仲15g。每日1剂，水煎，分早晚2次服，连服7剂。同时用中药煎药后的残渣热敷腰臀部疼痛处。

（二）复诊

患者诉双侧臀部酸胀、疼痛，伴大腿后侧疼痛有较大缓解，可自主行走；舌质淡，苔薄白，脉细弱。原方再服7剂以收全功。

【评析】由于梨状肌刺激或压迫坐骨神经引起的臀腿痛称为梨状肌综合征。有过度内外旋、外展病史后，出现坐骨神经痛，或臀部疼痛，髋内旋、内转受限，并可加重疼痛，俯卧位可在臀中部触到横条较硬或隆起的梨状肌，故用舒筋通络、活血化瘀法治疗。《素问·痹论》曰："五脏皆有合，病久而不去者，内舍于其合也。故骨痹不已，复感于邪，内舍于肾；筋痹不已，复感于邪，内舍于肝；脉痹不已，复感于邪，内舍于心；肌痹不已，复感于邪，内舍于脾；皮痹不已，复感于邪，内舍于肺。所谓痹者，各以其时，重感于风寒湿之气也。"该患者长期操持家务，长期劳作，且患者已近六旬，肝肾之精气日渐亏虚，卫气不固，更易感受风寒湿邪，故胀痛不适，行走困难。方中炒牛蒡，消肿；川独活、川芎、左秦艽、宣木瓜、白蒺藜、全当归、威灵仙、炙乳香、嫩桑枝、伸筋草、晚蚕沙、片姜黄、丝瓜络、海风藤、鸡血藤等，行舒筋活络，活血化瘀之功；炒青皮，行气导滞；炙僵蚕，祛风通络；牛膝、狗脊、杜仲，补益肝肾，全方合用，共奏舒筋通络，活血化瘀，补益肝肾之功。

八、跟痛症

胡某，男，30岁，销售员。

（一）初诊

【主诉】双足跟胀痛1年余。

【现病史】患者就职于某销售企业，做产品推销工作，每天挨家挨户上门推销产品，半年后感到双足发胀，慢慢感到疼痛，而且疼痛感日益加重。服止痛药后当时有效，药效过后疼痛如故。以后止痛药的效果日减，最后发展为休息痛，甚至夜不能寐。专科检查：双足跟压痛，无红肿。X线片提示双足无异常。

【诊断】双足跟痛症。

【治疗】和伤散外洗，用药末每次约9g，以开水2～3升冲和待稍凉，用毛巾浸湿没及患处，揉摩10～20分钟。自拟黑虎丸口服。

（二）复诊

一月后复诊，诉双足跟疼痛明显缓解，停内服药，继续予以和伤散外洗以善后。再过10日复诊，双足跟症状已经基本消失。

【评析】《诸病源候论》曰："肾主腰脚。"于"腰脚疼痛候"又曰："肾气不足，受风邪之所为也。劳伤则肾虚，虚则受于风冷，风冷与真气交争，故腰脚痛。"人到中年以后，肝肾亏虚，容易筋骨失养。如果经常站立工作或者长时间穿硬底鞋或在硬地上跑跳行走，使跟骨持续遭受上下挤压冲击力，导致气血瘀滞，或兼受风寒湿邪内侵就会引起足跟痛。局部检查无红肿，红肿者多有可能为痛风或其他炎症，跟骨的侧面和跖面有压痛，X 线片常见有跟骨骨刺和骨质疏松。更有甚者，夜间休息的时候也会痛，这就是跟骨骨内高压症，需钻孔穿透跟骨体内外侧骨皮质减压才能治愈。本方标本兼治，重视补益肝脾肾以治本，遂获良效。

九、足跖筋膜炎

易某，女，44 岁，工人。

（一）初诊

【主诉】右足疼痛，影响步行 2 个月。

【现病史】患者无外伤史，疼痛发作前有活动量增多，表现为足跟底部及足心疼痛，晨起或休息后刚开始活动时疼痛加重，活动后有所好转，但走路过多、站立过久等又会感觉明显。在当地医院就诊，X 线片诊断为跟骨骨刺，服用半个月的活血止痛药有所好转，不久又如从前。专科检查：右跟骨结节内侧处及足跟中部压痛明显，足趾、踝关节背伸时加重。舌淡，苔薄白，脉弦滑。X 线片示：跟骨结节处骨刺。

【诊断】右足跖筋膜炎。

【治疗】予以和伤散（组成同上，具体略）外洗 10 次，用药末每次约 9g，以开水 2 ～ 3 升冲和待稍凉，用毛巾浸湿并揉摩患处 10 ～ 20 分钟。内治以补益肝肾兼活血为则，自拟黑虎丸口服。跖筋膜牵拉功能训练：患者取坐位或卧位，踝关节背伸，用手将前足或足趾向背侧推压，维持 15 秒，反复数次，或将患侧足前部抵床头或墙面，并用力背屈踝关节，维持 15 秒，反复数次。每日起床后或行走前都应该进行锻炼，同时使用足跟垫。

（二）复诊

一月后复诊，诉疼痛明显减轻，步行改善，原方再服 2 周后回访未复发。

【评析】足跟由筋骨组成，是人体主要的受力负重部位。中医学认为，肝主筋、肾主骨，随着患者年龄的逐渐增长，肝肾功能减弱，肝阴肾精的亏耗不足以濡养筋骨，则骨弱筋弛，脾肾阳虚不足以温照筋骨，故易受外邪入侵。加之，由于生活习惯欠佳、运动劳损等而致筋骨损伤，发为痹证，血脉滞涩，痹阻经络，不通则痛，足跟疼痛，故足跖筋膜炎的病因病机为肾虚正气不足。足居下面，多受寒湿，肾阴肾阳的虚损导致正气不足，寒湿之邪乘虚而入，凝滞于下，致筋脉瘀滞，瘀血内阻，不通则痛。故从补益肝肾，活血化瘀着手，从远期疗效来看，有其独到优势。同时，使用足跟垫可减少跖腱张力，因为足弓下跖筋膜是弓和弦的关系，通过减轻足跟部的冲击力量，从而减轻疼痛。本方中，活血化瘀以治其标，补益肝肾以治其本，标本兼治而取得良效。

从西医学的角度来分析足跖筋膜炎的形成机制，对正确诊断有一定的帮助。西医学认为，当足跖筋膜承受了超过其生理限度的作用力时，这种反复长期的超负荷将诱发炎症，形成退变、纤维化，导致足跖筋膜炎。久而久之，足跖筋膜挛缩引起跟骨附着处持续性的牵拉损伤，韧带和筋膜的纤维也就不断地被撕裂，人体为加强此处的强度，就引起附着处钙盐沉积和骨化面形成骨刺。结合 X 线片表现，部分医师诊断时容易倾向于跟骨骨刺，将两类疾病混淆，而足跖筋膜炎不一定伴有骨质增生，有跟骨骨质增生的人也不一定都有足跟痛。

十、胫骨结节骨骺炎

付某，男，18 岁，学生。

（一）初诊

【现病史】患者平素爱好运动，3 小时前打篮球后感觉右膝前方疼痛，活动受限，上、下楼梯痛甚，行走不便，乏力感。专科检查：右膝前方髌韧带附着处压痛痛，无明显肿胀，被动极度屈膝和主动伸膝时疼痛更甚。舌质淡，苔白，脉弦。X线片示右膝关节无明显异常，髌韧带附着处软组织肿胀。

【诊断】胫骨结节骨骺炎。

【治疗】中药内服治以活血化瘀，消肿止痛为则，自拟身痛逐瘀汤加味。处方：延胡索15g，秦艽12g，桃仁、红花、当归、牛膝各9g，羌活、五灵脂、香附、没药、地龙、川芎、石菖蒲、三七粉、甘草各6g。中药3剂，同时外敷消肿膏。

（二）复诊

3日后复诊，诉右膝无明显疼痛，运动多时疼痛；舌质淡，苔白，脉弦。拟原方再服3剂以收全功。

【评析】晚清名医王清任的《医林改错》有一系列逐瘀汤，其中身痛逐瘀汤的注释曰："方中秦艽、羌活祛风除湿，桃仁、红花、当归、川芎活血祛瘀，没药、灵脂、香附行气血，止疼痛，牛膝、地龙疏通经络以利关节，甘草调和诸药。"本病早期多有外伤史，为气滞血瘀；伤后迁延日久，局部肿胀，胫骨结节疼痛为瘀热入络。川芎味辛，性温，善走窜，活血之力较强；乳香味辛苦，性微温，本品气香能香窜调气，味辛能散瘀活血，性温能通经络；没药味苦辛，性平，有散瘀血、通滞结、消肿定痛等作用。

第四节　骨痹病

一、髌骨软化症

文某，女，52岁，普通工人。

（一）初诊

【现病史】患者近15年来时发双膝疼痛不适，坐立、上下楼梯时疼痛明显加重。近年来四处求医，经过内服、外敷、理疗、针灸等治疗，未见明显好转。专科检查：双膝无明显红肿，两侧膝眼处鼓胀，压痛明显，髌骨研磨试验阳性，挺髌试验阳性，伸膝抗阻试验阳性，抽屉试验阴性。X 线片示：髌骨内侧关节面毛糙，双膝关节间隙未见明显狭窄，双膝退行性改变。

【诊断】髌骨软化症。

【治疗】中药内服以活血化瘀，补益肝肾。处方：当归、赤芍、丹参、延胡索、乳香、没药各 12g，杜仲、续断、牛膝、枸杞子、桑寄生、五加皮各 15g，甘草 6g。每日 1 剂，水煎，早晚 2 次分服，连服 15 剂。外用自制和伤散熏洗，熏洗时双膝浸入浴盆中熏蒸或者用热毛巾热敷擦洗，每次治疗 30 分钟左右，每日 1 次，每袋药分 6～10 份使用，10 日为 1 个疗程。

（二）复诊

半月后复诊，双膝痛明显缓解，上楼梯时痛存在，较之前缓解，今停内服药，继续以和伤散熏洗 10 日。三诊时，疼痛已基本消失，嘱患者平时注意局部保暖，予以护膝保护，不适时可用和伤散外洗，效果不佳时及时复诊。

【评析】髌骨软化症是临床常见病、多发病，是由于骨组织中新生骨上矿物盐沉着不足，使骨质发生异常造成的。中医学认为，髌骨软化症是以肝肾亏虚为基础，以闪挫、跌仆、长期劳累及感受外邪为诱因所致。肝主筋，肾主骨，中年以后，肝肾渐虚，肝血虚无以养筋，肾气虚无以满骨，若再加上风寒湿邪外侵，或跌仆、闪挫诱发，致使肝肾亏虚，筋骨失养，气血凝滞，经脉痹阻。正如《素问·脉要精微论》曰："膝者筋之府，屈伸不能，行则偻附，筋将惫矣。骨者髓之府，不能久立，行则振掉，骨将惫矣。"本案内服中药以活血化瘀，补益肝肾，同时配以和伤散外用熏蒸，活血止痛，祛风除湿，舒筋通络，补肾强骨，两者相益起到标本兼治之功。

二、髌骨软化症

患者，男，29 岁，体育老师。

（一）初诊

【现病史】患者因右膝关节肿痛，行走及上下台阶时痛重两月余，口服布洛芬、吲哚美辛等药疗效不佳就诊。专科检查：右膝微肿，右髌骨深压痛，浮髌试验（＋），半蹲试验（＋）。右膝关节 X 线片未见明显异常。舌质紫暗，脉弦涩。

【诊断】右髌骨软化症。

【治疗】患者湿滞日久或外力伤及经络血脉，血流受阻，血滞经脉、关节，属血瘀型，治拟活血化瘀，祛风散寒，胜湿止痛，予和伤散熏洗。处方：生川草乌各 6g，生南星二两，生半夏二两，白芷二两，血见愁二两，威灵仙二两，仙鹤草二两半，五加皮二两，海桐皮二两，地骨皮二两，甘松二两，细辛二两，山柰二两，石菖蒲二两，落得打二两。上药共研细末，凡关节损伤，肿胀消退及关节活动不灵，伴有酸楚感，用上药末每次约三钱，以开水 2 ～ 3 碗冲和待稍凉，用毛巾浸湿患处并揉摩 10 ～ 20 分钟。每日 3 次，20 天为 1 个疗程。

（二）复诊

20 天后肿痛明显减轻，行走及上下台阶时痛减，浮髌试验（－），其余症状及体征同前。再治疗 1 个疗程，肿痛消失，行走基本如常，上下台阶时有轻微不适感，专科检查：浮髌试验（－），半蹲试验（－），其余无异常。嘱 3 个月避免跑跳及剧烈活动。3 个月后随访，右膝如常，恢复正常生活、工作活动。

【评析】中医著作中早已有对髌骨软化症的类似记载，《针灸甲乙经·阴受病发痹论》曰："病在骨，骨重不可举，骨髓酸痛，寒气至，名曰骨痹。"《素问·痿论》曰："肾气热，则腰脊不举，骨枯而髓减，发为骨痿。"从上述"骨痹""骨痿"之间的关系来看，可以推测本病两个不同的发展阶段，病的初期为"骨痹"，诱因为"寒"，故临床上表现为"骨重酸痛"等症状；进而"邪气"渐深，化寒为热，以至"骨枯髓减""腰脊不举"之"骨痿"阶段；病程继续进展，则引起骨骼的严重损害，甚至畸形。西医学中，髌骨软化症又称髌骨劳损、髌骨软骨病，是髌骨软骨面发生局限性软化，甚至软骨床骨质外露，引起膝关节慢性疼痛的一种疾病。髌骨的后侧面大部分为软骨结构，与股骨两髁和髁间窝形成髌股关节，当膝伸直而股四头肌松弛时，髌下部与股骨髁间窝接触，摩擦而引起退行性变。膝部关节滑膜及髌韧带发生不同程度的充血、水肿和增生等变化。髌软骨软化是膝痛的常见原因，对其发病机制和治疗争议颇多，西医多采用口服消炎止痛药物（如水杨酸类等），辅助理疗，以缓解症状，或采用手术疗法，但疗效欠佳。本方治疗髌骨软化症较为理想，此方为熏洗用，也可配合内服中西药使用。方中诸药祛瘀生新，通络止痛，祛风散寒，通络止痛，通过熏洗，使药性直达患处，疗效满意。

三、髌骨软化症

刘某，女，28岁，工人。

（一）初诊

【现病史】患者于1周前，突感膝部疼痛，渐发展至时常隐隐作痛，全身乏力，平素畏寒，遇冷加重。劳累或剧烈运动后，疼痛加重，髌后疼痛，上下楼梯困难，严重影响正常步行。专科检查：膝部无明显肿胀，髌骨两侧偏后部压痛，患膝伸直，用拇、示指将髌骨向远端推压，嘱患者用力收缩股四头肌，此时会引起髌骨部疼痛，即挺髌试验（＋），单腿单蹲试验（＋）。X线检查：髌骨密度减低，骨小梁变细。舌暗紫而有瘀点，脉涩。

【诊断】髌骨软化症。

【治疗】证属寒热凝滞，治拟温经散寒，祛瘀止痛为法，方用阳和汤加减。处方：肉桂 10g，麻黄 10g，白芥子 10g，鹿角胶 10g（另烊），鸡血藤 20g，炮姜 6g，甘草 3g，附子 10g，甲珠 10g，知母 10g。14剂，每日 1 剂，水煎取汁 500mL，分上、下午饭后 2 小时温服。

（二）复诊

患者症状、体征明显改善，继服 21 剂，随诊，症状完全消失。

【评析】髌骨软化症属中医学"痹证""鹤膝风"等范畴。刘秉夫先生认为，其发病多为创伤、跌打损伤后气血虚弱，瘀血阻滞，风寒湿邪侵袭所致或为年老体质虚弱，肝肾亏虚，气血不足，卫外不固，不能滋养润滑膝关节，风寒湿邪乘虚而入为病。此病的中医治疗，采用阳和汤加减煎水内服，配合股四头肌锻炼，临证时每每见效。膝关节是全身中结构最复杂、最大、所受杠杆作用最强的一个关节，它虽为屈曲关节，但其运动是三维的，关节部位浅表，负重力大，稳定性差，是容易受损伤的关节，常可因伤及韧带、肌腱、滑膜、半月板等引起疼痛，所以膝痛症一直是中西医的难题，而髌骨软化症是引起膝部疼痛的最常见原因之一。本方用鹿角胶填精补髓，强筋壮骨；借炮姜、肉桂散寒解凝；麻黄开腠理以达表；白芥子祛皮内膜外之痰；甘草解表调和诸药，组方集温补营血与解散阴凝寒痰为一体，使寒消痰化。药理作用为改善局部的血液循环，减少炎性渗出并促进渗出液的吸收，加快病理产物的自我吸收和排泄，从而疏通关节，加强对膝关节的温煦和滋养，促进髌骨和膝关节软骨面修复，改善膝关节功能，正所谓一通则百通，通则不痛矣。具体用方施治时，须严格辨证分型施治，若为肝肾两虚型，即以膝关节酸痛无力，打软腿为主，治宜补益肝肾，强壮筋骨，在阳和汤加减方基础上去汉防己、木瓜，加山茱萸 20g，阿胶 10g（另烊）；若为湿痰阻滞型，即以膝部肿胀，浮髌试验（+），肢体沉重，困倦乏力为主症，治宜燥湿化痰，通络止痛，在阳和汤加减方基础上去鸡血藤、炮姜、肉桂，加黄柏、苍术各二钱，薏苡仁二钱，怀山药、竹沥各二钱。据此法则，临床运用常能取得满意效果。

四、膝关节骨性关节炎

李某，男，68岁，务农。

（一）初诊

【主诉】双膝关节疼痛，活动不利近5年。

【现病史】患者无外伤史，专科检查：双膝关节屈曲畸形，以左膝为甚，磨髌试验（＋），浮髌试验（＋），回旋挤压实验（＋），双膝肤温正常，可触及关节摩擦感，双膝关节间隙压痛明显，一般情况尚可。舌红，苔白，脉沉。疼痛与天气变化密切相关，平素怕冷，遇寒则甚。双膝X线片示：双膝关节间隙变窄，关节边缘骨质增生，双膝退行性改变。

【诊断】双膝关节骨性关节炎。

【治疗】和伤散外洗，内服中药以补益肝肾，温阳通络。处方：熟地黄、当归、赤芍、怀牛膝、山茱萸、菟丝子、枸杞子各15g，附子、肉桂、锁阳、肉苁蓉、淫羊藿、鸡血藤、杜仲、续断各10g，甘草6g。10剂，每日1剂，早晚分2次服。

（二）复诊

疼痛缓解，继服10剂后，疼痛明显减轻，停服中药，予以和伤散外洗善后。

【评析】膝关节骨性关节炎为最多见的骨关节病，多发于中老年人，女性多于男性，属于中医学"痹病"范畴，此病为退行性病变，多以肝肾亏虚为发病基础，风寒湿热等外邪内侵所致。本案患者平素怕冷，属于阳虚体质，为肾阳不足，肾阳虚则温煦气化不足，故畏寒怕冷；寒凝聚于关节，则关节冷痛，遇寒则关节疼痛加重，因此中药予补肾温阳之品，结合病史，观察舌脉，标本兼治，予补益肝肾，温阳通经之法。

五、膝关节骨性关节炎

王某，男，46岁，工人。

（一）初诊

【现病史】患者诉工作环境多湿冷，1月前出现左膝关节疼痛，经休息后疼痛稍有缓解，上下楼梯不便，下蹲受限，近日再次下湖劳动后，出现左膝关节疼痛加重，行走不便，伴有四肢酸麻沉重，无力。专科检查：左膝关节轻度红肿，肤温稍高，浮髌试验（+），左膝关节屈伸活动受限。舌质淡，苔白腻，脉滑。X线片示：左膝关节边缘骨质增生，左膝关节退行性改变。

【诊断】左膝关节骨性关节炎。

【治疗】外用消肿膏贴敷（自制膏药），中药内服以祛风除湿，散寒止痛，予薏苡仁汤加减，处方：薏苡仁、桂枝、麻黄、独活、羌活、生姜、当归、赤芍、川芎、延胡索、生地黄、防风、苍术各10g，川乌、甘草各6g。每日1剂，水煎，早晚2次分服，共10剂。

（二）复诊

左膝关节已无明显疼痛，但活动仍受限，停敷消肿膏，内服中药在原方基础上加路路通、伸筋草各15g，继服7剂。三诊时疼痛基本消失，活动已不受限；舌质淡，苔白滑，脉浮滑。嘱患者远离冷湿工作环境，进行肢体屈伸功能锻炼。

【评析】本案属于典型的"骨痹"，证属风寒湿痹，为感受风寒湿之邪。寒性收引，湿性黏滞重着，久则寒湿凝聚关节，导致关节疼痛，屈伸不利。本案患者长期在湿冷湖泊劳动，寒湿之邪久侵关节，四肢沉重冷痛，寒湿阻络，肢节活动不利，气血运行不畅，故而膝关节肿胀疼痛，屈伸不利。刘秉夫先生经辨证论治认为，患者为骨痹，证属风寒湿痹证，予薏苡仁汤加减，疗效确切。

六、膝关节骨性关节炎

陈某，女，62岁，退休工人。

（一）初诊

【现病史】患者双膝关节疼痛2年，行走汗出时疼痛加重，上下楼梯时尤甚。患者有精神疲倦，腰膝酸软无力；舌红，苔少，脉弦细。专科检查：双膝关节稍肿，膝关节间隙、髌前压痛，关节活动轻度受限，浮髌试验阴性。X线片示：股骨、胫骨骨端出现唇样改变，股骨间突、髌尖出现尖形骨刺，软骨下骨质硬化。

【诊断】双膝关节骨性关节炎。

【治法】治以补益肝肾，强壮筋骨为则，自拟和血活络汤（刘老经验方）。处方：黄芪30g，全当归30g，白芍15g，川独活15g，片姜黄15g，制狗脊15g，威灵仙15g，宣木瓜15g，川续断15g，炙乳香15g，泽兰叶12g，怀山药30g，嫩桑枝15g，伸筋草30g，甘草9g。上药煎汤内服，每天1剂，共7剂，药渣煎水熏洗膝关节。

（二）复诊

内服7剂后，患者膝关节疼痛减轻，关节活动时疼痛不明显，效不更方。继续服用15剂后，疼痛消失，关节活动正常，随访半年未复发。

【评析】和血活络汤中重用当归、山药及伸筋草，方中姜黄、威灵仙、伸筋草、桑枝、木瓜等祛风湿，通经络；山药、续断、狗脊等补益肝脾肾，强壮筋骨；当归、独活等活血养血，舒经活络。上药标本兼治，共奏补益肝肾，益气补脾养血，舒经通络而止痛之效。同时药渣复煎熏洗，药物直接渗入肌肤，更加强舒经通络，温经止通之效。内服外洗结合而取得满意的效果。

七、膝关节创伤性滑膜炎

王某，女，32 岁，公司文员。

（一）初诊

【现病史】患者 1 日前不慎扭伤左膝，导致左膝疼痛，肿胀，活动受限。专科检查：左膝肿胀、压痛，局部可见皮肤瘀斑，活动受限，患侧肤温较对侧高，肢端感觉正常，血供正常，运动自如。舌质紫，苔白，脉涩。X 线片示：左膝关节无明显骨骼异常，周围可见软组织肿胀阴影。

【诊断】膝关节创伤性滑膜炎。

【治疗】中药治以活血化瘀，消肿止痛为则，方用桃红四物汤加减。处方：桃仁、红花、川芎各 10g，生地黄、当归、丹参各 15g，牡丹皮、泽兰、泽泻、川牛膝各 12g，甘草 6g。每日 1 剂，水煎，早晚 2 次分服，连服 7 剂。予以穿刺抽液弹性绷带加压包扎：在严格无菌操作下，患膝伸直，在髌上囊外缘以 15 号粗针头刺入滑囊内即可抽出棕色或血性液体，此时可用左手持无菌纱布挤压周围将液体尽量一次抽尽，针孔以无菌纱布敷盖弹性绷带加压包扎，石膏外固定 7 天。自制药消肿膏外敷 7 次，每天 1 次，以消肿止痛，消肿膏避开针眼。在卧床休息期间，嘱咐患者抬高患肢，从治疗 3 日起即开始行股四头肌收缩锻炼和直腿抬高活动。

（二）复诊

1 周后复诊，左膝疼痛明显缓解，左膝无明显肿胀，再服原方 5 剂痊愈。

【评析】本病常见于膝关节周围损伤，早期往往因为患者不重视而延误就诊，甚至导致感染。由于滑膜和骨关节之间产生的摩擦、挤压等机械性刺激，从而导致滑膜充血、水肿、分泌物增多等无菌性炎症反应。当分泌速度超过吸收速度时，关节及滑膜腔内的积液增多，关节周围肿胀，即出现波动及浮髌试验阳性。部分患者因医师处理不当，在治疗中只是单纯抽出积液，不给予加压包扎及石膏托固定，结果导致病情反复发作，久治不愈。中医学认为，膝关节在损伤时未及时治疗或者治疗不当，或者由于长期的劳累加之风寒、湿邪侵犯，留滞形成慢性滑膜炎。

八、膝关节滑膜炎

员某，男，52岁，公司职员。

（一）初诊

【现病史】患者8月前感左膝肿胀、疼痛，经外院服止痛药物治疗后，疼痛减轻，但肿胀未消，不能行走，伴发热，体温37.8℃，近一周来肿痛加重。专科检查：左膝关节肿胀，局部皮温较右膝增高，屈曲位，不能主动伸屈，关节有轻度压痛，被动伸屈范围30°～80°，左膝关节浮髌试验阳性，左股四头肌萎缩。脉数，舌质偏红。X线片示：膝关退行性变。

【诊断】右膝关节滑膜炎。

【治疗】中药内服治以清热解毒，活血化瘀为法。处方：泽兰、生地黄、薏苡仁、牡丹皮各12g，黄芩、知母、丹参、川牛膝各9g，栀子、甘草6g。每日1剂，水煎服，分早晚2次服，共7剂。手法治疗，每周3次，拿、点、揉髌骨周围，搓揉髌骨上下，环动膝关节，推揉膝关节两侧。经3周治疗后，左膝肿痛不明显，已经能行走。

（二）复诊

疼痛减轻，体温正常。检查：左膝局部皮温已正常，膝关节髌骨上缘肿胀偏硬，伸屈活动范围仍在30°～80°；舌质偏红，脉细弦。继用原方7剂，同时外用和伤散外洗，每日2次；正骨丹2号口服，每次10

粒，每日 2 次。3 个月后复诊，左膝关节伸直 180°，屈曲与健侧对比差 5°左右，患者感到膝关节的伸屈活动轻松，已能正常工作。

【评析】本案属膝关节急性滑膜炎，中医治疗针对临床体征如膝关节肿痛、皮温增高、浮髌试验阳性及舌脉情况，临床辨证属热毒和瘀滞，急性期以清热解毒为先，如选用黄芩、黄柏、栀子、知母、土茯苓等，同时以茯苓皮、泽泻等消肿；活血化瘀则选用凉性活血药物，如生地黄、泽兰、牡丹皮、赤芍等之类。本病肿胀减退，皮温正常，局部肿胀偏僵硬者可配合手法，故本案初诊即开始手法治疗。二诊症状明显好转，伸直改善，屈曲仍受限，以和伤散滑利关节，正骨丹 2 号滋肾壮筋骨以巩固疗效。

九、股骨头缺血性坏死

朱某，男，48 岁，公务员。

（一）初诊

【现病史】患者自述因长期饮酒，每天至少饮酒 250mL，3 个月前出现双侧髋关节疼痛，在当地医院就诊，服用布洛芬止痛，观双髋关节疼痛加重，遂来就诊。双髋关节疼痛，活动受限，行走困难，需休息一段时间后才能继续行走；舌红，苔黄腻，脉滑。专科检查：双髋关节前屈 70°，后伸 10°，外展 20°，内收 10°。X 线片示：双侧股骨头呈弧形硬化带，软骨面下可见骨质稀疏，关节间隙正常。

【诊断】双侧股骨头缺血性坏死。

【治疗】以清热利湿，活血通络为则，方用二妙散加味。处方：薏苡仁 30g，车前子 12g，黄柏、苍术、栀子、木瓜、茯苓、川牛膝、赤芍各 10g，甘草 6g。7 剂，每日 1 剂，水煎，早晚 2 次分服。

（二）复诊

双髋部疼痛稍有减轻；舌红，苔黄腻，脉滑。再拟清热利湿，活血通络，原方加丹参 20g，再服 7 剂。三诊时双髋疼痛明显减轻，双下肢较前明显有力，行走较前方便；舌红，苔薄黄腻，脉滑。患者湿邪已然明显减轻，原方加淫羊藿15g，三七粉10g。服10剂后，患者双髋疼痛已明显减轻，嘱勿久步，继续上方治疗，加菟丝子15g以固本。再服10剂后，患者双髋疼痛已不明显。

【评析】本病属中医骨痹、骨蚀范畴，如《素问·长刺节论篇》曰："病在骨，骨重不可举，骨髓酸痛，寒气至，名曰骨痹。"即列举出了其病位、病因和临床特点。本例患者长期大量饮酒，化湿生痰，痰既生成，随气而行，阻于髋部经脉，该处的筋骨失养，骨枯髓空而发病。另外，酒乃五谷之精所生，性大热而有毒，长期饮酒之人，湿盛热亦盛，即使无明显热因，也易于化热，痰与热相互搏结，其黏滞之性愈甚，正如《素问·生气通天论》所言："阴于湿，首如裹，湿热不攘，大筋缳短，小筋驰长，缳短为拘，弛长为痿。"方中二妙散清热燥湿，黄柏取其寒以胜热，苦以燥湿，配苍术、薏苡仁、茯苓以燥湿健脾，使邪去而不再生；赤芍活血通络，牛膝引药下行。股骨头坏死因为股骨头供血不足，故在二、三诊时酌加活血药物，三诊中加淫羊藿，温阳祛湿，且能温通血脉，配合三七行血活血。四诊中加菟丝子意为固本，以巩固疗效。

十、股骨头缺血性坏死

曾某，男，50岁，银行职员。

（一）初诊

【主诉】右髋部疼痛2个月。

【现病史】患者2个月前右髋部疼痛，始发时疼痛可缓解，曾服美洛昔康、布洛芬等疗效不显，后疼痛进行性加重，逐渐放射至膝部，跛行，不能久立，个人曾长期饮酒，每日饮白酒500mL左右，持续15～20年，现已戒酒。就诊时，见体型偏胖，面色黧黑，跛行，需人挽扶，"4"字征（＋），右下肢短缩1.5cm。舌质暗红，有瘀斑，苔白腻，脉沉弦。X

线片示：右侧股骨头密度改变，伴囊性变，关节间隙狭窄。

【诊断】右股骨头缺血性坏死。

【治疗】治宜补肾活血，祛寒除湿，自拟补腰健肾汤。处方：炒党参15g，炒杜仲12g，菟丝子12g，炒白术15g，补骨脂15g，制黄精15g，全当归15g，川续断15g，怀山药30g，云茯苓30g，降香片6g，络石藤12g。共15剂，每日1剂，水煎，早晚2次分服。

（二）复诊

右髋部疼痛大减，嘱患者扶拐，减少负重，多卧床休息，饮食禁生冷辛辣之品。继续上方10剂后，症状基本消失，继续扶拐行走。

【评析】刘秉夫先生认为，患者年过五十，肝肾渐亏，长期酗酒，体型偏胖，为脾胃虚弱，湿热阻痹；面色黧黑，苔白腻，脉沉弦，为肾阳不足，水湿泛滥之象；患者症状遇寒遇劳加重，亦为气虚阳亏之证；舌质暗红，有瘀斑，为气滞血瘀之象。综上所述，患者者肝肾亏虚，脾虚运行无力，水湿痹阻，气血不通，故可见疼痛，活动受限，遇劳遇寒加重。刘秉夫先生辨病为中医骨蚀，亦称股骨头缺血性坏死，病程2个月，尚不算久，辨证为肝肾不足，寒湿阻痹，气血不通，筋骨失荣。补腰健肾汤为刘秉夫先生的经验方，其功用为补肾活血，祛寒除湿，治疗骨蚀等病。刘老认为，骨蚀多为肝肾亏损，伴脾胃虚弱。寒湿不运，气血不通，故可见疼痛，活动不利，其治疗当以温阳补阳，利湿活血止痛为主，如患者阳气虚亏为恶寒之人，当加肉桂、制附子之品以御寒邪，驱邪外出。

十一、股骨头缺血性坏死

王某，男，11岁，学生。

（一）初诊

【现病史】患者1年前无明显诱因出现右髋疼痛，呈进行性加重，行走困难。经外院X线诊断为"右股骨头缺血性坏死"，立即被施以减压术治疗，术后疼痛稍缓解。3个月后，疼痛又逐渐加重，1个月前再度行X线片检查，证实右股骨头仍处于缺血坏死状态。就诊时，行走困难，呈跛行，右侧大腿肌肉萎缩明显，伴胃纳不适，便秘。专科检查：右髋叩击痛，右腹股沟中点压痛，右髋关节旋转试验（＋），内收肌挛缩。苔薄腻，脉细。

【诊断】右侧股骨头缺血性坏死。

【治疗】行气活血，祛风通络，健脾化湿，补益肝肾。处方：黄芪20g，续断、骨碎补各15g，鸡血藤、五加皮、薏苡仁、肉苁蓉各12g，当归、赤芍、白芍、法半夏、川红花、牛膝各9g，陈皮、佛手片、川水蛭、甘草各6g。共28剂，每日1剂，水煎，早晚2次分服。

（二）复诊

右髋疼痛减轻，胃舒纳佳，大便通畅，日行一次；苔薄，脉细。仍益气养血调中，补肝益肾。处方：黄芪、丹参各15g，生地黄、熟地黄、五加皮、骨碎补各12g，当归、赤芍、白芍、桂枝、神曲各9g，石菖蒲、甘草各6g。以该方加减药味调摄1年后，摄X线片显示：右股骨头缺血状态改变。再以补中益气汤合六味地黄汤，调中益气，补益肝肾。再服3个月，复摄X线片示：骨骺已愈合，仅有局限性低密度阴影，局部无压痛，旋转试验（－）。再守上法调摄2个月，右髋疼痛缓解，行走正常。复查X线片，提示右侧股骨头缺血性坏死已愈。

【评析】本案为儿童案例，小儿脏腑娇嫩，气血未充，为稚阳之体，易实易虚，若因先天不足，素体虚弱，髋关节受跌仆扭闪或活动过多，虚邪深入筋骨，寒凝于里，经脉受阻，而致气血凝滞，营卫不通，引起股骨头失去正常的气血温煦和滋养。该病属中医学"骨蚀"范畴，《灵枢·刺节真邪》曰："虚邪之入于身也深，寒与热相搏，久留而内著……内伤骨为骨蚀。"故本案是由虚而致气滞血瘀，痰湿内结，久而生风化热，耗伤元阴，加重肾亏之象。首诊时，以黄芪、当归，气血双补；当归、赤芍、红花、鸡血藤，活血养血；陈皮、佛手，行气消导；五加皮、薏苡仁、陈皮、法半夏、佛手、白芍、甘草，健中化痰利湿；牛膝，骨碎补、肉苁蓉、白芍，补益肝肾；水蛭、鸡血藤，通络。该案中患者便秘非腑实而致，而是肾虚阴亏液枯所为，故用肉苁蓉养阴增液，润肠通便。诸药共奏行气活血，祛风通络，健脾化湿，补益肝肾之功。待"标症"缓解，则以调本为主，用六味地黄汤合补中益气汤，补中益元，缓固功效。2 年后，患儿逐渐康复未遗留诸残之症。

十二、股骨头缺血性坏死

患者，男，51 岁，普通工人。

（一）初诊

【主诉】右髋关节疼痛 2 个月，加重 2 周。

【现病史】患者 2 个月前无明显诱因，自觉左髋关节疼痛，休息后疼痛缓解，曾服布洛芬、泼尼松、吲哚美辛等药物，疗效不显。近 2 周来，疼痛逐渐加重，放射至膝部，跛行，不能久立，下肢活动受限。来诊时见：体胖，面色黧黑，跛行，需人搀扶；舌质暗红有瘀斑，苔白腻，脉沉弦。X 线片示：左侧股骨头密度改变，关节间隙变窄。

【诊断】左侧股骨头缺血性坏死。

【治疗】治宜益肾养骨，祛寒除湿，活血通脉，方拟补腰健肾汤。处方：炒党参 30g，炒杜仲 12g，菟丝子 12g，炒白术 15g，补骨脂 15g，制黄精 15g，全当归 15g，川续断 12g，怀山药 30g，云茯苓 30g，降香片 6g，络石藤 12g，制附子、苍术各 15g。10 剂，每天 1 剂，水煎服 400 mL，早晚 2 次分服。

（二）复诊

疼痛减轻，舌脉同前，上方加狗脊、香附、威灵仙各 15g，土鳖虫粉 2g（胶囊吞服）。服 10 剂后疼痛明显减轻，能下床自行活动，效不更方。服 30 剂后，疼痛基本消失，能步行 500、600 米，上方减制乳香、制没药、土鳖虫、肉桂，15剂，隔日1剂，以巩固疗效。30天后复查，疼痛完全消失，行走如常人，左下肢外展、内旋功能恢复正常。X线片示：左侧股骨头骨质硬化消失，关节间隙相对变窄。

【评析】股骨头缺血性坏死，西医学一般采用手术治疗，患者多不容易接受。中医学认为，本病多因素体虚弱，肾精亏耗，骨失所养，骨骼萎弱为其本；外伤或长途跋涉，导致关节反复损伤，外邪乘虚侵入骨内，寒凝于里，经脉受阻，气血凝滞致使骨失温煦濡养为其标，也有因服激素引起者。本病初期髋关节疼痛较轻，逐渐加重，疼痛可放射至膝部，跛行，行久或活动后疼痛明显加重，患肢外展、内旋受限，卧床休息时疼痛减轻。因病程长，邪入筋骨，故治宜益肾填精，强筋健骨，祛寒除湿，活血通脉。健骨汤中的熟地黄、菟丝子、鹿角胶等，补血益精填髓；续断、牛膝、骨碎补、透骨草、寻骨风、自然铜等，补肝肾，强筋健骨；肉桂、独活，祛风寒，胜湿止痛；郁金、延胡索、制乳香、制没药等，活血祛瘀止痛。诸药共奏益肝肾，填精髓，强筋健骨，祛寒除湿，活血通脉之功效，故用于治疗股骨头缺血性坏死症1期疗效较佳，至于股骨头大部分成死骨或有碎骨及股骨头塌陷严重者，宜采用股骨头置换术。

十三、股骨头缺血性坏死

吴某，男，38岁，公司职员。

【现病史】患者因不慎摔伤右髋部，当时仅有局部轻度疼痛，未予重视。1个半月后感觉右大腿及髋部酸楚，继之右髋关节疼痛，每日清晨起时严重并跛行。在某医院按软组织损伤及关节炎治疗，口服甾体类消炎镇痛药及糖皮质激素类药物，效果不佳。后确诊为股骨头无菌性坏死，并建议做股骨头置换术，因患者拒绝手术，非手术治疗后无明显疗效反而使病情有所加重。检查：右侧大腿及髋关节酸痛不适，跛行，活动后疼痛加重。X线片示：右股骨头变形，关节间隙增宽，股骨头密度增高，边缘不整齐。

【治疗】治宜活血化瘀通络，方自拟温阳补肾汤。甜苁蓉30g，炒党参15g，菟丝子12g，炒白术15g，补骨脂15g，制黄精15g，全当归15g，怀山药30g，熟地黄30g，巴戟天12g，淫羊藿15g，制首乌12g，炒杜仲15g，青砂仁12g，胎盘粉30g（包）。

【评析】股骨头无菌性坏死的病因病机：外来暴力作用于髋部致髋部关节周围软组织损伤，髋关节脱位，股骨颈骨折及重力挤压，骨内外血脉损伤，股骨头失去正常濡养，离经之血不能消散，形成瘀血，经脉受阻使局部气滞血瘀而致股骨头缺血坏死；风寒湿邪乘虚而入，滞留髋部关节致气血凝滞不通，失其温煦，骨失所养而成筋骨痹；过食肥甘厚味，长期酗酒，损伤脾胃，运化失职，湿热痰饮内生，阻塞经脉，碍血运行，血行不畅，骨失其养而发病；年老体弱，肝肾亏虚，精血亏少，水不涵木，肝肾精血双亏，股骨头得不到濡养而坏死；长期大量服用糖皮质激素或非甾体类消炎镇痛药物，致血液凝固，黏度增高，导致微循环障碍，股骨头血流量减少，骨细胞缺氧发生变性坏死。温阳补肾汤即是根据上述病机而进行组方，临床可视病情具体情况加减。

十四、类风湿性关节炎

李某，女，55岁，渔民。

（一）初诊

【主诉】双手指胀痛反复发作3年。

【现病史】患者从事渔业工作20余年，3年前出现双手指关节胀痛，活动不灵活，冬春季节加重，每天晨起要用温热水泡手后方感觉稍轻松，曾在当地医疗机构服用中药数剂，服药后短期内稍有改善，不久即如从前。后在当地医院摄X线片示轻度骨质疏松，免疫学化验结果疑类风湿性关节炎。近日，因阴雨天气上述症状明显，夜间手指胀痛，入睡困难，伴有腰膝酸软，手脚不温，夜间尿频。来诊时见：双手指近端指间关节稍肿胀，呈对称性，关节间隙压痛，皮温不高；舌质淡，苔白滑，脉沉细。

【诊断】类风湿性关节炎。

【治疗】和伤散外洗，每日2次，方法同前。内服治宜祛风除湿，温阳通络，补益肝肾，自拟祛风活络汤加减（刘老经验方）。处方：制草乌6g，川独活9g，五加皮15g，怀牛膝30g，左秦艽9g，追地风15g，全当归15g，威灵仙15g，杜红花6g，灵磁石30g（先煎），嫩桑枝30g，络石藤15g，甘草9g。7剂，每日1剂，水煎，早晚2次分服。

（二）复诊

双手指疼痛已减轻，活动部分改善，稍肿胀，舌质淡，苔白，脉沉细，再给予渗湿活血方剂，上方加苍术15g，白术15g。7剂后诉双手指疼痛明显减轻，活动改善，无明显肿胀；舌质淡，苔薄白，脉细滑。再给予祛风除湿，温阳通络。处方：前方去灵磁石、杜红花，加附子12g，枸杞子15g，又服10剂，半年后电话回访未复发。

【评析】《圣济总录》卷十："历节风者，由血气衰弱，为风寒所侵，血气凝涩，不得流通关节，诸筋无以滋养，正邪相搏，所历之节，悉皆疼痛，故为历节风也。痛甚则使人短气汗出，肢节不可屈伸。"刘秉夫先生认为，本病的病机特点是本虚标实，本虚为气血、阴阳、脏腑亏损；标实为外受风寒湿热之邪，内生痰浊瘀血之患，遂形成痰瘀阻络，气血运行不畅。本案风寒侵袭，经络闭阻，故用制草乌，温经散寒通阳；当归、红花，活血化瘀，祛瘀止痛；秦艽、独活、追地风、威灵仙、嫩桑枝、络石藤、五加皮，祛风湿，通经络，疏通开痹；牛膝，通经，补肝肾强筋骨。患者痹病日久，治疗1周后阳气已复，气血仍有不足，恐后续无力，湿邪存留，乃给予补益活血之当归；疏经通络之追地风、威灵仙、嫩桑枝、络石藤以疏通开痹；补益肝肾之牛膝，以增强正气，防其反复。

十五、类风湿性关节炎

文某，女，39岁，工人。

【主诉】四肢关节疼痛，双腕关节活动不利2年余。

【现病史】患者2年因四肢关节疼痛，经外院诊断为类风湿性关节炎，具体治疗不详。现症见：四肢关节疼痛，双腕关节不能屈伸旋转，右膝关节不能伸直，步履艰难，关节局部喜温畏寒，伴有低热；舌胖质紫，苔薄，脉细。实验室检查：ESR75mm/h，RF：640，IgG升高。

【诊断】类风湿性关节炎。

【治疗】外用和伤散外洗，内服以清热祛风除湿，温阳通络为则，自拟祛风活络汤加减。处方：左秦艽15g，竹叶10g，川独活9g，五加皮15g，怀牛膝30g，追地风15g，全当归15g，威灵仙15g，杜红花6g，嫩桑枝30g，络石藤15g，甘草9g。7剂后症状略有缓解，继续用原方加丹参10g，青蒿10g。服10剂后，低热退，关节疼痛较前好转，继服初诊方加海风藤15g，鸡血藤15g，服10剂以巩固治疗，治后症状稳定，中药继续调理。

【评析】祛风活络汤为刘秉夫先生经验方，具有祛风除湿，温阳通络，补益肝肾的功效。本案根据患者低热、关节局部喜温畏寒等症状，辨证为寒热错杂，在原方基础上加入清热祛湿之药，标本兼治，取到了良效。

十六、风湿性关节炎

余某，女，36岁，工人。

【主诉】双膝、双踝肿痛，活动受限2年，加重8日。

【现病史】患者自诉2年前无明显诱因出现双膝、双踝肿痛，活动受限，反复发作，每次在当地治疗后好转。8日前因感寒导致疼痛加重。来诊时见：双膝、双踝肿胀，压痛，肤温偏高，皮肤发红；舌质淡，苔白，脉弦紧。X线片：双膝、双踝无明显骨骼异常征象。

【诊断】风湿性关节炎。

【治疗】散寒除湿，祛风通络，拟蠲痹汤加减。处方：羌活、独活、当归、续断、川牛膝、杜仲各 15g，川芎、丹参各 12g，桂枝、秦艽、鸡血藤、延胡索、威灵仙各 10g，甘草、细辛各 6g。7 剂后诉症状明显缓解；舌质淡，苔白，脉浮，拟原方再服 7 日后正常上班工作。

【评析】刘秉夫先生认为，正气不足为导致本病发病的内在因素，而感受风寒湿热为引起该病的外因，其中尤以风寒湿三者杂至而致病者为多，正如《济生方》所云，"皆因体虚，腠理空疏，受风寒湿气而成痹也"。风寒湿邪外袭，大多夹杂而至，但常有偏胜，风胜为行痹，寒胜为痛痹，湿胜为着痹。正如《证治汇补》言："由元精内虚而三气所袭，不能随时祛散，流注经络，久而成痹。"痹病之治疗，当宗林佩琴所言"三痹各有所胜，用药以胜者为主，而兼者佐之"，风盛行痹治用防风汤加减，寒盛痛痹方用乌头汤加减，湿盛着痹选用薏苡仁汤加减，风湿热痹可选宣痹汤加减，湿热伤阴之痹则选《金匮要略》中治疗风湿历节之桂枝芍药知母汤加减，肝肾亏虚之痹则用独活寄生汤加减。另外，痹病日久"邪留经络，须以搜剔动药"为治，临床多用搜风通络止痛之虫类药，如地龙、蜈蚣、水蛭、穿山甲（代）等深入隧络，攻剔痼结之"败痰凝瘀"。痹病日久缠绵反复，故而治疗"当图缓攻"，切记峻药伤正。方中羌活、独活、威灵仙、秦艽、海风藤、细辛、川芎、延胡索、川牛膝等，祛风止痛；桂枝，温经通脉；当归，补血活血；川牛膝，祛风、利湿、通经、活血；杜仲、续断，强筋壮骨；甘草，调和诸药。蠲者，有免除之意，去之疾速也。本方有益气活血之功，气通则血活，血活则风散，服之可使风痹之证得以迅速免除，故名蠲痹汤。

十七、风湿性关节炎

唐某，女，54 岁，务农。

【主诉】全身多处关节疼痛，活动受限 2 年，加重 3 日。

【现病史】患者自诉素有风湿性骨关节炎，每遇天气变冷或夏天吹空调后，即出现全身关节疼痛，活动受限，沉重感，乏力。纳可，二便正常。舌有齿痕，苔偏黄，脉弦细。

【诊断】风湿性关节炎。

【治疗】外用和伤散外洗，内服以清热祛风除湿，舒筋通络为则，自拟祛风活络汤加减（刘老经验方）。处方：制草乌9g，制附子9g，秦艽12g，黄芩12g，木瓜12g，川独活15g，五加皮15g，怀牛膝30g，左秦艽9g，追地风15g，全当归15g，威灵仙15g，杜红花12g，灵磁石30g（先煎），嫩桑枝30g，络石藤15g，甘草9g。7剂后全身疼痛已减轻，活动部分改善，稍肿胀；舌质淡，苔白，脉沉细。再给予清热渗湿活血，处方：秦艽15g，黄芩12g，木瓜15g，川独活12g，苍术15g，白术15g，五加皮15g，怀牛膝30g，苍术15g，追地风15g，全当归15g，威灵仙15g，杜红花12g，嫩桑枝30g，络石藤15g，甘草9g。7剂后诉全身疼痛明显减轻，活动改善，无明显肿胀；舌质淡，苔薄白，脉细滑。再给予祛风清热除湿，舒筋通络，处方：秦艽12g，黄芩12g，木瓜12g，川独活9g，苍术15g，白术15g，五加皮15g，怀牛膝30g，枸杞子15g，左秦艽9g，追地风15g，全当归15g，威灵仙15g，嫩桑枝30g，络石藤15g，甘草9g。15剂后诸症悉除，病告痊愈。

【评析】本例属于中医学痹病范畴，且每逢阴天下雨，全身关节出现活动受限，僵硬不舒，沉重无力，系寒湿为患，而风邪不盛；口黏、口干欲饮，苔黄，寒湿又有化热之象，遂投以祛风活络汤加减治疗。制草乌，温经散寒通阳；当归、红花，活血化瘀，祛瘀止痛；秦艽、独活、追地风、威灵仙、嫩桑枝、络石藤、五加皮，祛风湿，通经络，疏通开痹，因在原方基础上加入清热祛湿之秦艽、黄芩，木瓜，如此药证合拍，痹病自除。

十八、痛风性关节炎

陈某，男，45岁，个体。

（一）初诊

【主诉】右足疼痛伴行走困难1日。

【现病史】患者昨晚吃海鲜后感寒，凌晨5点感口干身热，右足痛，步行困难。否认外伤史。检查：面色略显潮红，体型较胖，右足大跖趾关节周围中度肿胀，皮肤发红，触痛，皮温较高，主被动活动障碍，左足趾未见异常。舌红，苔黄腻，脉浮滑。测体温38.2℃，查血清尿酸：523U/L，血常规：白细胞及中性粒细胞总数升高。中性粒细胞比值82%。X线片无异常。

【诊断】痛风性关节炎。

【治疗】外敷消肿膏每日1次。内服中药清热利湿，化瘀止痛。处方：赤芍12g，生地黄12g，秦艽12g，川黄连12g，黄芩12g，紫草12g，川独活15g，五加皮15g，怀牛膝30g，左秦艽9g，追地风15g，全当归15g，威灵仙15g，杜红花12g，灵磁石30g（先煎），嫩桑枝30g，络石藤15g，甘草9g。

（二）复诊

7剂后，疼痛明显减轻，活动改善；舌淡红，苔黄，脉滑数。再予健脾化湿活血，在原方基础上加滑石15g，薏苡仁20g，茯苓15g，黄柏12g，萆薢15g，车前子12g。7剂后右足恢复正常；舌淡红，苔黄，脉滑。查尿酸：381U/L。再给予健脾化湿活血，在上方基础上加入薏苡仁20g，泽泻15g，苍术12g，虎杖12g，服7剂善后。

【评析】痛风性关节炎属于中医学"痹病"范畴，朱丹溪的《格致余论》云："痛风者，大率因血受热已自沸腾，其后或涉水或立湿地……寒凉外搏，热血得寒，汗浊凝滞，所以作痛。夜则痛甚，行于阳也。"因其走注关节，痛势甚剧，如虎咬，又名"白虎历节"。中医学认为，系由湿浊瘀阻，留滞关节经络，气机不畅所致。痛风的病位主要在于脾、肝、骨，病机为热毒、湿浊、血瘀、肾虚等。该病多见于跖趾关节，也可发生于其他较大关节，在诊断上注意与类风湿性关节炎、关节滑膜炎及蜂窝组织炎等相鉴别。本案的发病原因，主要是饮食不节，《素问·生气通天论》云"膏粱之变，足生大丁"，亦与外感或劳累有关。刘秉夫先生认为，本病初起，宜先清营卫郁热，同时兼以化湿。因痛风病位在脾、肝、肾，肾虚是痛风发病的根本原因，脾失健运也是另一重要病因，脾气亏虚的患者运化之能衰减，代谢产物蓄积不化，进而浊邪失泄，成为高尿酸血症形成的病理基础，故外感之热得解后给予健脾化湿之品，兼以补益肝肾活血，同时仍辅小量搜热解表之品恐内邪存留。本案乃典型瘀热阻滞，故清其热同时重以当归、秦艽、红花、赤芍等，活血化瘀，同时考虑瘀久必有湿，待症状缓解后健脾化湿与活血兼顾，故能奏效。

十九、创伤性关节炎

黄某，男，50岁，工人。

（一）初诊

【现病史】患者自诉3年前右踝有过外伤史，当时摄X线片提示为右外踝骨折，无明显移位，给予石膏外固定治疗后愈合。5日前又不慎扭伤导致右踝疼痛，活动受限。专科检查：右踝外侧压痛，稍肿胀，活动受限，足背动脉可触及，肢端感觉正常，血供正常，运动自如，肤温偏高。舌质紫，苔白，脉涩。X线片：右踝关节退行性改变。

【诊断】踝关节创伤性关节炎。

【治疗】外用和伤散外洗（组成同前），用药末每次约9g，以开水2～3升冲和待稍凉，用毛巾浸湿患处并揉摩10～20分钟。中药内服治以活血化瘀，消肿止痛为则，自拟黑虎丸。每日1～2次，每次3～9g，开水送服，或临睡前服一次。

（二）复诊

一月后复诊，诉右踝疼痛明显缓解，继续服用原方服半月后能正常行走，无疼痛。

【评析】踝关节创伤性关节炎是因创伤面引起的关节面不平整，负重失衡，关节软骨发生病变的一种骨关节病。患者均有明显的外伤史，属于中医学"骨痹"的范畴。黑虎丸为刘老经验方，凡四肢关节酸痛，久伤不愈均可运用。踝关节创伤性关节炎属于急性关节疾病久治不愈，迁延而成，黑虎丸可标本兼治，取得良效。

二十、踝管综合征

杨某，女，45岁，普通工人。

（一）初诊

【主诉】踝部疼痛，活动受限1年，加重6日。

【现病史】患者1年前有过踝部扭伤史，当时医院检查X线片无明显骨折脱位，予以药物外敷后好转。由于当时没有得到很好的休息，之后反复出现踝部疼痛，活动受限，长期站立或劳累后疼痛更甚，伴有内踝后下方肿痛，时有麻木感。6日前在空调房待一段时间后症状加重，遂来就医。专科检查：右内踝后侧压痛，背屈踝关节症状加重。X线片示：距骨、跟骨内侧骨质增生。

【诊断】踝管综合征。

【治疗】外用和伤散外洗10次，方法同前。手法按摩阳陵泉、阴陵泉、三阴交、太溪、照海等穴。在内踝后部做指揉法，15分钟左右，每日2次，连续7日。患者侧卧，患肢在下，术者一手拿足跟，一手拿足跖，拇指扣住痛点，拔伸情况下做见摇外翻8～10次，然后拇指自踝管远端向近端捋顺，施2次复1次。

（二）复诊

1周后复诊，右踝疼痛明显缓解，继续以和伤散外用10次后痊愈。

【评析】踝管综合征系指胫后神经和血管在踝管内受压所引起的一

组以足底阵发性麻木和疼痛为主要特点的临床症候群。本病属中医学"痹病"范畴，本病的病机主要为跌仆闪挫，经筋受损，或寒湿外袭，流注经筋，导致经脉不通，气血不畅。根据这一理论，采用活血化瘀的中药熏洗，使足跟处血管扩张，局部微循环改善，清除或减轻局部软组织水肿及无菌性炎症，松弛周围软组织的粘连，缓解甚至消除疼痛。和伤散是刘老经验方，既活血化瘀治标，又补益肝肾治本，对于关节损伤、肿胀及关节活动不灵，伴有酸楚感等症状有良好而持久的功效。

第五节　腰痛病

一、腰椎间盘突出症

李某，女，68岁，工人。

（一）初诊

【现病史】患者于10年前不明原因出现双下肢疼痛、麻木，行走劳累后加重，休息后可稍缓解，一直未予正规治疗。近半月来，患者自觉双下肢疼痛、麻木加重，足部尤甚，腰部亦疼痛明显，故来诊。来诊时见：双下肢疼痛、麻木，足部尤甚，腰部亦疼痛明显，贝格氏征（－），腰部活动明显受限。舌质淡，舌尖红，苔薄白，脉沉细弱。

【诊断】腰椎间盘突出症。

【治疗】中药治以补益肝肾健脾为则。处方：熟地黄12g，牡丹皮12g，泽泻12g，山萸肉12g，山药12g，茯苓12g，枸杞子12g，桑寄生12g，补骨脂12g，续断12g，杜仲15g，巴戟天12g，锁阳12g。7剂，每日1剂，水煎服。嘱患者避风寒，防潮湿，注意保暖，畅情致，调饮食，注意休息。

（二）复诊

服药7剂后，患者疼痛、麻木较前均有明显缓解，可适当活动，进行功能锻炼，原方再投 7 剂，患者病情明显改善。

【评析】本案患者年老体弱，肝肾不足，肢体筋脉失养日久，受邪发而为痹。《类证治裁·痹证》："诸痹……良有营卫先虚，腠理不密，风寒湿趁虚内袭。正气为邪阻，不能宣行，因而留滞，气血凝涩，久而成痹。"患者双下肢及腰部疼痛、麻木明显，治以补益肝肾，通络止痛，以祛邪为先，扶正为辅。补益肝肾的同时佐以健脾助运之药，达到补益不碍胃的目的，续断通络止痛共走补益肝肾，通络止痛之效。

二、腰椎间盘突出症

白某，女，40 岁，公务员。

（一）初诊

【现病史】患者 12 天前劳作后感腰疼、腿痛，症状逐渐加重，腰部活动受限，行走困难，不能翻身，遂来诊。专科检查：腰部活动受限，行走困难，不能翻身，弯腰跛行，腰 3～5 椎间隙局部压疼并向右下肢放射，活动受限，直腿抬高试验右侧阳性。舌质紫暗，苔白滑，脉弦数。

【诊断】腰椎间盘突出症。

【治疗】中药治以活血祛瘀，益气通经为则。处方：桃仁 12g，红花 12g，杜仲 12g，当归 10g，牛膝 10g，川芎 10g，乳香 10g，丹参 10g，没药 10g，三七粉 6g，延胡索 10g，血竭 6g，甘草 6g。7 剂，每日 1 剂，水煎服。嘱患者避免劳作，忌久坐、弯腰，7 天后复诊，加强腰背肌锻炼。中药熏洗方：当归 30g，川芎 20g，赤芍 20g，炒桃仁 20g，红花 10g，丝瓜络 20g，制乳香 20g，没药 20g，延胡索 10g，三七粉 10g，木香 10g。将上药装入自制药袋，放入专用蒸锅中熏蒸 1 小时，患者侧卧，取药包放置于腰侧，外部裹以防潮垫，取药物热力熏蒸。待温度降至患者能承受时（注意避免烫伤），将药包贴于腰部进行热敷，每次以 30 分钟为宜，每日两次。

（二）复诊

服药 7 剂后，腰腿部疼痛基本消除，遗留腰部酸困。内服中药方增加牛膝 15g，杜仲 15g，继续外用中药薰洗治疗。嘱患者注意腰部适量活动，避免劳作，忌久坐、弯腰，忌饮酒，加强腰背肌锻炼。三诊时，腰骶疼痛间断发作，腰部酸困。上方再投 7 剂，以巩固疗效，患者病情明显改善。

【评析】根据《素问·阴阳应象大论》"血实宜决之，气虚宜掣引之"，以及《伤科补要》"是跌打损伤之证，恶血留内，则不分何经，皆以肝为主，盖肝主血也，败血必归于肝"，的有关理论，结合刘老几十年的临床经验总结出，气病多虚，血病多瘀的独特见解，强调血液循经运行不息，环流全身，周而复始，为全身各脏腑组织器官提供必需的营养，以维持人体的正常生理功能，一刻也不能停滞。同时根据血病多瘀的病理见解，提出"血以活为贵"的认识。本案患者因劳作导致督脉受阻，气血瘀滞于腰脊，治以活血祛瘀，益气通经，用益气活血通经汤加减。

三、腰椎间盘突出症

刘某，女，70 岁，退休工人。

（一）初诊

【主诉】腰及双下肢胀痛 2 年，加重 1 月。

【现病史】患者 2 年前无明显诱因出现腰及双下肢胀痛，未予重视，近 1 月来，症状加重，并自觉足底发热，心烦易怒，自汗失眠，纳食可，大便干；舌淡红，苔薄黄，脉弦。专科检查：腰部、双臀部、双下肢压痛阳性，双直腿抬高试验阳性。腰椎间盘 CT 平扫提示：腰 5、骶 1 腰椎间盘突出。

【诊断】腰椎间盘突出症。

【治疗】中药治以疏肝利湿，活血通络为则。处方：苍术 15g，黄柏 12g，薏苡仁 20g，茯苓 12g，枸杞子 12g，牛膝 12g，木瓜 15g，泽泻 15g，通草 6g，忍冬藤 15g，萆薢 12g，虎杖 12g，柴胡 10g，香附 10g，鸡血藤 15g。7 剂，每日 1 剂，水煎服。嘱患者忌食辛辣刺激、生冷、油腻、不易消化之品。

（二）复诊

服药 7 剂后，患者病情好转，原方适当加减，再投 7 剂。处方：苍术 15g，黄柏 12g，薏苡仁 15g，茯苓 12g，枸杞子 12g，牛膝 15g，木瓜 10g，泽泻 10g，通草 6g，忍冬藤 10g，萆薢 12g，虎杖 12g，柴胡 10g，香附 10g，鸡血藤 15g。7 剂，每日 1 剂，水煎服。三诊时，症状基本消失。

【评析】患者湿热内阻，肝郁血虚，予以清热利湿之药，加疏肝理气活血养血之药，共奏健脾利湿退热，舒肝养血活络之效。

四、腰椎间盘突出症

徐某，男，45 岁，驾驶员。

（一）初诊

【现病史】患者左侧腰腿痛半年，外院行中西药物治疗无好转。腰部疼痛牵及左侧臀部不适，左下肢疼痛不适，休息后缓解。纳食可，二便调。专科检查：左腰部压痛阳性，左臀部、左下肢外侧压痛阳性，左直腿抬高试验阳性。舌淡红，苔薄白，脉沉细。腰椎间盘 CT 平扫示：腰 4、5 椎间盘偏左突出，腰 3、4 椎间盘膨出。

【诊断】腰椎间盘突出症。

【治疗】中药治以活血通络为则。处方：生地黄 12g，赤芍 10g，牡丹皮 5g，丹参 10g，虎杖 10g，葛根 10g，川牛膝 10g，炙地鳖 5g，延胡索 10g，合欢皮 15g，甘草 3g。7 剂，口服。予以三指按摩手法，隔天一次。中药熏洗方：当归 30g，川芎 20g，赤芍 20g，炒桃仁 20g，红花

10g，丝瓜络 20g，制乳香 20g，没药 20g，延胡索 10g，三七粉 10g，木香 10g。将上药装入自制药袋，放入专用蒸锅中熏蒸 1 小时，患者侧卧，取药包放置腰侧，外部裹以防潮垫，取药物热力熏蒸。待温度降至患者能承受时（注意避免烫伤），将药包贴于腰部热敷，每次以 30 分钟为宜，每日两次。

（二）复诊

服药 7 剂后，患者左下肢麻木已愈；舌红，苔少。原方加玉竹 9g，续服 7 剂，药渣外敷。嘱患者进行导引锻炼，继续手法治疗。服药 14 剂后，患者腰腿痛不适症状已消失。专科检查：左直腿抬高可达 80°～85°。诸症状缓解，继以理气活血，调补肝肾巩固之。处方：青皮 5g，枳壳 5g，生地黄 10g，川芎 10g，炒白术 10g，丹参 10g，川牛膝 10g，虎杖根 10g，路路通 15g，络石藤 15g，鸡血藤 15g，川地龙 10g，千年健 15g，杜仲 10g，续断 10g，木瓜 10g，白芍 10g，大枣 3 枚，甘草 3g。14 剂，头二汁内服，药渣外敷。

【评析】中药内服外敷合用，加上推拿手法，疗效肯定。

五、腰椎间盘突出症

郭某，女，43 岁，纺织厂工人。

（一）初诊

【现病史】患者 3 年前无明显诱因出现腰痛，以后经常腰部不适，遇寒或劳累、行走后加重，按摩后好转，在当地经治疗症状不能较好控制而来诊。专科检查：右侧腰痛，向左下肢放射，遇寒加重，素体畏寒，手足欠温，腰 3～5 椎间盘旁压痛。二便平，纳食可。舌淡，苔薄，脉沉。腰椎间盘 CT 平扫示：腰 3、4 椎间盘膨出，腰 4、5 椎间盘左侧突出。

【诊断】腰椎间盘突出症。

【治疗】中药内服取苓桂术甘汤加味。处方：肉桂 10g，干姜 10g，炙甘草 9g，茯苓 12g，独活 12g，苍术 12g，羌活 12g，木瓜 15g，伸筋草 15g，熟附子 6g，狗脊 10g，续断 10g，牛膝 10g。14 剂，每日 1 剂，一日 2 次，水煎服。中药熏洗方：制川乌 15g，制草乌 15g，防风 15g，海风藤 30g，薏苡仁 20g，秦艽 20g，桑寄生 20g，桂枝 20g，乌梢蛇 10g，木瓜 10g，防己 10g，干姜 10g，甘草 10g。将上药装入自制药袋，放入专用蒸锅中熏蒸 1 小时，患者侧卧，取药包放置腰侧，外部裹以防潮垫，取药物热力熏蒸。待温度降至患者能承受时，将药包贴于腰部热敷，每次以 30 分钟为宜，每日 2 次，2 周为一个疗程。嘱患者避寒就温，适劳逸，避免久坐。

（二）复诊

服药 14 剂后，脉象微滑，气血来充，为肾气得复之征。原方加白芍 30g，细辛 3g，淮牛膝 30g，再投 20 剂。中药熏洗，予以原方继续熏洗。三诊时，症状明显改善，效不更方，再用 14 剂后，患者病情明显好转，预后良好。

【评析】腰者，肾之府，故腰痛一病虚证当以补肾壮腰为主，兼以调和气血。《证治汇补·腰痛》提出"治惟补肾为先，而后随邪之所见者以施治"，本案中阳虚寒湿闭着之象明显，故用附子、肉桂、干姜等暖肾祛寒，续断、狗脊、牛膝等壮腰，茯苓、独活、苍术、羌活、木瓜等利湿疏筋。

六、腰椎间盘突出症

曹某，女，54 岁，教师。

（一）初诊

【现病史】患者 1 年前因劳累出现腰部疼痛症状，经他院诊断为"腰椎间盘突出症"，要求手术，未做。5 个月前，右腿开始出现疼痛症状。来诊时见：腰部疼痛伴右腿疼痛，腰部活动受限，睡眠不佳；舌黯炎、脉弦涩。

【诊断】腰椎间盘突出症。

【治疗】中药治宜予逐瘀消痛汤。处方：桃仁 12g，红花 12g，杜仲 12g，当归 10g，牛膝 10g，川芎 10g，乳香 10g，丹参 10g，没药 10g，三七粉 6g，延胡索 10g，血竭 6g，甘草 6g。7 剂，每日 1 剂，一日 2 次，水煎服。中药熏洗方：当归 30g，川芎 20g，赤芍 20g，炒桃仁 20g，红花 10g，丝瓜络 20g，制乳香 20g，没药 20g，延胡索 10g，三七粉 10g，木香 10g。将上药装入自制药袋，放入专用蒸锅中熏蒸 1 小时，患者侧卧，取药包放置腰侧，外部裹以防潮垫，取药物热力熏蒸。待温度降至患者能承受时，将药包贴于腰部热敷，每次以 30 分钟为宜，每日两次，2 周为一个疗程。手法治疗予以松解手法。擦法：以第五掌指关节背侧面为支点放于患处，腕关节做屈伸外旋的连续来回活动。摩法：操作时，肘关节微屈，腕部放松，掌指自然轻放在体表的一定部位上，然后做缓和协调的环旋抚摩，顺时针或逆时针方向均可，频率为每分钟 100 次左右。指揉去：以手指腹侧面按于疼痛点，即阿是穴上，做小幅度的环旋揉动。掌揉法：以掌根部或大鱼际为着力点，腕部放松，以腕关节连同前臂做回旋活动。散法：以掌根部着力于体表，腕部做快速的左摇后摆动推进动作。按压法：双掌按压，压紧片刻后可发力加重一下，此时常有"咯噔"的响声。

（二）复诊

服药 7 剂配合推拿治疗后，患者腰部疼痛症状明显减轻。继续推拿治疗，继续中药原方熏洗，口服原方加减。处方：柴胡 10g，当归 10g，桃仁 10g，红花 10g，杜仲 10g，当归 10g，牛膝 15g，川芎 10g，乳香 10g，丹参 10g，没药 10g，三七粉 9g，延胡索 10g，血竭 6g，甘草 6g。7 剂，每日 1 剂，一日 2 次，水煎服。

三诊时，诸症明显改善，嘱患者进行腰背肌锻炼。

【评析】目前手法治疗仍是治疗腰椎间盘突出症的主要方法。中医手法治疗腰椎间盘突出症的作用机理主要是解除肌肉痉挛，调整小关节紊乱，改善局部组织的血液循环，促进炎症介质和代谢产物的吸收和排泄，有利于病变组织的修复。在临床诊治时，要明确手法的适应证，注意辨清突出的程度及分型，如中央型有巨大突出的，尤其是有明显的马尾神经受损症状，肌肉瘫痪和括约肌功能障碍者应主张手术治疗。本例根据相关检查及患者临床表现，尚在手法治疗范围内，故予手法治疗，手法操作应轻、巧、柔和禁止粗暴。

七、腰椎间盘突出症

孟某，男，43岁，工人。

（一）初诊

【现病史】患者10年前因外伤致腰痛，并逐渐出现左下肢放射痛。在外院行腰椎CT检查示：L4、5椎间盘向左后方突出约0.5cm，相应椎管有效矢状径为1.0cm。后在外院门诊经推拿和牵引治疗，腰腿痛得以缓解，但每因劳累、受凉而诱发腰腿痛。近几年，劳累后出现左下肢胀痛麻木不适。半月前又因汗后受风寒，致腰腿痛加重，久坐、劳累后诸症加重，遂来我院门诊治疗。来诊时见：腰部疼痛，左下肢胀痛、麻木，小腿外侧及足背外侧为甚，无发热，无间歇性跛行，左腿发凉，纳眠可，大便偏干，小便可；舌暗淡，苔白腻，脉沉弦。专科检查：腰椎生理曲度变直无侧弯，L4、5棘间及左侧旁0.5寸深压痛，左腰叩击痛阳性，直腿抬高试验左30°、右65°，加强试验左侧阳性，屈颈试验阴性，仰卧挺腹试验阳性，骨盆分离、挤压试验阴性，床边试验阴性，"4"字试验阴性，左蹲趾背伸力减弱。

【诊断】腰椎间盘突出症。

【治疗】中药予独活寄生汤加减。处方：独活15g，防风12g，续断15g，杜仲15g，苍白术各15g，细辛6g，秦艽15g，威灵仙

15g，川芎 9g，赤芍 15g，木瓜 18g，延胡索 9g，甘草 9g。10 剂，每日 1 剂，水煎服。手法治疗：操作手法选择滚法、按揉法、弹拨法、推法、叩击法、拔伸法；操作部位选择腰阳关、三焦俞、肾俞、大肠俞、秩边、环跳、承扶、殷门、阳陵泉、委中、承山、悬钟等。手法治疗时，患者俯卧，术者立于患者左侧，在患者左侧腰臀及下肢部位用轻揉的捏、按揉、推等手法进行放松治疗 15 分钟左右。点按以上穴位，每穴半分钟或以得气为度，弹拨骶脊肌和臀大肌部位，后施以揉法。患者仰卧，强制直腿抬高以牵拉坐骨神经，反复 5～7 次。患者俯卧，沿坐骨神经走向，用揉、按、推和叩击法操作 30 分钟左右，每日一次，5 次为一个疗程。对于急性腰椎间盘突出的患者，推拿手法要轻，以免加重局部神经根炎症。予以腰椎牵引，重量为 45kg，每次 20 分钟，每天 1 次。嘱患者卧床休息，避风寒，适劳逸，施以腰围保护。

（二）复诊

患者经过上次治疗 10 日后，症状缓解，但是邪气未完全去，还需祛邪固本，舌苔脉象宜符合该症候，予原方去赤芍，加党参 15g。三诊时，患者症状明显缓解，嘱进行腰部功能锻炼。

【评析】腰腿痛一症，不外乎内因与外因引起。肝主筋，肾主骨，腰为肾之府，肾与膀胱相表里，足太阳经过腰部与腿部后侧，若年老肝肾不足，筋脉失养，便生腰腿痛此为内因；而外邪，如风、寒、湿等，常因肾虚而乘客，又性黏滞，最易痹着腰部，内外二因，相互影响，痹阻经脉，故发生腰腿痛，"劳损于肾，动伤经络，又为风令所侵，血气击搏，故腰痛也"。治当温阳散寒除湿，祛瘀通络止痛用推拿、针灸，配合牵引、中药等进行治疗。标本兼顾，初期以治标为主，随着病情的逐步缓解，后期调整为以固本为主。治疗 3 个疗程，疗效明显，症状与体征基本消失。本案特点：辨证内外兼顾，治疗方法特异，安全可靠有效。虽然，腰椎间盘突出症从影像上看突出物仍在，神经根仍有受压，但在临床上通过正确的推拿、针灸等非手术治疗，症状与体征均能消除。

八、腰椎间盘突出症

周某，男，68岁，退休。

（一）初诊

【现病史】患者双侧腰腿痛、酸、胀、麻，不能行走2个月，曾经牵引、推拿、针灸、理疗、药物注射封闭，效果均不显著，腰痛牵及双下肢痛，口干，便秘。专科检查：直腿抬高试验阳性，双下肢肌力减退，皮肤感觉减退。舌质红，苔黄腻，脉弦。腰椎间盘CT示：腰4～5椎间盘退变膨出，腰3～4、腰5～骶1椎间盘突出。腰5～骶1椎管轻度狭窄，椎体及小关节增生退变。

【诊断】腰椎间盘突出症。

【治疗】中药治以清热利湿，养阴活血为则。处方：地鳖虫10g，赤芍10g，白芍10g，全当归10g，补骨脂10g，骨碎补10g，乌梢蛇10g，生地黄、熟地黄各15g，延胡索、全瓜蒌各30g，鸡血藤30g，豨莶草30g。水煎服，每日1剂。

（二）复诊

服药10剂后，患者自觉痛、酸、胀、麻明显减轻，能自行上楼梯，口干、便秘均除，脉转细弦，原方加桑寄生、川续断各15g，麻黄6g。续服2周后痛、酸、胀、麻基本消失，活动自如，唯足趾麻，夜间下肢痉挛，仍见舌红，苔黄腻，此乃气血不畅，经络欠利，营阴亏损。继以调气和血，养阴液，转投生白芍、豨莶草、鸡血藤、全瓜蒌、伸筋草各30g，生黄芪、生熟薏苡仁各20g，宣木瓜、葛根各15g，桃仁、全当归各10g。再服2周，诸症均除。

【评析】本例患者湿热内阻，辨证用药当用清热利湿同时加用养阴活血药。

九、腰椎间盘突出症

王某，女，34岁，普通工人。

【现病史】患者左侧腰腿痛麻，不能行走20天，未经治疗，受冷或活动后加重，卧床疼痛减缓，喜暖，面色唇爪不华，手足肢冷，恶风畏寒，神疲欲寐，食欲稍减，不欲饮。平时大便溏，小便无改变。专科检查：腰部疼痛广泛，直腿抬高试验阳性。舌淡苔白，脉沉细。

【诊断】腰椎间盘突出症。

【治疗】中药治以温经散寒，养血通脉为则。处方：当归10g，细辛6g，桂枝20g，白芍20g，赤芍20g，生姜30g，大枣24枚，甘草10g，丝瓜络6g，鸡血藤15g，炮附片30g，川乌30g，麻黄20g，熟地黄30g，苍术20g，生苡仁30g。10剂，水煎服，每日1剂。10剂服完，症状明显好转，腰腿疼痛明显减轻，可以步行及骑车。本例患者寒凝偏重，将原方中麻黄加至30g，加强温通散寒之力，再服7剂。三诊时，症状明显好转，腰腿疼痛不显。原方减麻黄20g，7剂后诸症消失。

【评析】《伤寒杂病论·辨厥阴病脉证并治》："伤寒手足厥逆，脉细欲绝者，当归四逆加人参附子汤主之。若其人内有久寒者，当归四逆加吴茱萸生姜附子汤主之。盖久寒者，长久之沉寒痼冷也。寒者当温，久者当去，治当用辛温之品，散其内伏之久寒。"此证为血虚肢寒证，因受寒而起，治宜温经散寒，养血通脉。气血运行不畅则见腰腿疼痛，当归四逆汤对素体阳气与阴血亏虚，寒凝经脉使气血运行受阻，所导致的肢体及关节痹痛有奇效。

十、腰椎间盘突出症

郑某，男，50岁，医务工作者。

（一）初诊

【现病史】慢性腰腿痛10年，时发时愈。近年来症状加剧，下腰部坠痛，臀部酸痛不适，以左侧为甚，行走时呈间歇性跛行。形体消瘦，肤色苍白，腰腿隐痛麻木，不能直立，腰部前屈与后伸受限。腰部及臀骶部压痛，时觉畏风、发热（体温正常），自汗，头眩，纳呆，嗜睡，口淡，便溏，尿黄短，下肢稍有浮肿；舌淡红，苔薄白水滑，脉沉缓无力。

【诊断】腰椎间盘突出症。

【治疗】中药治以和营卫，利水湿，祛风寒为则，先予桂枝新加汤与五苓散合方加味。处方：桂枝、党参各 15g，白芍 30g，大枣 5 枚，炒白术、茯苓、猪苓、泽泻各 10g，炙甘草、砂仁各 5g，生姜 5 片。

（二）复诊

服药 3 剂后，小便量增多，恶风发热稍减，纳增，但腰腿痛无明显改变，针对主症，加强祛寒温阳之力。上方加减：附片 5g，桂枝、党参各 10g，白芍 20g，大枣 5 枚，炒白术、茯苓、猪苓、泽泻各 10g，炙甘草、砂仁各 5g，生姜 5 片。服上方 5 剂后，腰腿痛减轻，但腰部前屈后伸尚不利。上法已经中的，原方续服 5 剂。按上方进退加减治疗 3 周，临床症状基本消失，腹肌紧张感减轻，但稍长时间的运动，腰腿尚感疲乏。嘱患者每天用艾条自灸腰俞、环跳、关元等穴位，使之徐徐温养阳气，促使机能的康复，坚持治疗月余而痊愈。越 4 年，腰腿痛没有复发，只是繁重劳动后，腰腿偶感不适。

【评析】本案为刘秉夫先生治疗腰椎间盘突出症的验案之一。太阳、阳明、少阳、太阴、厥阴、少阴各经脉和跷脉、维脉为病，均可出现腰痛。尤以足太阳、督脉的气血津液不足，使腰部筋脉肌肉失其濡养而致腰痛者为常见。故用桂枝新加汤解肌祛风，益气和营；黄芪、当归相伍即当归补血汤，益气补血；牛膝、寄生、益智仁补养肝肾；附子辛温，归肾经，既行气止痛，温肾散寒，且寓动于静中，引诸药入肾，防补益之品滞脾碍胃，影响脾胃运化。

　　　　　　　　　　　　　　　　　　　　　刘氏骨伤精要

十一、腰痛

李某，男，35岁，个体老板。

【现病史】患者2年前在工地劳动时挫伤腰部，引起腰腿麻痛。刻下症见：瘦长身躯，痛苦面容，腰部冷痛、沉重、僵硬、拘挛，难以转侧，憎寒烦热，口苦咽干，恶心干呕，小便短涩不畅。舌淡红，苔黄厚腻水滑，脉沉弦。腰部CT发现脊柱向左侧弯，L5棘突向右偏歪。专科检查：L4、5及S1棘突周围压痛，左骶髂关节压痛并触及索状物，左腿抬高试验强阳性。

【诊断】腰腿痛。

【治疗】中药治以解肌祛风，和解少阳，祛寒除湿为则，予柴胡桂枝汤合肾着汤加味。处方：柴胡、黄芩、桂枝、白芍、党参、干姜、半夏、白术、茯苓各10g，甘草5g，生姜5片，大枣5枚。3剂后，诸症始缓。原方去柴胡再投5剂后，腰部冷痛与左腿麻木都明显减轻。药已中的，守方继进5剂后，诸症均缓，继加细辛3g，黄芩、桂枝、白芍、党参、干姜、半夏、白术、茯苓各10g，甘草5g，生姜5片，大枣5枚，以加强散寒温经之效。数法并用，诸症渐失，1个月后恢复如初，其身体健康，行动自如。

【评析】本案为刘秉夫先生治疗腰腿痛的验案之一。柴胡桂枝汤调和营卫气血，瘀血不去，新血不生。本案以活血化瘀为主，少佐补肾祛风为辅，使血气开通。肾着汤四味药中重用干姜配甘草以温中散寒，茯苓配白术以健脾除湿，寒去则湿去，阳气温行，腰中既温，肾着随愈。

十二、腰痛

张某，男，14岁，学生。

【现病史】患者2年前与同学戏耍时挫伤腰部，时感左腰腿不适。2月前，不慎淋雨，全身湿透。翌日，畏寒，高热，腰痛，周身不适，自服退热药后出现寒颤，高热不退，并感到左髋关节剧痛、肿胀，不能行走。经各种实验室检查、X线摄片等检查后，确诊为"左髋关节化脓性关节炎""腰椎间盘突出"，住院予以牵引及抗生素等西医药治疗。2周后，仍有低热，左腰髋疼痛不减，遂来我院就诊。来诊时见：形体瘦长，精神不衰，面色苍白，痛苦面容，畏风恶寒，发热无汗，头身疼痛，肢节不适，左腰髋少腹部胀痛，左髂关节周围皮色泛红，肿痛处皮肤稍温而拒按，站立与行走时腰髋疼痛加剧。口渴，纳减，便结，尿浊黄臭，眠欠安，烦燥不宁。舌暗红，苔白腻，脉浮紧数。

【诊断】腰腿痛

【治疗】宜解表开闭，散寒除湿，清热活血，予以大青龙汤合桃核承气汤加味。处方：生麻黄、桂枝、防风、杏仁、桃仁、苏叶各10g，生甘草、苍术、生大黄各5g，生石膏50g。服药3剂后，小便、大便量增多，诸症均减，原方加知母、赤芍、附片各10g，生姜5片，再投5剂。药后体温恢复正常，左髋部的红、肿、热、痛，减轻十之五六。原方中麻黄减至5g，再投5剂后，左髋关节疼痛已减十之八九，能行走，其他症状几近消失，但腰部前屈还困难，仍有疼痛。上方续服2周后，病除若失。10多年来，再无复发。

【评析】本案为刘秉夫治疗腰腿痛的验案之一。本患者主要脉症与《伤寒论》的"太阳中风，脉浮紧，发热恶寒身疼痛，不汗出而烦燥者，大青龙汤主之"环环相扣，患者少腹压之急结疼痛并延及左腰髋，这是典型的桃核承气汤腹证。

十三、腰椎间盘突出症

姜某，女，25岁，服务员。

【主诉】腰腿酸痛麻木6年，加重2个月。

【现病史】患者6年前发现腰腿酸痛麻木，经X线摄片、CT检查确诊为"腰椎间盘突出症"，近2个月病情加重。晨起睑肿，面浮，小便不利，夜卧汗出湿被。月经衍期，经血紫暗有块，月经来潮第一天少腹疼痛，白带清稀量多。专科检查：腰髋松弛无力而酸痛，腰骶部肌肉悸动不安，腰 4～5、骶 1 棘突周围压痛。形体消瘦，面色苍白，目光炯炯有神，头疼，烦热，汗多，口渴，容易感冒。舌淡白，苔白厚水滑，脉沉弦滑。

【诊断】腰椎间盘突出症。

【治疗】以桂枝加黄芪汤合五苓散治之。处方：黄芪 30g，桂枝、白芍、白术各 15g，茯苓、泽泻、猪苓各 10g，大枣 3 枚，生姜 10 片。服药 5 剂后，感到全身温煦舒爽，小便清长，浮肿减，腰腿痛稍有减轻，原方再投 5 剂。按上方加减变化坚持治疗 30 多天，沉疴终于向愈。但腹诊时，仍存在腹肌拘紧，左侧少腹下部触之有抵抗、压痛等症。嘱其用药艾条熏灸气海穴，并吞服桂枝茯苓丸。2 月后停药，临床症状消失，月经周期、颜色正常。随访 1 年，能胜任繁重劳动。

【评析】桂枝加黄芪汤本为仲景治疗黄汗之方，其功能为调和营卫，通阳除湿。临证时发现本例腰腿痛病机为营卫失调，兼有湿邪，试用临床，每获佳效。

十四、腰椎间盘突出症

钱某，女，30 岁，乘务员。

【主诉】腰骶及两腿疼痛 2 年。

【现病史】患者 2 年前因车祸致腰部外伤，腰骶疼痛延及两腿，近年来日渐加重。经 CT、X 线摄片检查，确诊为"腰椎间盘突出""隐窝狭窄"。来诊时见：腰部强直拘痛难以活动，两腿外侧冷而麻痛，畏寒肢冷，以背部为甚，体型偏胖，精神萎靡，痛苦面容，面色晦黄不泽，经常鼻塞，嗅觉迟钝，便溏而细，小便不利，夜尿频多。舌质胖大暗淡，苔厚白水滑，脉弦细而虚迟。

【诊断】腰椎间盘突出症。

【治疗】法当温阳驱寒利湿，予以麻黄附子甘草合附子汤。处方：附片、白术、茯苓、党参、白芍各 10g，麻黄、甘草各 5g。5 剂，同时用正脊手法纠正紊乱的腰椎后关节。治疗后，诸症稍有改善。原方加细辛、当归，使药效深入营血，再投 5 剂，并在肩背部与腰骶部辅以按摩手法。上法治疗半月后，神振肢温，浮肿减退，小便畅利，大便成形，腰腿痛渐趋缓和。转方用阳和汤调理，腰腿痛基本消失。

【评析】麻黄附子细辛汤，温肾扶助元阳，配伍荆芥、防风、白芷、藁本、当归等，活血止痛，驱邪外出；芍药甘草汤酸甘化阴，缓急止痛；麻黄配熟地黄，补血而不腻，通络而不发表；仙茅、淫羊藿，温补脾肾；黄芪、白术、防风、仙鹤草、荆芥、白芷等，补其气，祛其邪；合欢皮、夜交藤，安神定志以止痛，诸药配合使外邪解，元阳振，经脉通，故能屡屡见效。

十五、腰椎间盘突出症

王某，男，32 岁，建筑工人。

【现病史】患者 3 年前从高处跌下，腰部挫伤。1 年来腰部疼痛加剧，臀腿部麻痛不适。经 X 线摄片、CT 检查，确诊为"腰椎间盘突出症""L4 椎弓裂"。来诊时见：形体消瘦，神色憔悴，头顶胀痛，腰背冷痛不能前屈，腰骶部隐痛向腿部放射，下肢痛麻无力，活动不利，左腿更甚，畏风多汗，偶有干呕，时有恶心，胃冷不适；舌淡暗形胖大有齿痕，苔白厚，脉象细涩。专科检查：下腰段前突增加，腰骶交界处有凹陷，腰 4～骶 1 段棘上韧带剥离。

【诊断】腰椎间盘突出症。

【治疗】治宜温阳益气，散寒祛湿，温中降逆。处方：吴茱萸、党参、桂枝、当归、白芍、附子、白术、茯苓各 10g、细辛 6g、通草 9g、大枣 3 枚，生姜 5 片。3 剂。同时施以正脊手法，纠正紊乱的腰椎棘突，用按摩手法纠正剥离的棘上韧带。治疗后，腰骶疼痛加剧，不能转身，不能下床。守方不变，再 5 剂，并继续在腰骶部按摩，纠正棘上韧带。综合治疗后，腰腿痛逐日减轻，头顶胀痛、胃冷之感消失，恶呕、肢冷减少，但自觉口苦咽干，烦热畏风。腹诊：腹肌仍扁平拘紧，胸胁支结，心下部紧迫，脐部悸动应手。脉沉弦，舌苔薄黄。此时，厥阴少阴合病已由阴转阳，转变为少阳太阳合病，投柴胡桂枝汤，并嘱咐患者每日坚持用艾条在腰、臀、腿压痛部位进行自我灸疗。前后调治2个月，腰腿痛逐日减轻。1年后相逢，言及病愈后一切均好，步履自如。

【评析】本案例当以温阳益气，散寒祛湿，温中降逆为治，处方取吴茱萸汤、当归四逆汤、附子汤合方之意。配合正脊手法及灸法，能够更好体现温阳散寒之法。

十六、强直性脊柱炎

胡某，男，35岁，公务员。

（一）初诊

【现病史】初起经常腰骶痛，无红肿，弯腰伸手尚可及足背，大腿关节伸不直。3年后病情加重，痛及髋骶，夜不能眠，弯腰时手不及足。近半年进一步加重，出现晨僵，颈项、后背、腰足痛。这几年间，服过许多中西药，效果均不佳，遂来诊。既往有咽炎史，平素身体健康，其伯父患强直性脊柱炎。来诊时见：后颈痛，腰痛，白天活动时好些，夜卧严重，怕冷，喜热饮，大便偏稀；舌苔薄白，质淡，脉象沉弱。X线片示：骶髂关节间隙变窄。HLA-B27（+），红细胞沉降率不高，抗链"O"正常，类风湿因子（+）。

【诊断】强直性脊柱炎。

【治疗】中药内服以疏风和络，活血止痛为则，自拟泄风和络汤加减。处方：青防风15g，川芎12g，羌独活各12g，炙僵蚕15g，嫩钩藤15g，香白芷12g，白蒺藜15g，炙乳香6g，全当归15g，嫩桑枝15g，万灵丹一粒（包），甘草9g。7剂，每日1剂，水煎，分早晚2次服。

（二）复诊

连服7剂后，腰骶部仍觉少许疼痛，活动时尤甚，脉弦滑，风寒之邪去除未净。再拟疏风散寒，和络止痛。处方：桂枝12g，生姜12g，青防风12g，川芎12g，羌独活各15g，嫩钩藤15g，香白芷6g，白蒺藜15g，炙乳香6g，全当归15g，嫩桑枝15g，甘草6g。7剂后腰骶项部疼痛基本痊愈，再服7剂善后。

【评析】强直性脊柱炎是一种进行性、独立性、全身性疾病，以侵犯中轴关节和四肢大关节为主，早期表现为腰骶部僵硬、疼痛，后期出现脊柱畸形、功能受限。属于中医学"肾痹"范畴，临床一般分为两种类型：明显型和隐匿型。本病案属于强直性脊柱炎隐匿型，系寒湿侵犯腰背，经脉失养，督脉瘀滞而成，方药以温筋散寒，助阳通督而取佳效。

十七、腰椎间盘突出症

王某，男，71岁，退休工人。

【主诉】腰痛间歇发作8年，伴坐骨神经痛2年，加重半年。

【现病史】患者8年前出现久坐腰麻酸痛胀的感觉，但起身活动后症状减轻。随后则出现久坐起身艰难，腰痛如掣，双下肢麻木，活动受限。外院X线片提示第4、5、6腰椎骨质唇样增生。2年前并发坐骨神经痛，内服中西药（具体不详）数百剂，症状缓解出院。半年后症状加重以致卧床不起，家属又送至某医院治疗，经理疗和内服中药，病情稍见缓解，后病情日益加重，遂来诊。检查：卧床不起，骨瘦如柴，终日喊叫不休，转身则痛不可忍，生活无法自理。舌黯红，苔薄白，脉左关弦紧，两尺沉细。

【诊断】腰椎间盘突出症。

【治疗】中药治以培补肝肾，疏通经络，佐以活血化瘀为则，方拟温阳补肾汤加减。处方：肉苁蓉30g，熟地黄30g，巴戟天30g，炒党参30g，全当归15g，淫羊藿30g，炒白术15g，制首乌30g，补骨脂30g，炒杜仲15g，青砂仁12g，胎盘粉30g（包），甘草9g。3剂后疼痛缓解，全身顿感轻松。继服3剂后，患者则能翻身，并勉强能起身大小便。继续上方治疗一月。临床症状完全消失，功能恢复正常，生活完全能自理。观察2年，未复发。

【评析】肾主骨，生髓，肾精不足，不能生髓充骨而致骨痿；肝主筋，乙癸同源，肝血不足，不能荣筋，筋脉失养，骨萎筋弱，故出现关节疼痛，活动不利。又因久病致瘀，气血运行不畅，筋脉失养而致关节疼痛，经络闭阻，营卫滞涩，不通则痛。由此可见，肝肾亏损，气血不畅是本病的主要病理基础，治疗应培补肝肾，疏通经络，在活血祛瘀的基础上佐以大剂量补益肝肾之品以治其本。符合中医理法，对本病的病因病理及症状的治疗具有针对性，故显神效。

十八、腰肌劳损

赵某，女，46岁，工人。

【现病史】患者腰部酸痛不适，时轻时重，缠绵不愈，劳累后加重，休息后减轻，双下肢无活动障碍。专科检查：腰部压痛点明显，两侧骶棘肌轻度压痛。X线片未见明显异常。舌紫暗，苔白，脉弦。

【诊断】腰肌劳损。

【治疗】活血化瘀除湿。处方：杜仲、狗脊、丹参、陈皮、延胡索、鸡血藤、续断各15g，独活12g，三棱、三七粉、石菖蒲、甘草各6g。7剂，每日1剂，水煎服，分早晚服用。连服7剂后，患者疼痛渐消，活动进步；脉数，舌红，舌苔白。按前方继服2周后，已不甚痛。但长时间坐后，仍有轻度疼痛。仍用前方加骨碎补20g，续断15g，独活12g。继服2周，症状消失，嘱患者进行腰背肌功能锻炼。

【评析】腰肌劳损是指腰部肌肉、筋膜慢性损伤性炎症引起的疼痛，为腰部常见的疾病之一，中医学称之为"腰痛病"，多因下蹲弯腰长时间工作，或工作时姿势不正确引起，亦有因治疗不及时，治疗不当，或者反复受伤后遗留慢性腰痛者。刘秉夫先生根据本病例中患者因长时间单一的坐姿或者姿势不正确引起腰部肌肉的劳损，方中用杜仲、狗脊，益肝肾，壮筋骨；鸡血藤、丹参、石菖蒲、三棱、莪术等，活血通经，行气止痛；三七、延胡索，活血化瘀，行气止痛；陈皮，理气调中和胃；甘草，调和诸药。以上诸药相互配伍，共奏活血化瘀，行气止痛之功。后期加骨碎补、续断、独活以坚筋骨，祛风湿，取得很好的疗效。

十九、急性腰扭伤

蒙某，男，36 岁，银行职员。

（一）初诊

【主诉】腰部疼痛 2 日。

【现病史】患者诉昨天下午踢球时不慎扭伤腰部，疼痛能忍，未予重视，在家卧床休息后，疼痛并未缓解，反而加重，难以忍受，遂今日前来求诊；舌暗红，苔薄，脉弦紧。专科检查：强迫体位，腰部未见明显青紫肿胀，腰肌紧张，腰部强直，转仰伸屈转侧困难，腰脊两侧广泛性压痛。X 线检查示：未见明显异常。

【诊断】急性腰扭伤。

【治疗】中药治以活血化瘀，通经止痛为则。处方：鸡血藤、延胡索、桃仁、红花、当归、赤芍各 15g，陈皮、香附、三七、丹参、川牛膝各 12g，甘草 6g。7 剂，每日 1 剂，水煎，分早晚 2 次服，配合外敷自制消肿膏服。

（二）复诊

腰部疼痛肿胀明显减轻，但转侧屈曲仍困难，夜寐不安，二便不调，继以活血化瘀，理气和络，兼以通便。处方：桃仁、红花、赤芍、当归、延胡索、丹参、鸡血藤各 15g，乳香、没药、泽兰、大黄、枳实、延胡索、陈皮、香附各 10g，甘草 6g。5 剂后腰部疼痛继续缓解，活动受限减轻。上方不变，继服 5 剂善后。

【评析】急性腰扭伤为临床常见病，常由于不当姿势扭伤腰部肌肉、筋膜、韧带、椎间小关节及腰骶关节等腰部组织。多由间接外力所致，中医证型主要有气滞血瘀与湿热内蕴两种，以气滞血瘀证多见，在治疗中除了活血化瘀，通经止痛外，还需要加入行气药，气行则瘀血散，气行瘀消则愈。

二十、骨质疏松症

张某，女，65岁，家庭妇女。

【主诉】腰背酸痛3年，加重1月。

【现病史】患者诉3年来反复发作腰背酸痛不适，逐渐驼背，行走无力，1月前症状加重，难以行走。来诊时见：患者略有驼背，倦怠乏力，食欲不振，腰背酸痛，不耐久站立，大便溏。既往无面部红斑、关节红肿、口咽干燥等表现。专科检查：胸椎、腰椎广泛压痛。舌淡苔薄，脉沉细。

【诊断】骨质疏松症。

【治疗】中药治以健脾补肾为则。处方：生黄芪30g，炒白术12g，山萸肉9g，生地黄15g，菟丝子15g，桑螵蛸15g，芡实15g，薏苡仁15g，金樱子12g，续断12g，丹参20g。28剂，水煎服，每日1剂。服药28剂后，患者腰背酸痛好转，大便转实；舌淡红，苔薄，脉沉。前方加淫羊藿12g，巴戟肉12g，熟地黄15g，赤芍15g。续服28剂后，患者腰背酸痛明显减轻，能耐久站立，故嘱患者服用右归丸巩固，并多晒太阳，适当负重运动固其疗效。

【评析】对原发性骨质疏松症治疗上以扶正为主，主要以健脾补肾为主要治则；继发性骨质疏松症往往以补益肝肾兼养阴活血通络为主要治则，并根据原发病辅以疏肝、清热、解毒等为治。对骨质疏松症患者，强调补肾精，调气血，故以补肾健脾为本，常用药对有淫羊藿加巴戟天、黄芪加白术、赤芍加白芍、旱莲草加女贞子等，临床上在基础方上灵活加减应用，可得到甚佳的效果。常用药物中淫羊藿加巴戟天为一药对，因淫羊藿性味甘辛，入肝肾经，可补肾阳，壮筋骨，祛风除湿，尤擅补命门之火，但性偏燥；巴戟天性温不燥，补而不滞，还有益肾填精作用，故两药同用，可补肾阳，益肾精，壮筋骨，久用亦无碍胃湿滞之嫌。赤芍加白芍同用，白芍养血柔肝，缓急止痛并可敛阴收汗；赤芍擅长活血祛瘀，凉血消肿兼清肝泻火，两药同用即可养血又可活血，并可凉血养阴，对于应用激素后出现肝肾阴虚，虚火化毒夹瘀的继发性骨质疏松症患者尤为适用。旱莲草加女贞子，两药均归肝肾经可滋补肝肾，旱莲草可养阴血，善敛固肾精，并凉血止血；而女贞子为清补之品，药力平和，可平补肾气，两药同用可清补肾之精血，养阴潜阳，久用无虑。黄芪与白术同用，两者均可以健脾补气，是常用的药对，黄芪益卫固表，并长于补气升阳；白术长于健脾除湿，两药同用补而不滞，可作为扶正基础方，与补肾药物同用，可补后天之精。

二十一、骨质疏松症

薛某，女，55岁，退休职员。

（一）初诊

【主诉】腰背痛2年余，加重1月。

【现病史】患者2年来腰背酸痛，时轻时重，近1个月症状加重。晨僵现象明显，四肢沉重，乏力，50岁绝经，服过大量"盖中盖"等药物，无明显效果。专科检查：轻度驼背，活动轻度受限，脊柱广泛压痛，直腿抬高试验（－）。脉沉弦，舌质淡，苔薄白。X线片显示：脊柱（胸腰段）后凸变形，各椎体呈鱼尾状改变，骨质疏松。

【诊断】骨质疏松症。

【治疗】中药当以补肝，益肾，健脾为则。处方：熟地黄40g，山药、山茱萸、菟丝子、枸杞子、鹿角胶、龟板胶、川芎、茯苓各20g，黄柏、川牛膝、郁金、淫羊藿各10g，丹参、赤芍各10g。14剂。

（二）复诊

症状逐渐减轻，唯睡眠欠佳。拟前方加夜交藤25g，生龙齿25g，熟地黄 40g，山药、山茱萸、菟丝子、枸杞子、鹿角胶、龟板胶、川芎、茯苓各 20g，黄柏、川牛膝、郁金、淫羊藿各 10g，丹参、赤芍各10g。14 剂后，晨僵、腰酸背痛明显减轻，步履较前轻松、有力，睡眠好转。嘱仍按前方继续治疗月余收功。

【评析】骨质疏松多见于老年人或绝经后的妇女，是腰背痛较常见的原因之一。国外文献报道，凡年龄大于 50 岁的男性和大于 40 岁的女性都有不同程度的骨质疏松。因此，本病又有"增龄性骨质疏松""老年性骨质疏松"等称谓。中医学对本病虽无系统的论述，但从其临床表现及骨结构改变上看，当属"骨痿""腰背痛"等范围。《素问·痿论》云："肾气热，则腰脊不举。"就是腰部不能挺直过伸，此与骨质疏松症主要特征"圆背"畸形、腰背不能挺直等是一致的。由此可见，本病是肾虚为根本，风寒湿邪以及外伤的侵袭、积累为外因。然本病虽属先天之肾气虚，本在先天，日久势必影响后天之脾胃，导致运化失职，营养补给不充，出现气血虚衰等见症。故其治当在补肾益精的同时，必须兼理脾胃以求全功，是治法之大要也。药用淫羊藿，甘温归肝肾经，补命门，兴肾阳，益精气，以坚筋骨，主治疗腰膝酸软无力，肢麻，痹痛，为君药；合臣药肉苁蓉、鹿角霜之入肾充髓，补精血，益气温阳，与君药相配伍，其强筋健骨之力益著；配熟地黄之滋肾阴健骨；骨碎补、鹿衔草，以入肾补骨镇痛；当归之补血，黄芪、牡蛎、杜仲益气敛精，盖有形之血赖无形之气而生，故久病或年老体衰，气血不足，精少，力疲，骨痿筋弱者，于此将会获得很大裨益；加入鸡血藤之活血补血，通经活络，止痛，以取"通则不痛"之功；黄精、白术、陈皮，以益气补精，健脾和胃，且可拮抗本方滋补药腻膈之弊，皆为佐使药。以上诸药相伍，有补命门，壮肾阳，滋阴血，填精髓，通经络，健脾胃，坚筋骨之功效。

二十二、骨质疏松症

张某，女，56 岁，普通工人。

【主诉】腰背痛 6 个月余，加重伴四肢酸痛 3 个月。

【现病史】患者 6 个月前无明显诱因出现腰背部疼痛，未予重视，近 3 个月来症状加重，遂来就诊。来诊时见：腰骶疼痛，双下肢麻胀屈伸不便，食纳差，口干微苦，二便正常，面色萎黄，气短乏力，畏寒又怕热，多汗。5 年前曾因子宫肌瘤行子宫次全切除术。专科检查：腰背部广泛压痛。舌淡红有齿痕，苔薄白，脉沉细。

【诊断】骨质疏松症

【治疗】中药治以补肾填精，益气养血，活血通络为则。处方：淫羊藿 15g，补骨脂 15g，菟丝子 15g，枸杞子 10g，女贞子 10g，当归 15g，白芍 10g，川芎 10g，丹参 10g，黄芪 15g，白术 15g，佛手 10g，鸡血藤 15g，木瓜 15g，甘草 3g。7 剂，水煎服。服药 7 剂后，腰痛明显减轻，两膝已能屈伸，原方去木瓜，加骨碎补 10g，再投 7 剂，水煎服。7 剂后腰痛基本消失，已能做体位改变较大的活动，加熟地黄 15g，党参 15g，茯苓 15g，陈皮 10g，嘱患者平时坚持服六味地黄丸，并适当锻炼，加强营养。

【评析】本例为绝经期妇女，腰背及四肢酸痛，畏寒怕热，面色萎黄，形体消瘦，纳差；舌淡苔白，脉沉细。属肾精亏虚，气虚血弱，肾阳虚重于肾阴虚。用补肾活血蠲痹汤补肾填精，益气养血，活血通络。方中淫羊藿、补骨脂补肾壮阳；菟丝子补肝肾益阴精；枸杞子、女贞子滋肾阴，性平不寒无伤阳之虞，与温肾壮阳之品同用，有阴中求阳之用；当归补血活血；白芍养血敛阴，柔肝缓急止痛；川芎活血化瘀，且能搜风止痛；丹参活血化瘀，消癥散结；黄芪、白术健脾益气，气行则血行；鸡血藤不仅补血行血，还能舒筋通络以利经脉；木瓜宣壅通滞，能通经络，止痹痛，和肝脾；佛手调畅气机；甘草调和诸药。随着病情好转，在此基础上加骨碎补以加强补肾强筋骨止痛的作用，又加熟地黄、党参、茯苓、陈皮，即合四君、四物，以加强益气养血助血运作用，并嘱平时坚持服六味地黄丸以善其后，获得较好疗效。

二十三、骨质疏松症

患者，女，51 岁，普通工人。

【现病史】患者诉腰背部疼痛，胫酸膝软，畏寒怕冷，夜尿多，不能久坐久立，周身乏力。舌质暗红，苔薄白，脉弦细。专科检查：腰背部广泛压痛，下肢无放射痛。

【诊断】骨质疏松症。

【治疗】中药治以补肾强筋，健脾活血为则，方用青娥丸加味。处方：杜仲 15g，补骨脂 10g，胡桃肉 10g，骨碎补 10g，鸡血藤 15g，制川草乌 10g（先下），细辛 3g，黄芪 30g，防风 10g。7 剂，水煎服，每日 1 剂，分 2 次温服。7 剂后症状缓解，原方去防风，续服 14 剂。14 剂后腰背部疼痛明显好转，其余症状大减，嘱其再服 2 个月。之后疼痛消失，余症状无。

【评析】近年来中医药治疗骨质疏松症的临床研究表明，中药通过补肾、健脾、活血等治疗绝经后骨质疏松症已取得了良好的疗效。相对于西医治疗方法有显著优点：具有既能抑制骨吸收，又能促进骨生成的双向整体调节作用；避免激素替代疗法可能导致的乳腺癌、宫颈癌等副作用。中医学把本病归属于"骨痿""骨枯""骨痹"的范畴。《素问·阴阳应象大论》曰"肾生骨髓……其在天为寒，在地为水，在体为骨，在脏为肾"，《素问·上古天真论》曰"七七，任脉虚，太冲脉衰少，天癸竭，地道不通"。青娥丸中，杜仲性味甘温，入肝肾经，能补益肝肾，强腰膝，壮筋骨，为治肾虚腰痛之要药；补骨脂性温，温补命门，能补肾强腰固精，善治肾虚腰痛，与杜仲同用温肾，强筋骨之效尤佳；胡桃肉入肾，通命门补肾阳，强腰膝协杜仲；补骨脂则有补肾强筋之功；大蒜辛温走窜，能通五脏，达清窍，祛寒湿，则疼痛可缓。诸药配伍，共奏温肾壮阳，强腰固精之功。《医经精义》认为，精足则髓足，髓在骨内，髓足则骨强。故临床上，多采用补肾、健脾、活血等方法以强筋壮骨，治疗绝经后骨质疏松症。

第六节　项痹病

一、颈椎病

张某，男，36 岁，驾驶员。

（一）初诊

【主诉】颈部疼痛 3 月，加重 1 月。

【现病史】患者 3 月前，因夜间行车受凉导致颈部疼痛僵硬，服药（具体不详）后略有缓解。但 1 月前再次长途行车后疼痛加剧，且伴肩背部疼痛尤以受凉及劳累后加剧，遂来诊。来诊时见：颈项僵痛牵及肩背不适，颈项活动不利，无明显手麻及下肢不适。二便可，夜寐不安。专科检查：颈部后侧广泛压痛，项背肌肉痉挛，颈椎活动度减小，双侧臂丛神经牵拉试验阴性，双霍夫曼征阴性。舌淡，苔薄，脉浮紧。

【诊断】颈椎病。

【治疗】葛根汤加减。处方：葛根 16g，麻黄 6g，桂枝 10g，白芍 16g，大枣 5 枚，干姜 3g，甘草 6g。7 剂，每日 1 剂，水煎服。配合颈椎牵引，每日 1 次。注意颈部姿势，避免长期低头伏案。

（二）复诊

服药 7 剂后症状明显改善。原方再投 5 剂并配合颈椎牵引，每日 1 次。之后痊愈，诸症状消失。

【评析】寒邪阻络的颈椎病患者颈部疼痛，固定不移，疼痛较剧，甚者不能入睡，疼痛遇寒时加重，热敷后好转，颈部有僵硬感，活动受限。用散寒止痛之葛根汤治疗，葛根汤始见于《伤寒论》，方剂由葛根、麻黄、桂枝、芍药、干姜、大枣、甘草等组成，具有发汗解表，濡养筋脉，舒筋缓急，生津液，止下痢的功效，治疗伤寒表实，太阳经受风失去濡养所致的"项背强几几"。葛根汤功效为，温经散寒，缓急舒筋，疏通太阳经脉，也是治疗颈椎病的关键所在。葛根温经散寒，缓急舒筋，又可解表驱邪，能输布太阳经的津液解项背之强急，它的辛甘凉润之性，还能增强其解肌解痉之功，使项背强痛有明显缓解，为君药；麻黄为臣药，发汗解肌，开腠理之闭塞，和桂枝调营卫，缓急止痛；桂枝辛温能表能里，通一身之阳，外可解肌散寒，透达营卫，内能温经通阳兼入血分，从而温通经脉，祛风散寒以除痹；白芍苦寒，入肝经，柔肝止痛，柔肝可使筋有所生，肝有所养，通脉，缓急，止痛。整个方剂，能温经通脉，活血舒筋，养血柔肝，解肌止痛，祛风通络。临床实践证明，本方对颈型、神经根型、椎动脉型颈椎病有较好的效果，对脊髓型效果较差。

二、颈部软组织损伤

李某，男，60 岁，工人。

（一）初诊

患者于 1 天前在家沙发上摔伤颈部，致颈部疼痛不适，活动受限，经过在当地口服药物、按摩等治疗后症状加重，拍 X 线片后提示颈椎反弓明显，诊断为"颈椎病"，为做进一步的治疗，遂来我院就诊。刻下症见：颈部疼痛不适，伴活动受限。检查：颈部广泛性压痛明显，颈椎活动明显受限，颈 2～5 棘突明显压痛，棘旁四个方向活动时均诱发疼痛，叩顶试验（＋），转头试验（＋），椎间孔挤压试验（＋），双上肢腱反射基本正常，双手及双上下肢感觉运动基本正常。舌暗红，苔薄白，脉弦涩。颈椎 X 线片示：颈椎曲度反弓明显，颈 2～4 相对下一椎体向前滑动，颈椎椎间隙未见明显变窄。

【诊断】颈部软组织损伤。

【治疗】中药治以活血化瘀为则。处方：白芷 3g，丹参 9g，赤芍 6g，当归 6g，川芎 3g，葛根 6g，白芍 6g，桂枝 6g，羌活 3g，桃仁 3g，防风 3g，香附 3g，炙甘草 3g。5 剂，每日 1 剂，水煎服。颈部行床头牵引，每次 40 分钟，重量 3kg。颈部中药熏洗治疗忌久立，慎劳作。

（二）复诊

服药并配合其他治疗 5 日后，较前稍缓解，颈部疼痛、活动受限等症状大部分已消除，偶见颈部疼痛等症状，原方再进 5 剂并配合牵引、熏药治疗。之后患者症状明显改善。

【评析】本病因颈椎外伤，气血运行不畅，造成颈部肌肉损伤，骨关节错位，颈椎曲度反弓。筋肉损伤则局部气血运行不畅，血行不畅则血瘀，气行不畅则气滞血瘀，致经络不通，不通则痛，血液不能到达脑窍，经络气血不达脑部，引起脑部血液供应减少，出现头晕等症状，故见头晕、头痛等不适，并伴颈部所过经脉疼痛不适，活动受限；舌质暗红为有瘀之征，苔薄白为疾病在表之象，弦滑涩主瘀血，本病辨证当属气滞血瘀，故治疗方案首要活血化瘀。中药内用外敷以活血化瘀，配合以手法、牵引等治疗。动静互补也是本病必不可少的一部分，中药熏洗、热敷，作为一种用药方法被广泛地应用于骨科临床。中药辨证施治不仅可以调整全身情况，更可以直接作用于局部，促进局部症状的改善。应用中药熏洗治疗，热力不仅可以直接促进局部血液循环，加快废物代谢，促进炎性介质的迅速祛除，也可以促使中药有用成分直接作用于局部水肿的神经根及脊髓，促进僵硬的颈部肌肉及韧带软化，减轻局部刺激及炎症。

三、颈椎病

刘某，男，50 岁，装修工人。

（一）初诊

【现病史】患者 3 个月前因工作劳累，感到颈部疼痛并头晕，继而出现胸部闷胀感，前往社区医院就诊，诊断为冠心病心绞痛。心电图检查无明显异常，含服硝酸甘油无明显好转，遂来诊。来诊时见：头晕，胸部时有闷胀感，睡眠不佳，颈部疼痛，面色不华。专科检查：颈部肌肉紧张，压痛阳性，旋颈试验（＋）。舌淡苔白，脉沉细。X线片示：颈椎曲度变直，颈4～7椎关节增生，颈3～4、颈4～5椎间隙变窄、椎间孔小。

【诊断】颈椎病。

【治疗】以推拿手法为主，先用预备手法放松颈部肌肉。揉捻法：患者正坐，术者位于患者身后，用大鱼际、掌根或指面交替在两侧颈部肌肉，自上而下做回旋揉捻，在压痛点做重点揉。㨰法：患者正坐，术者位于患者身后，手呈半握拳状，以2～5指的近端指间关节为支点放于患者颈部，以腕关节带动做均匀的来回摆动。

再用手法治疗，患者取正坐位，术者立于患者身后，稍微侧身。右手置于患者颌下，左手托住枕部，轻提并做颈部旋转运动2～3次。然后上提，牵引颈部，并使其保持中立位，牵引的同时将患者的头颈右旋至有固定感时，右手快速发力旋转颈部，此时即可听到一连串的弹响声，一般响声清者疗效为佳。之后以同样手法向左侧旋复一次，手法完毕。

（二）复诊

治疗7天后，患者颈部疼痛明显减轻，活动度大时仍有头晕。继续予以颈部手法治疗，并嘱患者坚持颈部功能锻炼。三诊时，患者面色红润，颈痛消失，活动度改善，睡眠改善。

【评析】患者曾被误诊为冠心病心绞痛，其实为交感型颈椎病之颈性心绞痛，并兼见椎动脉型颈椎，所以诊为混合型颈椎病。临床上颈性心绞痛的表现的患者并不少见，常常被误诊为冠心病心绞痛。其鉴别方法主要是先排除心脏方面疾病，其次根据颈交感神经受压表现及X线检查可以帮助诊断。临床检查常在此类颈性心绞痛患者左侧胸锁乳突肌中下段触及痛性结节，手法治疗时对此点的揉按是一个重点。

四、颈椎病

王某，女，40岁，家庭主妇。

（一）初诊

【现病史】患者5年前开始出现头晕目眩，反复心悸，伴有泛泛欲吐，动则欲仆，自汗，颈部不适伴左上肢发麻。专科检查：颈部肌肉紧张，压痛阳性，左臂丛神经牵拉试验（+），旋颈试验（+）。CTA检查示：椎基底动脉供血不足。

【诊断】颈椎病。

【治疗】中药予逍遥散加减。处方：柴胡梗10g，杭白芍20g，煨葛根25g，代赭石15g，姜竹茹10g，明天麻10g，茺蔚子15g，桑寄生30g，合欢皮30g，远志筒10g，建泽泻10g。10剂，每日1剂，水煎服。嘱患者忌生冷，保持心情舒畅。

（二）复诊

10日后复查，症状好转，继续服用上方7剂。服用7剂后，无头晕之感，活动自如。原方再投5剂后，患者症状基本消失。

【评析】代赭石平肝潜阳，使上逆之肝胃之气下降，此一升一降互相配合，对平衡一身的气机升降失调起到了关键性的作用；并以泽泻甘淡之味以泻浊邪，助以降之；同时以竹茹协调诸药，调和中州，使药收纳；药用天麻，茺蔚子直至清空而祛风活血，调和经脉，且天麻助代赭石平肝潜阳，茺蔚子配合柴胡、白芍疏肝理气，柔肝行气活血以调和血脉，调畅经血。全方合力恰到好处，此例通过几剂药的治疗，完全控制了病情，眩晕转好，疗效堪称满意。

五、颈椎病

李某，男，40岁，程序员。

（一）初诊

【现病史】患者半年前因低头工作时间过长出现短暂性眼前发黑，无恶心、心慌，此后感颈项短暂性头晕，颈部僵硬不适。后每因劳累、低头时间过长，出现头晕目眩，且每因转项而诱发症状加重。半月前因用电脑时间过长而诱发眩晕，并恶心欲吐，感轻微心慌，头晕，耳鸣，转头加重。专科检查：叩顶实验（＋），双臂丛神经牵拉试验（－），双霍夫曼氏征（－）。舌质淡，苔白，脉沉细。

【诊断】颈椎病。

【治疗】中药治以补益气血，补益肝肾为则。处方：熟地黄12g，黄芪18g，党参12g，白术12g，茯苓9g，泽泻12g，菊花9g，天麻6g，甘草9g。6剂，每日1剂，水煎服。配合颈椎牵引每日一次，每次15分。

（二）复诊

患者不适较前明显缓解，继续中药口服。处方：柴胡10g，当归10g，白芍24g，川芎10g，生地黄15g，太子参15g，白术10g，茯苓10g，黄芪15g，薏苡仁15g，枸杞子15g，香附10g，淫羊藿15g，菟丝子15g，葛根15g，甘草3g。6剂，每日1剂，水煎服。并配合颈椎牵引改隔日一次，每次15分。三诊时，诸症皆消，嘱患者进行颈部功能锻炼。

【评析】患者长期低头伏案，素体气血不足，气血生化乏源，关节肌肉失去濡养，血不上荣，不荣则痛。眩晕，耳鸣，恶心欲吐；舌质淡，苔白，脉沉细均为气血虚弱之象。治疗当以补益气血，补益肝肾，理脾助运为法。患者颈椎弧度后凸变形，椎间隙变窄，予以牵引解除机械压迫，缓解肌肉紧张，改善供血。但需注意牵引的角度及重量，严密观察患者是否有不良反应的出现。

六、颈椎病

王某，女，60岁，工人。

（一）初诊

【主诉】颈痛，头晕，双手麻木2年。

【现病史】患者诉2年前无明显诱因出现间断性头晕，肩痛，手臂麻木，未予明确诊治。近半月因劳累后病情加重，伴脑鸣，耳鸣，视物昏花，手足指趾时麻木，求治我院。来诊时见：颈、肩、背疼痛，手指、足趾麻木不适，头晕耳鸣，视物昏花，自觉脑鸣，腰酸困痛，腿软身体倦怠，纳可，二便调。专科检查：双侧颈肩部肌肉紧张，压痛（++），旋颈试验（+），双臂丛神经牵拉试验（+），双霍夫曼征（+）。颈椎X线片示：颈椎骨质增生。

【诊断】颈椎病。

【治疗】中药治以补益肝肾，活血通络为主。处方：葛根9g，桂枝5g，赤芍5g，白芍5g，鹿角片5g，桃仁5g，红花5g，川芎5g，地龙4g，白芷4g，天麻3g，钩藤5g，络石藤5g，骨碎补5g，补骨脂5g，青风藤5g，天虫4g，徐长卿7g，甘草2g，水蛭1g，土鳖虫1g，蜈蚣6g。14剂，每日1剂，水煎服。嘱患者低枕睡眠，轻活动。

（二）复诊

服药14剂后，症状缓解，但仍有肩颈、手足的疼痛麻木。前方加元肉4g，磁石5g，珍珠母7g，石决明7g，炒枣仁4g，五味子4g，青风藤5g，再进15剂。15剂后，症状明显改善，续用10剂善后。

【评析】颈椎病临床见症复杂，患者病情轻重不一。本案患者为混合型，X线片检查提示并不十分严重，但临床表现繁多。辨证时应该注意：患者虽临床症状多，但务必治病求本，抓主症，仍以肝肾亏虚，瘀血阻络为主；肝肾同源，阴虚阳亢，肝阳上扰，肝血亏虚，肝经郁热之标证不可忽视，从肝论治也是重要治疗途径。

七、颈椎病

陈某，女，50 岁，工人。

（一）初诊

【现病史】患者于 4 年前出现背部麻木如蚁行感，检查颈椎 X 线片示：颈 3～6 椎体骨质增生，曾服中药治疗，无明显好转。刻下症见：背部麻木如蚁行感，头晕头痛，面色㿠白无华，容易疲乏，睡觉后觉上肢发麻，腰酸痛；舌淡红，苔白腻，脉细。专科检查：颈背部压痛广泛。

【诊断】颈椎病。

【治疗】中药予当归饮子加减。处方：天麻 10g，党参 15g，当归 15g，黄芪 20g，白芍 15g，桑椹 15g，制首乌 15g，太子参 15g，白术 15g，川芎 5g，桂枝 10g，鸡血藤 15g。7 剂，每日 1 剂，水煎服。

（二）复诊

服药 7 剂后，症状缓解，但仍有头晕头痛、容易疲乏、腰痛等征象。予前方续服 7 剂后，症状缓解，头晕头痛、腰痛等明显改善。

【评析】患者素体气血亏虚，气血生化不足，疲乏，面色无华，肝血不足，无以濡养四肢肌肉筋骨，内风自生，故背部麻木、上肢麻木；痰湿内阻，则见舌质白腻，综合上述征象诊断为血虚肝风夹痰之象。治疗当以补肝血，定内风，除痰湿，理经脉为法。

八、颈椎病

蔡某，男，55 岁，文案工作者。

（一）初诊

【现病史】患者于 1 年余前无明显诱因出现头晕，有常玩电脑史，曾有 2 次耳鸣，睡眠可，有时梦多，颈痛，无明显手指麻木，全身发紧，未经任何特殊诊治。小便平，大便结。有时走路不稳，有欲跌扑感，颈痛，眩晕，耳鸣，全身发紧不适，遂来诊。专科检查：颈部肌肉紧张，压痛阳性，旋颈试验（＋）。舌淡黄，苔薄黄，脉弦。

【诊断】颈椎病。

【治疗】中药予天麻勾藤饮加减。处方：明天麻 15g，川芎 15g，珍珠粉 15g，杭菊花 10g，青葙子 10g，钩藤 12g，蔓荆子 10g，葛根 15g，桃仁 10g，火麻仁 15g，桂枝 10g，白芍 15g，甘草 3g。7 剂，1 日 2 次，水煎服。配合颈椎牵引，每日 2 次。嘱患者进行项肌锻炼，每日 2 次。

（二）复诊

服药 7 剂后，患者自觉头晕有所减轻，颈痛好转仍梦多，小便平，大便通，走路较前有力。患者大便已通畅，故去火麻仁，病已取效，守方再进 7 剂并配合颈椎牵引、颈肌锻炼。服药 14 剂后，前方再投 7 剂。患者感颈部酸痛及头晕明显减轻，耳鸣减轻，睡眠安稳，行走有力，纳可，二便正常。原方继服 7 剂后，患者颈部酸痛、头晕等症状基本消失，未出现耳鸣，睡眠可，行走自如，纳可，二便平。

【评析】天麻钩藤饮临床用于椎动脉型颈椎病，此症见头痛、眩晕、失眠等为辨证要点。经平肝息风，活血通络等治疗，患者阴平阳和，故症状悉除。椎动脉型颈椎病临床多为肝阳偏亢，上扰清空，故用天麻、钩藤平肝息风；珍珠母、杭菊花、青葙子平肝；桃仁活血化瘀；葛根引药入经；甘草调和诸药；四物汤活血养血，使阳亢平息，血脉得养，故而临床有效。

九、落枕

张某，男，28 岁，销售员。

（一）初诊

【现病史】患者自诉睡眠后右侧颈部出现疼痛、酸胀，偶向上肢放射，颈项部牵强酸楚，顾盼不利，活动时患侧疼痛加重；舌苔薄白，脉浮弦数。专科检查：右侧颈部压痛点明显，无上肢的放射痛，X线片颈椎正侧位片未见明显异常。

【诊断】落枕。

【治疗】中药当以疏风和络，活血止痛为则，自拟泄风和络汤加减。青防风9g，炒牛蒡15g，川芎6g，羌独活各9g，炙僵蚕15g，嫩钩藤15g，香白芷6g，白蒺藜15g，炙乳香6g，煨天麻9g，全当归15g，嫩桑枝15g，甘草6g。7剂，每日1剂，水煎，分早晚2次服。配合推拿手法按摩，每日1次，每次30分钟。

(二) 复诊

连服7剂后，颈项部疼痛基本消失，再服7剂善后。

【评析】落枕一般均从气血瘀滞和外感风寒来辨证，或两者兼之。治疗方法很多，用中药温经止痛，或活血通络，或豁痰祛风，刘秉夫先生多以气血瘀滞和风寒外邪为病而设治。本案例以疏风、化痰、和络为总纲，以防风、僵蚕、桑枝为主药，一般而言，还需再加化痰药，因外受风寒引动有形之痰，或痰浊内阻，胸闷纳呆，或痰阻经络，项强掣痛，皆为无形之痰，就分别加入不同的化痰药。此外，外袭风邪症状明显的，加重疏解宜散之品，重点还要配合手法按摩治疗。《医宗金鉴·正骨心法要旨》云："按其经络以通郁闭之气，摩其壅聚，以散瘀结之肿，其患可愈。"

刘氏骨伤精要

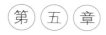

传承发扬

刘秉夫先生退休后，先后由周时良、邹文浩、蔡建平、王建伟等担任无锡市中医医院骨伤科主任，经"刘氏骨伤疗法"后人们不懈地努力，无锡市中医医院骨伤科先后成为江苏省中医临床重点专科、江苏省中医示范专科、无锡市医院管理中心重点发展专（学）科、无锡市中医骨伤中心、国家中医药管理局"十一五"重点专科、国家中医药管理局"十二五"重点学科创建单位、无锡市临床医学中心，设有南京中医药大学骨伤研究所、骨重建实验室、国家博士后科研工作站、南京中医药大学博士培养点、石氏伤科流派无锡市中医院工作室、国家中医药管理局天池伤科流派传承工作室等。目前，骨伤科设编制床位290张，开放床位315张。设创伤正骨科、脊柱推拿科、关节骨科、小儿骨科、骨伤康复科等二级专科。年门（急）诊人次近20万，年出院人数8000余人，年手术6000余台，年业务收入超2亿元。目前是江苏省内规模最大、诊治病种最全、开展技术最全面的中医骨伤专科，其影响力覆盖整个无锡，并不断向周边及外省扩展。

第一节　传承发扬技法

1987 年刘秉夫主任退休后，1988 年 4 月，周时良任骨伤科主任，邹文浩任副主任，一年后周时良主任退休，1990 年 6 月，邹文浩任骨伤科主任。1990 年 9 月，邹文浩与蔡建平、王建伟签约，确定师徒关系。1998 年 12 月，蔡建平任骨伤科主任、王建伟任副主任，邹文浩被评为"无锡市第二批名中医"。1999 年 1 月，邹文浩与徐兵签约，确定师徒关系。2007 年 12 月，王建伟任骨伤科主任。经过历任主任的不懈努力以及现任主任王建伟的积极倡导，"刘氏骨伤疗法"得到了很好的保护、挖掘、传承、发扬、推广和应用。

一、"刘氏骨伤疗法"的保护和挖掘

"刘氏骨伤疗法"在江南地区颇具影响，拥有"消肿膏""和伤散"等特效药物，"纸质支架夹板"等特色器材及"三指按摩"等特色技术，无锡市中医医院积极筹备"刘氏骨伤疗法"网站及中医博物馆的建立，利用现代科技保护、宣传"刘氏骨伤疗法"，并在 2012 年成功申请"刘氏骨伤疗法"为无锡市非物质文化遗产，最大程度地保护了"刘氏骨伤疗法"这一宝贵财富。同时"刘氏骨伤疗法"传人系统整理了"刘氏骨伤疗法"相关资料，包括刘氏父子的手抄笔记、平时看病医案、所著论文书籍，以及相片影像资料等，同时查阅大量相关文献资料，对"刘氏骨伤疗法"进行系统整理和总结，提炼其中精华，发掘其中奥秘，依托无锡市科技局课题"全国知名老中医刘秉夫学术思想、临证经验和传承研究"，进一步挖掘刘秉夫先生的治疗经验。在传统特色药物、器材、技术的基础上，进一步进行挖掘和改良，如对药物剂型、纸质支架夹板以及短杠杆推拿手法的改进等。传人对刘秉夫先生的骨伤疗法经验进行系统整理总结后，发表了刘秉夫先生骨伤治疗经验相关论文十余篇。2007 年 6 月，刘秉夫先生用毕生经验撰写的著作《伤科指要》，经过王建伟主任等人的整理，重新编排，最终由上海中医大学出版社出版发行。

二、"刘氏骨伤疗法"的传承和发扬

科室依托南京中医药大学附属医院，拥有南京中医药大学博士生导师 2 名，硕士生导师 5 名，历年带教博士生及硕士生数十人，借助我院名老中医工作室，积极完善师带徒制度，每年师带徒数对，并通过考核；同时科室还承担南京中医药大学实习生的临床带教及床边教学班的授课见习，更好传承了"刘氏骨伤疗法"的经验理论，同时积极与其他学术流派合作交流，先后成立石氏伤科、天池伤科传承工作室，汲取其他流派精髓，融会贯通，使"刘氏骨伤疗法"更完善更系统，目前正积极申报国家中医药管理局学术流派传承工作室。我院"刘氏骨伤疗法"传承近百年，经过数代传人不断总结老一辈的经验并持续改进，先后申报课题多个，获得相关专利十余个。通过对"刘氏骨伤疗法"内治经验的总结，研制出"颈痹合剂""脊髓康"等内治方药；对外用药物"和伤散"进行改进包装，便于保存及携带，使用更方便，应用更广；纸质夹板经过数次改进形成如今的解剖型纸质支架夹板，应用更方便，并在进一步改进中，拟借助现代打印技术设计并制造更加符合人体解剖结构的个体化小夹板。

王建伟主任为刘氏骨伤第四代传人，从医三十余载，在秉承刘氏骨伤学术思想的基础上，先后汲取石氏、天池伤科流派之精髓，并拜国医大师刘柏龄为师，博采众长，融会贯通，继承发扬，对"刘氏骨伤疗法"理论进行了总结完善，对"刘氏骨伤疗法"的传承发扬起到了非常积极的作用。

王建伟主任在刘氏骨伤"重气血"理论基础上，结合临床临证经验，逐步形成了内治以"气血为先，以气为主；治骨重肾，肝脾同调"为主的学术思想。刘秉夫先生认为，内治之要，宜气血兼顾，气伤痛，血伤肿，先肿者治血为主，先痛者理气为主。但气为血之帅，能生血行血，损伤时惊则气乱、气滞，后期气随血失则气虚，治疗上应以补其不足，通行其滞为旨要，故临证之时王建伟主任着重补气理气，行气活血之法，常用"理伤汤""活血消肿汤"等方化裁使用，重用陈皮、当归、川芎、延胡索等药物气血同调，通经活络以达消肿止痛之功效。损伤日久，气血亏虚，或年老关节退变，当以"治骨重肾，肝脾同调"为法。肾藏精主骨，肾精充足则骨坚；肝藏血主筋，肝血充足便能濡养筋脉，通利骨节。临证之时，治骨伤疾病应重肾，治肾亦治骨，伤骨必伤筋，筋伤宜治肝，但补肝肾之药多滋腻，有碍脾胃运化，且脾为后天之本，脾气充盛便能运化气血，充养肌肉，故滋补肝肾的同时亦不忘调理脾胃。正如《怡堂散记》中所言"善补肾者，当于脾胃求之"，临证治疗侧重某一脏而不局限某一脏，常以"复原散""正骨丹"等方加减，选用柴胡、当归、生地黄、川芎、白芍、白术、淫羊藿、骨碎补、牛膝、香附等入肝脾肾诸经之药，取益脾健运以促资化，滋补肝肾以壮骨强筋之义，收效颇佳。王建伟主任善用经方而不拘泥于经方，使用"补阳还五汤""金匮肾气丸""龟鹿二仙胶"等经方化裁，辨证论治脊髓损伤、骨质疏松症等经验丰富，并用西医学方法研究其疗效，使中医走上国际舞台。

同时，王建伟主任继承"刘氏骨伤疗法"理论要旨，擅长运用手法理筋复位、外用药物贴敷熏蒸、解剖夹板服帖固定等外治方法治疗伤科疾病，达到内外兼治、标本兼顾、局部整体统一之效果。在刘秉夫先生提出骨折脱臼整复手法"三原则""三手法""四要点"的基础上，结合临床实际应用，进一步进行了补充，总结出复位四原则：合者开之，开者合之，旋者转之，角者折之；复位四手法：拔伸，挤捺，旋屈，折顶；复位五要点：放轻松，方向准，着手轻，固定稳，牵引长。其中，对于复位前放轻松这一点尤为重视，通过心理、手法、药物等方式使患者放松，遵循"法使骤然而人不觉，患如知也骨已拢"，放松是复位成功与否的关键前提。王建伟主任灵活运用刘秉夫先生"三指按摩"手法治疗多种退行性疾病，如腰椎短杠杆微调手法治疗腰椎疾病，尤其擅长治疗膝骨关节炎，创新性提出三步手法治疗，即先用三指按摩法松解后方肌肉关节囊，再推移松解髌股关节，最后用牵抖屈伸法松解胫股关节。对于损伤病灶局限，舌脉少有变化者，宜予外治药物，作用直接且可避药物内服碍胃之毒。当分三期辨证用药，新伤肿胀明显者以刘氏"消肿膏"外敷，中期瘀血未散者以"祛风通络散"熏蒸，后期或陈伤筋脉拘挛者以"和伤散"外洗。

整复后的有效固定为骨折创造了良好的愈合环境，刘秉夫先生继承前人夹板的优点，并结合家传夹板的特点，用马粪纸及铅丝创新设计了纸质塑形纸质支架夹板，可超关节固定各类四肢骨折。王建伟主任在临床运用中针对原塑形纸质支架夹板塑形不佳、裁剪繁琐等不足，从解剖型钢板得到启发，设计研发了"解剖型"纸质支架夹板，材质具有良好的抗弯性、可塑性及力学稳定性等，外形符合局部解剖特点，使用前无需过多塑形，能减少并发症的发生率，符合中医学倡导的"弹性固定"理念，使夹板的治疗过程更规范，疗效更确切。带领科室申请了"塑形纸质支架夹板的传承与创新研究""解剖型纸夹板治疗桡骨远端骨折的有限元分析及临床研究""中医外治特色疗法和外治技术示范研究""塑形纸质支架夹板治疗四肢骨折的基础和临床研究"等一系列相关课题，获得发明专利共十多项。

三、"刘氏骨伤疗法"的推广和应用

刘秉夫先生把自己一生所学倾囊相授弟子，从不保留，平时常常教导徒弟要多交流多学习，不应固步自封，这样才能真正学好骨伤，造福广大患者。刘老自己更是身体力行，多次召开学习班或参加交流会介绍自己骨伤治疗经验，与同道沟通学习。1959年和1961年，刘秉夫先生举办并执教第一、二期"无锡市中医学徒班"，参加学员100余人，无锡市中医院第三任骨伤科主任邹文浩即为当时学员，后拜刘秉夫先生为师。1980年5月，刘秉夫先生参加江苏省名老中医经验继承讲习会，其论文《铅丝纸夹板在四肢骨折的应用》《髁上骨折的固定与复位法》《整骨科的按摩手法》等参加交流，得到了当时与会医师的一致推崇。1984年刘秉夫先生参加全国中医骨伤科理论研究会。1988年11月3日无锡市中医医院承办中华全国医学会骨伤科学会第四次学术交流会，并在此后举办数期纸质夹板及消肿膏的学习班，介绍"刘氏骨伤疗法"，让"刘氏骨伤疗法"得以在无锡市多家社区卫生院及周边地区如常州、泰州、靖江等地推广应用，群众及医院普遍反应良好。2013年，召开全国继续教育项目刘氏骨伤外治法的研究治疗进展学习班，邀请国内关节教授授课，宣传"刘氏骨伤疗法"，普及骨伤外治方法及"刘氏骨伤疗法"特色外治药物及器械。2014年，举办江苏省骨伤中西医护理新进展学习班，参加学员达200余人。此外，定期派人外出参加中医骨伤学术会议并进行交流发言，大力推广"刘氏骨伤疗法"。经过几代人的努力，"刘氏骨伤疗法"现拥有老中青三代人才队伍，拥有"正骨丹""复元散""颈痹合剂""脊髓康"等内治处方，"消肿膏""和伤散"等外治膏散，"舒筋活络膏""祛风通络散""行血熏洗方"等科内协定外用方，塑形纸质支架夹板、骨折脱位整复床、腰椎牵引床、推拿床、床边骨折牵引架、凹型搁脚垫、医用可调节式下肢抬高装置、充气式下肢皮肤牵引装置等器械。无锡市中医医院骨伤科年门急诊量20万余人次，年住院患者近8000人次，"刘氏骨伤疗法"的临床使用率近95%，每年使用"消肿膏"十万余张，"和伤散"五千余袋，院内制剂平均使用量达2000瓶/每年，充分应用"刘氏骨伤疗法"理论对骨伤疾病进行诊疗，造福了更多患者。

第二节　中西并重发展

党的十九大报告提出："坚持中西医并重，传承发展中医药事业。"无锡市中医医院骨伤科历任科主任在继承发扬"刘氏骨伤疗法"的同时，不忘中西医结合，坚持中西医结合发展骨伤，两条腿走路，使用中西医结合方法治疗骨伤患者，使得无锡市中医医院骨伤科取得了一个又一个辉煌的成绩。2000年8月，骨伤科成为江苏省中医临床重点专科。2004年3月，骨伤科实行二级分科，设脊柱科、推拿科、关节骨科、创伤科、正骨科、显微外科。2005年4月，经无锡市编委批准，无锡市中医医院成为无锡市中医骨伤中心。2007年4月，骨伤科增设小儿骨科。2009年6月，骨伤科成为无锡市医院管理中心重点发展专（学）科。2011年3月，"南京中医药大学骨伤研究所"设立在无锡市中医医院，并建立了"国家级博士后科研工作站"。2012年4月，骨伤科被确定为"江苏省中医示范专科"，同年5月，骨伤科被确定为国家中医药管理局"十一五"重点专科建设对象。2017年4月，无锡市中医医院骨伤科作为江苏省中医区域诊疗中心参与华东地区中医区域诊疗中心评比，同年5月，骨伤科成为无锡市骨伤医学临床中心建设对象。科室通过近二十年的不断努力，在科研、论文、教学、人才培养等方面创造了一个又一个巨大的进步。

一、科研论文方面

科室根据各亚专科特点，分别制定了各亚专科的发展方向，形成了稳定的学科发展四个方向：一是，中医药促进骨、关节软骨损伤的再生与修复；二是，脊柱退变及脊髓损伤的中医药治疗研究；三是，中医药防治骨质疏松症的基础与临床研究；四是，"刘氏骨伤疗法"的学术经验传承与发展。研究方向紧紧围绕中医骨伤科学的研究内容及发展趋势，不同的亚专科针对四个研究方向，在自己相应的领域不断发展进步，在科研方面有了很多的突破。

关节骨科针对中医药促进骨、关节软骨损伤的再生与修复展开深入研究，从分子、细胞、整体等多水平系统阐释中医药的作用机制，不断加强中西医结合治疗骨、关节软骨损伤的临床应用与基础研究。进一步深化中医药治疗创伤及骨关节疾病的应用与基础研究，丰富中医骨伤科学的理论内涵，研究内容包括：中医药治疗结合关节镜下微骨折术及关节软骨移植促进软骨再生和修复；中医药治疗结合臭氧注射促进关节软骨损伤修复；骨、软骨移植联合细胞因子修复软骨缺损；针药结合疗法促进关节软骨损伤修复。先后申请了江苏省中医药管理局领军人才资助项目"补肾中药与骨形态发生蛋白联合诱导人脐血间充质干细胞体外成骨分化"、江苏省无锡市科技局基础研究计划项目"骨、软骨移植结合细胞生长因子修复关节软骨缺损"、无锡市科技局"臭氧对兔骨关节炎滑膜及关节液中 IL-1、TNF-a 水平的作用研究"、江苏省人社厅"过表达 Foxc2 调控激素性股骨头坏死 BMSCs 成骨分化的实验研究"、无锡市医管中心"Foxc2 基因转染 BMSCs 联合髓芯减压治疗早期股骨头坏死的实验研究"等多项科研课题。

脊柱推拿科以中医理论为指导思想，运用中医中药防治脊柱退行性疾病和脊髓损伤为本方向的临床特点和优势，继承、发扬中医中药治疗脊柱疾病的优势，体现中医学"治未病"的特色，从分子生物力学、影像学、症状学等多角度开展中医药治疗脊柱退行性疾病和脊髓损伤的疗效、作用机理、治疗规范化、疗效客观评价等方面的系统性研究工作，并在全国进行推广应用。研究内容包括：通过研究实验性脊髓损伤后大鼠脊髓内 GFAP、CSPG 蛋白的动态表达情况，初步明确星形胶质细胞在神经再生过程中的意义和作用；评价中药"脊髓康"的治疗作用，并与目前临床治疗急性脊髓损伤的"金标准"——甲基强的松龙（MP），进行对比，探讨中药"脊髓康"调节星形胶质细胞活性治疗脊髓损伤、促进神经再生的机制。先后申请了江苏省自然科学基金项目"'脊髓康'调节 Nogo-NgR 信号通路促进神经再生作用的实验研究"、无锡市医管中心项目"基于调控 TGF-β/smads 信号转导龟鹿二仙胶促进成骨细胞合成 I 型胶原蛋白防治骨质疏松的实验研究"、原无锡市卫生局项目"原发性骨质疏松证候规律与脆性骨折的相关性研究""间隙性连接蛋白37C1019T 基因多态性腰椎间盘突出的相关性研究"等科研课题，参与了国家自然科学基金项目"基于内质网应激 IPE1/XBP1 信号通路探讨温肾通督法保护脊髓损伤神经元的作用及机制"的研究。2014 年科室后备学科带头人张亚峰还以第一负责人成功申请了国家自然科学基金面上项目"基于量化的动态影像学测量研究手法治疗腰椎不稳症的机制",实现了科室国家自然科学基金项目零的突破。

创伤正骨科继续坚持对"刘氏骨伤疗法"项目的保护、挖掘、传承、发扬、推广、应用的研究等,使"刘氏骨伤疗法"得以不断创新改进,提高中医临床疗效,以利于中医药疗法的推广应用。先后申请了江苏省中医药管理局课题"'塑形纸质支架夹板'治疗四肢骨折的规范化、开发研究"、无锡市科技局课题"全国知名老中医刘秉夫学术思想、临证经验和传承研究""解剖型纸夹板治疗桡骨远端骨折的有限元分析及临床研究"、原无锡市卫计委课题"补气活血通络法对于老年髋部骨折围手术期血栓前状态、深静脉血栓的影响及疗效评价"等一系列科研立项。

除了科研上的突飞猛进,科室近5年更是在科研、获奖、论文、专利等各方面均有斩获,承担重大科研立项二十余项,包括国家自然科学基金面上项目2项、江苏省自然科学基金项目1项、国家中医药管理局科研立项1项、江苏省中医药管理局科研立项5项、原江苏省卫生厅科研立项1项、市级及其他课题十余项。获奖共14项,包括中华中医药学会科学技术奖三等奖1项,江苏中医药科学技术奖二、三等奖各1项,原江苏省卫生厅新技术引进奖二等奖3项,江苏省中医药管理局科技进步奖二等奖2项,南京市科学技术进步奖1项,无锡市科技进步奖三等奖4项、四等奖1项。获得国家专利共18项。

二、人才培养方面

科室一直非常注重对人才的培养,科内具有健全的人才培养制度及计划,按计划多层次培养中西医复合型骨伤科人员,积极加强对学术带头人、学科带头人及后备学科带头人的培养,保证学科队伍在职称、学历、年龄结构的均衡化、合理化,进一步深化研究方向及研究队伍建设,引进高层次的优秀人才,尤其是高级实验室专科人才。利用南京中医药大学骨伤研究所和博士后流动站来扩大本学科的影响力,吸引更多的高层次人才及更多的博士后来我科流动，进行课题研究，目前已有1名博士后进站。科内现有医务人员62人，拥有省、市名医3名，江苏省有突出贡献的中青年专家1名；拥有主任（中）医师12名，副主任（中）医师16名；医学博士后1名，医学博士14名、硕士32名，人才梯队合理。高级职称医师比例达到41.2%，硕士以上学历人员比例达到70.6%，医师毕业于国内多家中西医院校、师承多位国内名师。科室现有博士生导师2名、硕士生导师5名，近几年培养博士研究生14人、硕士研究生三十余人，学科注重全科人员素质提高，注重人才培养，经常选派和输送有潜质的人员至国外进修学习，出国进修人员达10人次之多。积极推进师承教育，通过师带徒、结对子和青苗工程等形式已培养出中医药优秀人才多名，其中包括省中医药领军人才培养对象1名、省"333工程"培养对象2名、江苏省优秀中青年中医临床人才培养对象2名、市医管中心的重点医学人才培养对象1名等。科室学术氛围浓厚，各二级专科定期安排学术讲座，科室定期举办各类专业知识讲座，学习世界先进理论与手术技巧，科室成员团结协作，整体素质高，百家争鸣，百花齐放。

科室承担了南京中医药大学、安徽中医药大学等高校的本科生、硕士及博士研究生的临床带教及床边教学班的授课见习工作，承担无锡市中医住院医生规范化培训任务及下级医院进修生及研修生的进修工作。科室突出中医传统治疗方法，弘扬中医学术的整体医疗和辨证论治精神，紧密结合西医学内容，把培养中西医结合骨伤专业的研究型、复合型人才作为教学目标。科室依托南京中医药大学骨伤研究所，采用全脱产或委托的培养方式，注重科研与临床相结合，建立了一批骨干教师队伍，极大地加强了教学力量，临床教学形式多样，教学内容丰富。"刘氏骨伤疗法"的传人在教学中不断探索创新中医临床教学方法和手段，对教学模式也进行了创新：一是逆向思维性教学模式的展开与研究，从临床结果向病因病机的反向分析，在学生兴奋点上展开授课内容，教学效果较好；二是因地因时制宜，灵活采用床边教学，既提高兴趣又拓宽视野；三是注重操作技能的培训，努力提高动手能力。2014年，获得南京中医药大学优秀教学科研团队称号，科室拍摄的医学教材音像资料《牵引疗法》获全国优秀电视教材三等奖。积极参加国家统编教材的编写工作，是全国普通高等中医药类精编教材《中医筋伤学》的副主编单位、《中医骨伤科学基础》的编委单位。

三、学科及学术带头人的培养

科室通过近20年的发展，培养和涌现了一大批以王建伟、蔡建平为代表的优秀学术及学科带头人。

学术及学科带头人王建伟是江苏省中医药领军人才、无锡市名医、"石氏伤科第五代传人""天池伤科第六代传人"，具有很高的学术建树、声誉和影响力，享有"江苏省知识型职工标兵""无锡市有突出贡献的中青年专家""无锡市振兴中医杏林奖个人奖""无锡市十佳医生"等荣誉称号，在国内多个学术团体担任职务，是中华医学会骨科分会关节外科学组髋关节外科工作委员会委员、中国中西医结合学会微创专业委员会常委，为全国高等中医院校骨伤专业软组织／骨与关节损伤临床研究学科委员会常委、江苏省中西医结合学会理事、江苏省中西医结合学会骨伤分会副主任委员、江苏省中医药学会骨伤分会常委、无锡市中西医结合学会骨伤分会主任委员、《中医筋伤学》副主编、《中医骨伤科学基础》编委，作为分中心负责人承担了科技部"十一五"支撑课题1项，作为第一课题负责人承担省自然科学基金课题1项、省中医药领军人才项目课题1项、省中管局课题2项、市科技局课题3项，作为第2课题负责人承担国家自然基金面上项目课题1项，以第一作者身份发表论文五十余篇（其中，SCI5篇、中华级6篇），主编、参编医学书籍9部，拥有专利6项，获中华中医药学会科学技术奖三等奖1项、江苏省中医药科学技术奖二等奖1项、无锡市科技进步三等奖2项、省卫生厅医学新技术引进奖二等奖2项、全国优秀电视教材三等奖1项、中华中医药学会科学技术（著作）奖优秀奖1项、南京市科学技术进步奖三等奖1

项。亲自参与学科建设工作并对学科带头人起到积极指导作用，率先在省内开展关节镜下软骨修复移植术、旋股外多条血管束移植治疗青壮年移位型股骨颈骨折、DRFS内固定器治疗脊柱不稳、臭氧治疗膝骨关节炎等新技术，填补了省内多项技术空白；主持开展小关节关节镜手术，脊柱侧弯手术，复杂髋、膝关节置换翻修术，恶性肿瘤保肢术等市医管中心重点发展专（学）科技攻关项目，填补了市内多项技术空白，多次成功抢救急危重患者，并多次参加市内重大疑难病例的会诊救治。

学术带头人蔡建平，主任中医师，教授，硕士生导师，无锡市中医骨伤科首席医师，在多个国内学术团体任职，是中华中医药学会骨伤分会委员、江苏省中医药学会理事、江苏省中医药学会骨伤专业委员会副主任委员、无锡市中医药学会常务理事、无锡市中医药学会骨伤专业委员会主任委员。长期从事中医、中西医结合骨伤科的临床、科研、教学工作，有扎实的中、西医基础理论功底和丰富的临床经验，精通中医正骨手法，开展多种创伤骨科、关节疾病、骨肿瘤诊治等的新手术技术，历年来以第一作者在核心期刊发表论文数十篇，出版专著1部，承担国家、省、市级多项科研项目，获省卫生厅新技术引进奖1项、市科技进步奖3项。

第三节　医者不忘初心

一、中医骨伤科发展面临的机遇及挑战

随着西医学技术的迅猛发展，中医药事业的发展面临了前所未有的机遇。西医骨科形成并普及了外固定、人工关节以及AO内固定等新技术、新理论，极大地提高了骨科疾病的治疗效果，也给予"刘氏骨伤疗法"等传统疗法以新的理论引导和技术支撑。新时代的"刘氏骨伤疗法"传承人必须与时俱进，开阔视野，将传统与现代结合，即善于运用现代理念和方法，在继承的基础上，科学研究，勇于创新，不断发展"刘氏骨伤疗法"的治疗理论，不断丰富"刘氏骨伤疗法"的治疗方

法，使这一有丰富内涵和群众基础的国家中医药重点专（学）科永远保持旺盛的生命力。继承而不泥古，发展而不忘本，既不要照搬，也不能走样，这样的发展才是最好的继承。继承和发展"刘氏骨伤疗法"的目的，是为广大骨伤患者提供更科学、更有效的治疗，有疗效才有生命力，才有群众基础，才能传承特色并得到发展。中医骨伤的现代化是可持续发展的必由之路，从这个角度来说，新一代的骨伤传承人任重道远。

社会的发展带来了环境、生态及生活习惯的改变，随着人口老龄化和工作强度的改变，慢性劳损退变性骨科疾病不断增加，尤其是骨性关节炎、脊柱退行性疾病、骨质疏松及高龄骨折等疾病的高发给中医骨伤科临床带来了新的任务。科技的迅猛发展，西医学疾病诊断和救治水平的不断提高，人们日益增长的医疗需要，为中医骨伤科的临床工作带来了更高的要求。

AO骨折内固定理论经历了早期的坚强内固定原则到如今的生物学内固定理念这一发展过程，这与中医骨伤科"动静结合，筋骨并重"的理论，大有殊途同归之势。以尚天裕教授为代表的中西医结合骨伤科提出"动静结合，筋骨并重，内外兼治，医患合作"的骨折治疗原则，目前已被国际骨科界普遍接受。中医骨伤工作者要坚定理论和文化自信，不断迎接日新月异的机遇与挑战。

二、科室人才培养的探索

（一）坚持重视师承教育

师承教育是早期科室主要的人才培养方式，师传弟子在传统骨伤治疗方法的应用和临床经验的积累上具有现代院校毕业生无法相比的优势，目前这部分老中医大多因年龄和身体因素逐步退出临床。"刘氏骨伤疗法"一直延续这种有效的师承培养模式，目前主要有"青苗工程""师徒结对""师承指导"等多层次培养方式，选拔年轻医生和业务骨干分别与老一辈主任签约确定师徒（承）关系，以3年为周期，认真跟师学习，掌握临床技能，总结老师临床经验，开展科学研究，创新"刘氏骨伤疗法"的诊疗手段。

（二）继续教育得到加强

一是引进来，一方面聘请国内知名骨科教授作为科室技术顾问，定期来院进行临床指导，科室选派后备人才跟师门诊和手术，学习并尽快开展新技术。二是走出去，另一方面科室支持业务骨干到国内外知名医院骨科进修学习西医骨科的前沿技术，参加学术会议及流派技术交流。

（三）学历教育越来越受青睐

自 20 世纪 90 年代，"刘氏骨伤疗法"加快了高层次人才的培养与引进，目前科室年轻一代多具备硕士、博士学位，为科室发展注入强大动力。这些从院校走出来的科班出身中医师，理论功底好，学术视野开阔，发展潜力大。科室注重培养年轻科班医生对于"刘氏骨伤疗法"特色治疗方法的传承和掌握，让他们在临证实践中积累临床经验，逐步提高诊疗技能，做到理论功底扎实，学术视野开阔，研究方法科学，现代骨科熟练，流派特色鲜明。

三、学科专科快速全面发展

（一）学科不断建设和发展

进入 21 世纪，"刘氏骨伤疗法"的发展走进了快车道。2001 年，无锡市中医医院在省内率先探索骨伤科的二级科室设置。2005 年，科室成为全市中医骨伤中心。2007 年以后，无锡市中医医院骨伤科逐步创建成为国家中医药管理局"十一五"重点专科（专病）项目建设单位、江苏省中医临床重点专科、江苏省中医示范专科、无锡市医院管理中心重点发展专（学）科。2010 年，南京中医药大学骨伤研究所设在我院。2012 年，建成国家中医药管理局"十一五"重点专科，并成为国家中医药管理局"十二五"重点学科创建单位，申报名老中医骨伤传承工作室。

（二）科室发展丰富了"刘氏骨伤疗法"的内涵

随着社会的进步、科技的发展，尤其是广大患者对于医疗诉求的提高，得益于与国内其他骨伤流派不断地交流学习，"刘氏骨伤疗法"从以传统疗法为主逐步走上了中西医结合的传承和发展之路。数代人的临床和科研积累，丰富了"刘氏骨伤疗法"的内涵，如在传统"三指按摩"基础上，吸收海派"短杠杆微调手法"治疗脊柱疾病；仿"正骨八法"总结"刘氏骨伤疗法"脊柱疾病治疗"八法"为，推拿、理疗、中药热敷、牵引、骶管滴注、针刀、针灸、臭氧等治疗；在"塑形纸质支架夹板"基础上，首创"解剖型纸质支架夹板"的理念，研制出肩、肘、腕等部位"解剖型"夹板并用于临床，使临床夹板外固定更加便捷、可靠、舒适，降低压疮的发生率；研制"桡骨远端牵引夹板"，并申请专利；开展"可调式外展牵引架治疗肱骨外科颈骨折""半环式外固定支架治疗长骨干骨折""调节式整复固定支架治疗跟骨骨折"等项目，并获奖；形成多种内服及外用制剂，如"消肿膏"（苏药制字Z04000200）、"和伤散"（苏药制字Z04000203）、"颈康合剂"（苏药制字Z04002103），以及"伤膏散""祛风通络散""正骨丹1号""正骨丹2号""脊髓康""颈痹合剂"等一批传统协定制剂，并广泛应用于临床。

（三）主要二级专科彰显了中西医结合特色

1. 脊柱骨科

脊柱骨科在传统热敷、腰椎牵引、大推拿治疗基础上，开展椎间盘（孔）镜微创手术，逐步形成"刘氏骨伤疗法"特色的脊柱疾病的"一体化"综合治疗方案，被国家中医药管理局作为第一批中医诊疗模式创新向全国推广。

2. 关节骨科

关节骨科以药膏外敷、中药热敷、熏洗、微波理疗、手法按摩等特色治疗，结合关节镜、人工关节等现代技术，尽可能恢复肢体关节功能，发展运动医学以满足更多患者的需求。

3. 创伤正骨科

形成"刘氏正骨""微创内固定""多手段中医康复"三大特色，将传统手法和现代内固定技术有机结合，中西贯通，多手段治疗创伤疾患，具有后遗症少、功能恢复快的优势，熟练的修复重建技术为科室发展注入新的活力。

中医药学凝聚着中华民族几千年的临床实践经验及健康养生理念，是中国古代科学的瑰宝，也是打开中华文明宝库的钥匙。目前，中医药发展处在历史的快车道，党中央对中医药的重视为中医药的发展提供了天时、地利、人和。中医骨伤科是传统中医药的重要组成部分，"刘氏骨伤疗法"是太湖之滨先辈们疗伤治病重要经验的传承，有良好的群众基础和丰富的科学内涵，值得我们花更多精力整理挖掘，并结合现代科技的最新成果，加以发展和提高。社会的变革和发展带给中医骨伤科临床新的任务，为"刘氏骨伤疗法"传人指明今后一段时间努力的方向。科学进步得益于开放兼容，弘扬"刘氏骨伤疗法"需要融汇新知，与时俱进。主动创新，才能不断满足人们美好生活的医疗健康需要，为弘扬中医骨伤科学做出更大的贡献。

刘氏骨伤精要

相关图片资料

1. 刘济川先生

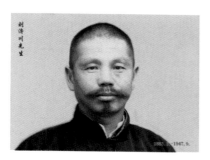

刘济川先生（1883—1947 年）

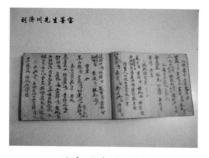

刘济川先生墨宝

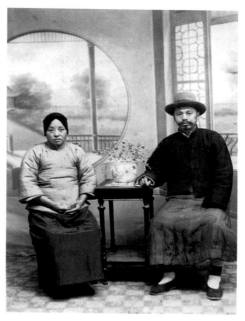

1922 年无锡高济春药号大厅开业的刘济
川夫妇

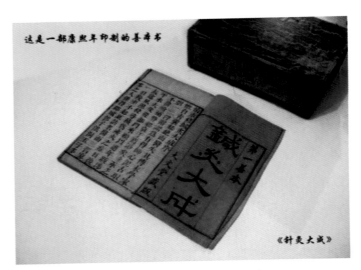

刘济川先生收藏的经典古籍

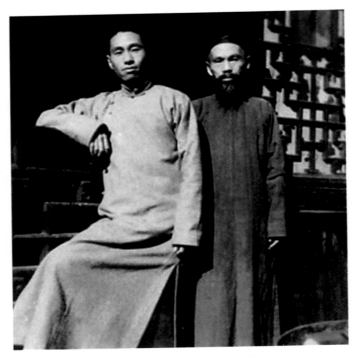

刘济川先生及其儿子刘秉夫

刘氏骨伤精要

2. 刘秉夫先生

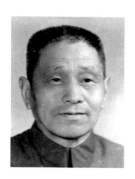

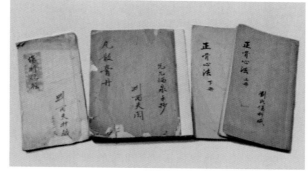

1	2
	3
	4

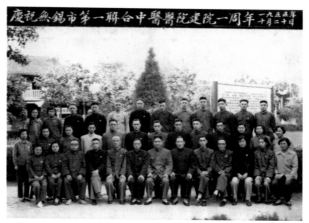

1　刘秉夫先生
（1916—2007年）

2　刘秉夫先生的手抄
笔记

3　1955年刘秉夫师徒
加入无锡市第一联合中
医医院（刘秉夫先生前
排左四）

4　刘秉夫先生参加献
方大会

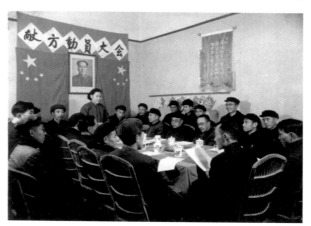

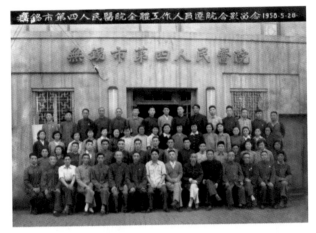

1958年无锡市中医医院迁址时的照片（刘秉
夫先生前排右二）

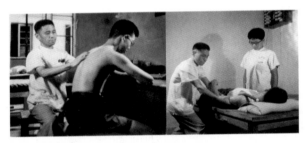

刘秉夫先生门诊诊疗图片（1960年左右）

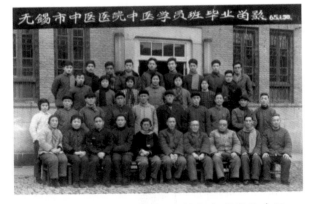

1965年刘秉夫先生执教无锡市中医医院中医
学员班（刘秉夫前排左三）

刘氏骨伤精要

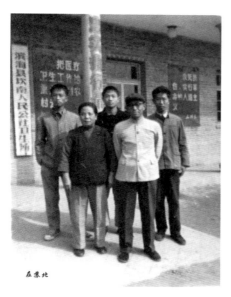

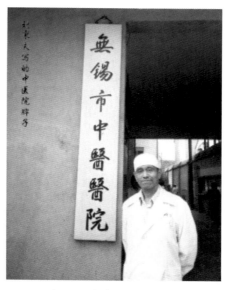

1969 年刘秉夫先生下放滨海

1975 年无锡市中医医院迁址后刘
秉夫先生为医院题词

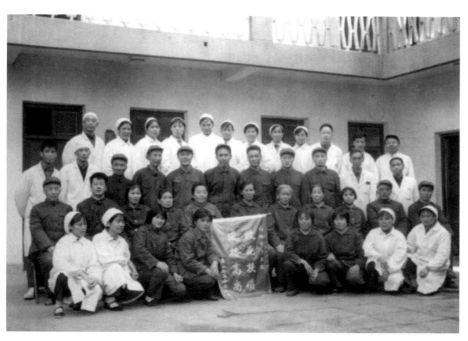

1976 年刘秉夫为唐山地震患者诊治后康复患者赠送锦旗（刘
秉夫三排右一）

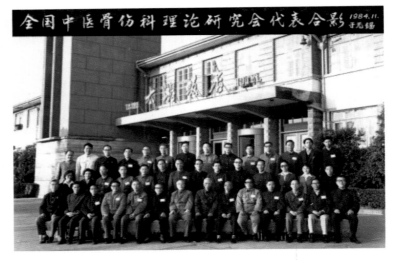

1984年刘秉夫参加全国中医骨伤科理论研究会（刘秉夫前排左三）

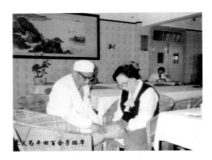

20世纪80年代刘秉夫先生为日本友人诊疗

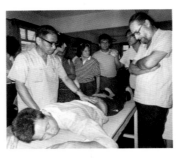

刘秉夫先生向外国友人展示"刘氏骨伤"技术

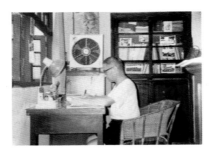

刘秉夫先生退休后在家写书

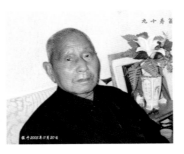

90岁高龄的刘秉夫先生

3. 刘秉夫先生和他的学生

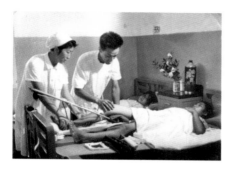

刘秉夫的学生周时良查房

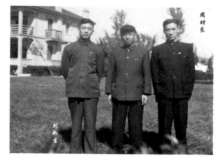

刘秉夫和他的学生周时良、刘如生

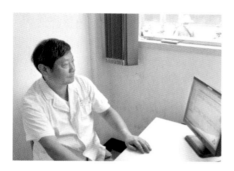

"刘氏骨伤疗法"的第三代传人刘秉
夫之子刘光人

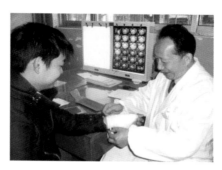

刘秉夫的学生无锡市名中医邹文浩

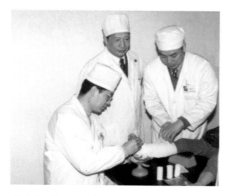

"刘氏骨伤"第四代传人王建伟（左
一）和蔡建平（右一）

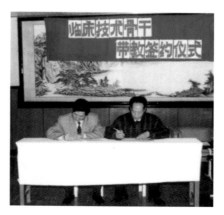

邹文浩与其学生徐兵

4.刘秉夫的著作及发明

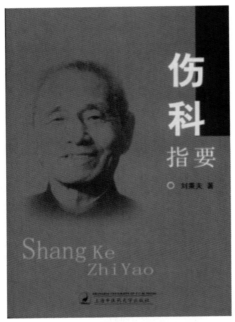

1	
2	3
4	5

1 刘秉夫的著作《伤科指要》

2 "刘氏骨伤疗法"特色熏洗药 "和伤散"

3 刘秉夫先生研制的电动按摩牵 引床

4 "刘氏骨伤疗法"特色外敷药 "消肿膏"

5 "刘氏骨伤疗法"特色"纸质塑 形夹板"

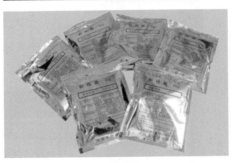

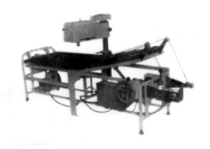

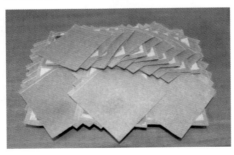

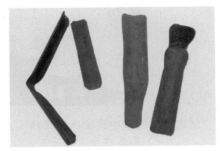

5. 如今的无锡市中医医院骨伤科

	1
2	3
4	5

1 2005 年成为无锡市中医骨伤中心

2 2010 年成为无锡市中医骨伤科诊疗中心

3 2011 年南京中医药大学骨伤研究所设立在我院

4 2012 年成为国家中医药管理局中医重点专科

5 2016 年"刘氏骨伤疗法"成功申请成为江苏省非遗项目

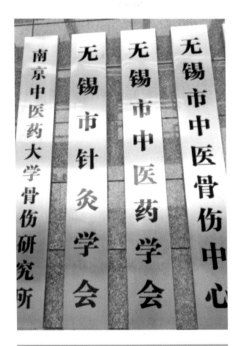

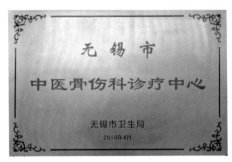

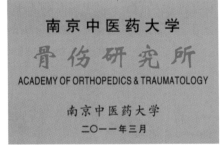

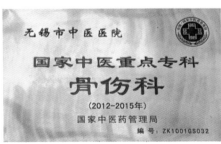

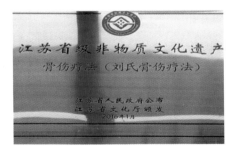

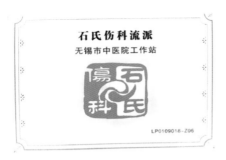

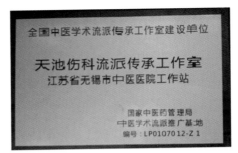

2016年石氏、天池伤科先后在我院成立传承工作室

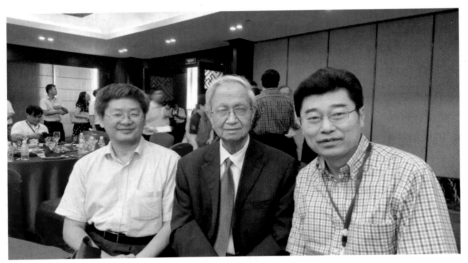

王建伟主任拜师天池伤科国医大师刘柏龄

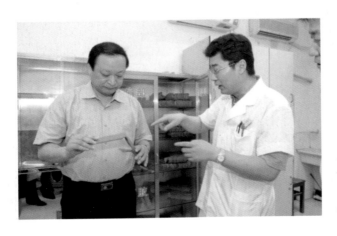

王建伟主任向原卫生
部副部长、国家中医
药管理局局长王国强
介绍"刘氏骨伤疗法"

刘氏骨伤精要